NICOLE STRÜBER

UNSER SOZIALES GEHIRN

WARUM WIR MEHR MITEINANDER BRAUCHEN

KLETT-COTTA

Lange habe ich nachgedacht, wie ich gendergerecht schreiben kann. Ich habe es versucht, jedoch festgestellt, dass der Einsatz von Sternchen und Co. den Lesefluss erheblich beeinträchtigt. Mit der Doppelform bin ich ebenfalls an meine Grenzen gekommen. Auch die genderneutralen Formulierungen haben nicht funktioniert – mein ohnehin bisweilen wissenschaftlicher Text klang damit wie eine Bedienungsanleitung. Bliebe noch der abwechselnde Gebrauch des generischen Maskulinums und des generischen Femininums. Aber da ich so viele Studien vorstelle, ist dies verwirrend, man fragt sich, ob das, was ich schreibe, nur für Frauen oder nur für Männer gilt. Deshalb habe ich nun das generische Maskulinum verwendet. Ich möchte aber ausdrücklich betonen, dass mit den entsprechenden Bezeichnungen alle Menschen gemeint sind.

MIX
Papier | Fördert gute Waldnutzung
FSC® C083411

Klett-Cotta
www.klett-cotta.de

Cover: © Rothfos & Gabler, Hamburg
unter Verwendung einer Abbildung von © Maskot/GettyImages
Illustrationen Innenteil: © 2024 Henriette Hufgard
Gesetzt von C.H.Beck.Media.Solutions, Nördlingen
Gedruckt und gebunden von CPI – Clausen & Bosse, Leck
ISBN 978-3-608-96621-3
E-Book ISBN 978-3-608-12358-6

Bibliografische Information der Deutschen Nationalbibliothek
Die Deutsche Nationalbibliothek verzeichnet diese Publikation in der
Deutschen Nationalbibliografie; detaillierte bibliografische Daten
sind im Internet über http://dnb.d-nb.de abrufbar.

INHALT

ZWEITER TEIL
WO DAS GEHIRN DAS MITEINANDER BRAUCHT

ERSTER TEIL

WARUM DAS GEHIRN MITEINANDER BRAUCHT

Wir erleben es in vielen Lebensbereichen: Kinder in schlecht betreuten Kitagruppen, auf Effizienz getrimmtes Familienleben, WhatsApp statt spontanem Besuch in freundschaftlichen Beziehungen, Videokonferenz statt persönlicher Besprechung im Job, mit Stoppuhr ablaufende Arzttermine und Pflegebehandlungen – wir verbringen immer weniger Zeit in einem wirklichen Miteinander. Unser Gehirn benötigt dieses Miteinander jedoch, um eine hohe körperliche und psychische Gesundheit gewährleisten zu können.

In diesem Miteinander werden Oxytocin und andere Botenstoffe ausgeschüttet. Oxytocin fördert unsere Entspannung, unsere Kreativität, unsere Bereitschaft zu Veränderung, unsere Empathie, unser Vertrauen in andere, unsere Fähigkeit, deren Gefühle zu lesen und unsere eigenen auszudrücken. In diesem von Oxytocin getragenen Zustand synchronisieren wir uns mit unserem Gegenüber: Nonverbale Kommunikation, Herzfrequenz, EEG-Wellen, der endokrine Zustand – all dies wird in Momenten des vertrauten Miteinanders aneinander angepasst und erlaubt uns Beteiligten, uns wahrzunehmen, zu verstehen, zu kooperieren und auch uns zu verändern, etwa dysfunktionale Verhaltensmuster und Gewohnheiten abzulegen. Gleichzeitig wird infolge der Synchronität mehr Oxytocin ausgeschüttet, es entstehen Engelskreise einer gelingenden Interaktion.

Das im Miteinander ausgeschüttete Oxytocin fördert jedoch nicht nur glückliche Beziehungen und die Veränderungsfähigkeit des Einzelnen, sondern – wie zahlreiche aktuelle Studien zeigen – auch die körperliche und psychische

Gesundheit. Es wirkt entzündlichen Prozessen entgegen, schützt vor Herz- und Kreislauferkrankungen, wird im Hinblick auf die Behandlung von Krebserkrankungen erforscht, hat Potenzial im Kampf gegen Demenz und unterstützt die Wirkung von Placebos. Demgegenüber ist die Funktion von Oxytocin bei vielen psychischen Erkrankungen vermindert und auch im Hinblick auf die psychische Gesundheit wird in der medizinischen Forschung große Hoffnung auf eine therapeutische Einsetzbarkeit dieses Stoffes gesetzt.

Obwohl Oxytocin in Form eines Nasensprays künstlich zugeführt werden kann, und diese Verabreichung in der Forschung umfangreich eingesetzt wird, ist das therapeutische Potenzial dieser Anwendung aufgrund zahlreicher methodischer Schwierigkeiten begrenzt. Wir können die körpereigenen Prozesse noch nicht nachbilden.

Aber eigentlich muss dies auch gar nicht sein. Die evolutionäre Entwicklung des Menschen hat vorgesorgt: Sie hat einen äußerst komplizierten Apparat geschaffen, der dafür sorgt, dass wir in einem Umfeld des sozialen Miteinanders reifen und körperlich und psychisch gesund bleiben können: Unser soziales Gehirn. Unser Gehirn, das einen großen Teil seiner Kapazitäten eben nicht nur dem Denken und anderen kognitiven Operationen widmet, sondern viel Energie darauf verwendet, uns in unserer sozialen Welt navigieren und reifen zu lassen. Unser soziales Gehirn liebt Berührungen und Umarmungen und es liebt vertrauliche Gespräche. Dadurch schüttet es Oxytocin aus und lässt diesen Stoff seine zahlreichen positiven Wirkungen entfalten.

Die biologischen Mechanismen sind also da – aber ohne funktionierendes Miteinander liegen sie brach. Im schlimmsten Fall werden wir krank, körperlich und psychisch. Wenn wir gesund bleiben wollen, müssen wir umdenken, wieder beginnen, gehirngerecht zu leben und dem Miteinander einen größeren Stellenwert einzuräumen. Wir haben uns abgewöhnt, ruhige Momente des gemeinsamen Nichtstuns mit Kindern zu genießen, mal eben mit der Freundin zu telefonieren oder bei der Nachbarin zu klingeln, mit dem Partner spazieren zu gehen, ohne weitere Ablenkung kuschelnd auf dem Sofa zu liegen oder mit Kunden entspannt über den Alltag zu reden.

Und nicht wenigen ist das Fehlen des Miteinanders bereits auf das Gemüt geschlagen. Oder, um es mit Blick auf das Gehirn auszudrücken: Ihre neurobiologischen Mechanismen des Miteinanders, ihr Oxytocinsystem, ihre Fähigkeit zur Synchronität wurden durch das anhaltende Fehlen des Miteinanders heruntergefahren. Es gelingt ihnen daraufhin weniger gut, Miteinander aufzubauen und sich darin zu entspannen.

Auch die Politik hat sich abgewöhnt, Rahmenbedingungen zu schaffen, die dem Miteinander Zeit und Raum geben. Therapeutische Beratung wird im Minutentakt abgerechnet, ebenso die Versorgung psychisch und körperlich erkrankter, pflegebedürftiger und von Demenz betroffener Personen. Ausbildungen und Tätigkeiten im Bereich Erziehung, Bildung, Betreuung und Pflege sind wenig lukrativ, der Fachkräftemangel wird immer größer. Eine Investition in all diese Bereiche dürfte sich vor dem Hintergrund der physiologischen Notwendigkeit des herzlichen Miteinanders mehr als auszahlen.

Aber nicht nur die Politik ist in der Verantwortung. Wir selbst sollten uns die Wichtigkeit des Miteinanders vor Augen führen, wir selbst sollten umdenken, mehr Miteinander in unseren Alltag integrieren und versuchen, die Politik so mitzugestalten, dass bessere Bedingungen für mehr Miteinander geschaffen werden. Für uns, für unsere Kinder und auch für diejenigen, die bereits unter dem Fehlen des Miteinanders leiden und die nun therapeutische Hilfe benötigen.

Im ersten Teil des Buches stelle ich unser soziales Gehirn vor. Es wird darum gehen, wie das emotionale Band im Gehirn verankert wird, welche Wirkungen Stoffe wie Oxytocin auf uns ausüben und wie sehr unser soziales Gehirn es schätzt, sich mit anderen Menschen zu synchronisieren und in diesem biologischen Gleichklang zu kommunizieren und zu kooperieren. Es wird deutlich werden, dass das gemeinsame Schwingen uns ermöglicht, Empathie für andere zu empfinden, uns aber auch zu Gruppen zusammenschweißt. Und uns mitunter andere ausgrenzen lässt. Ich beschreibe, dass wir uns in unserer Neigung zum Miteinander und in unseren sozialen Fähigkeiten unterscheiden, dass aber das Bedürfnis nach Miteinander, nach vertrauensvollen Gesprächen, Nähe und Berührungen tief in uns verankert ist. Ich stelle unser soziales Gehirn als ein Organ vor, das an ein Leben im Miteinander angepasst ist, sich im Miteinander entwickelt, reguliert, regeneriert und gesund hält und dessen größtes Potenzial seine herausragenden sozialen Fähigkeiten sind.

Im zweiten Teil nehme ich Lebensbereiche in den Fokus, in denen wir Miteinander brauchen, in denen uns dieses aber – Tendenz zunehmend – fehlt. Vom Kreißsaal über Familie, Krippe, Schule, Jugendhilfe, Partnerschaft, Freundschaftsbeziehungen, Business, Medizin, Therapie bis hin zur Pflege – der Blick auf unseren Alltag in all diesen Lebensbereichen legt nahe, dass wir auf dem falschen Weg sein könnten.

Wir sollten unser soziales Gehirn nicht vergessen. Es hat uns zuverlässig durch die Evolution getragen, es wäre beleidigt, wenn wir es nun ignorieren.

1 Miteinander – so wichtig!

Ich sitze auf einer Bank und schaue auf das Wattenmeer, genieße die Ruhe und den weiten, unverstellten Blick, während ich über dieses Kapitel nachdenke und Ideen in mein Smartphone diktiere. Ich denke daran, dass für uns Menschen nicht nur Nahrung und Wärme überlebensnotwendig sind, sondern auch vertrauensvolle Begegnungen mit anderen Menschen, das Zusammensein in Gruppen. In der Nähe zupfen einige Kühe, unbeeindruckt von Fragen des Seins, das saftige Gras ab. Auch sie stehen in der Gruppe zusammen. Zwei Frauen schlendern den Weg entlang, bleiben vor den Kühen stehen und versuchen Kontakt aufzunehmen. Eine Kuh blickt auf, schaut sie an und muss wohl eine Grimasse schneiden, denn ich höre lautes Gelächter. Die beiden fotografieren die noch immer unbeeindruckte Kuh. Sie haben Spaß, wie man ihn nur in einem solchen Moment der Gemeinsamkeit erlebt.

Warum ist das Miteinander so wichtig? Es heißt, Miteinander fördere das Wohlgefühl, Hoffnungen angesichts von Unglück, die körperliche Gesundheit und ein besseres Älterwerden. Soziale Isolation hingegen bewirke Stress, Gesundheitsstörungen und einen vorzeitigen Tod. Das klingt einflussreich, aber auch statistisch.

Blicken wir in unseren Alltag: Wie viele Situationen gibt es, in denen wir schlicht und einfach körperliche Hilfe benötigen? Einen anderen Menschen, der uns etwas Schweres trägt, der etwas repariert, der auf die Kinder aufpasst, der uns ein Pflaster auf eine unerreichbare Stelle am Rücken klebt. Hilfreich ist das Miteinander auch, wenn wir vor einem Problem stehen. Erzählen wir anderen von unseren Schwierigkeiten, dann strukturieren wir die Angelegenheit im Gespräch und finden Worte, unser Problem zu beschreiben. Manchmal muss der andere gar nichts sagen, er muss nur nicken und lächeln, und wir haben eine Lösung. Wir haben es uns selbst erklärt. Das zuhörende Gegenüber war jedoch Voraussetzung.

In anderen Situationen wollen wir lediglich unser Herz ausschütten, wir erwarten keine Lösung, wohl aber ein paar zugewandte Worte, Trost, Zuneigung, das Gefühl, nicht allein zu sein. Das kann auch in Alltagsbegegnungen gegeben sein, in denen es nur um die kleinen Unzulänglichkeiten des Lebens geht. Im Gespräch an der Bushaltestelle über das seit Wochen dunkle und verregnete Wetter oder auch im Wortwechsel mit Kollegen, anderen Eltern, anderen Patienten, oder mit wem auch immer wir uns gerade in einer ähnlichen Lebenssituation befinden. Wir tauschen uns aus. Über den ungerechten Chef, die anstrengenden Kinder, die Belastungen durch die Erkrankung. Die Gespräche lassen uns die kleinen Missstände im Alltag besser aushalten.

Als ich kürzlich auf der Rückreise von einem Vortrag abends unwetterbedingt in einem Bahnhof gestrandet bin, fühlte ich mich sehr allein. Keine Bahn wollte mich in meine Heimatstadt führen, kein Hotel hatte noch Betten zur Verfügung. Ich fühlte, wie sich meine Tränen in Bereitschaft sammelten. Nach vielen Telefonaten, einer fast vergeblichen Taxisuche und einer bedrohlich nachlassenden Akkuleistung meines Handys fand ich zu später Stunde schließlich Unterschlupf in einer gerade nicht genutzten Wohnung eines Freundes. Ich war völlig erschöpft. Man könnte meinen, ich habe nun schlafen und mich ausruhen wollen. Fehlanzeige. Über Stunden telefonierte ich, erzählte Freunden von meinem Erlebnis. Es ging mir immer besser. Miteinander ist wichtig. In guten Zeiten, um das Gute zu genießen, und in schlechten, um das Unglück auszuhalten. Wir Menschen brauchen das Miteinander, um uns gegenseitig zu helfen, um uns selbst besser zu verstehen, um Halt zu finden und um psychische Sicherheit zu fühlen.

Wenn es uns verwehrt bleibt, ein intensives Miteinander in unserem Alltag zu erleben, weil es uns nicht gelingen will, intensive und erfüllende Beziehungen aufzubauen und aufrechtzuerhalten, oder schlicht auch, weil wir in eine andere Stadt gezogen sind und noch keine Freunde gefunden haben, oder aus anderen Gründen unsere Beziehungen nicht für uns verfügbar sind, dann fühlen wir oft eine innere Leere.

Einige von uns haben es sich auch abgewöhnt, in sich hineinzufühlen. Sie wehren das Bedürfnis nach Bindungen ab und spüren es gar nicht mehr bewusst. Sie funktionieren, schlafen, stehen auf, frühstücken, arbeiten, essen zu Abend, schauen Fernsehen und schlafen. Sie achten nicht auf ihre Gefühle, werden jedoch oft von Störungen der psychischen Befindlichkeit übermannt, von Zwängen, Ängsten, Depressionen.

Ein vertrautes Miteinander benötigen wir von Beginn an. Für kleine Kinder ist es sogar überlebensnotwendig. Ohne Miteinander sterben sie. Das zeigen schauerliche Experimente aus vergangenen Zeiten: Um zu untersuchen, ob es eine Ursprache gibt, die ein Mensch spräche, wenn er ohne Kontakt zu anderen aufwüchse, sollen im 7. Jahrhundert vor Christus Pharao Psammetich und im 13. Jahrhundert Kaiser Friedrich II. Versuche unternommen haben, Kinder ohne Kommunikation aufwachsen zu lassen. Ammen hatten die Kinder stillen, baden und trockenlegen dürfen, ohne sie jedoch zu liebkosen oder mit ihnen zu sprechen. Den Überlieferungen zufolge überlebte keines der Kinder.[1]

Kinder kommen unfertig und hilflos auf die Welt, sie müssen nicht nur versorgt werden, sondern benötigen die Nähe fürsorglicher Bindungspersonen. Entsprechend ist das Gehirn dahingehend vorverdrahtet, dass schon das Neugeborene auf soziale Signale achtet, lieber ein Gesicht anschaut als andere Muster und lieber einen menschlichen Daumen greift als ein Stück Holz. Der Säugling ist biologisch auf das Leben im sozialen Miteinander vorbereitet. Der Anthropologe Michael Tomasello (2020, S. 3) schreibt:

> »*Die einzigartigen sozial-kognitiven Fähigkeiten menschlicher Säuglinge sind mit ziemlicher Sicherheit Anpassungen an das Leben in einer kulturellen Gruppe, das heißt an ein Leben, in dem die Individuen sich auf unzählige Arten koordinieren, kommunizieren und voneinander lernen müssen, um sich normal entwickeln zu können.*«

Unser soziales Gehirn bringt genetisch verankerte Voreinstellungen mit, die unsere Aufmerksamkeit auf die soziale Welt lenken und die uns dazu anhalten, mit anderen Menschen zu kommunizieren und zu kooperieren und uns zu verbinden. Wie wir dies tun, wie wir uns entwickeln, ist bekanntlich individuell unterschiedlich, und unser soziales Gehirn zeichnet sich durch eben diese Eigenschaft aus: Es kann sich an eine Vielzahl sozialer Umwelten anpassen.

Nun wollen wir uns diese Voreinstellungen ansehen. Zunächst schauen wir auf die Welt der Stoffe, auf die Biochemie des Miteinanders. Dann geht es um die Neigung des Gehirns, sich mit anderen zu synchronisieren.

2 Biochemie des Miteinanders – Oxytocin, Dopamin und Co.

Eben rief mich einer meiner Söhne an, erzählte von einem ziemlich verzwickten Konflikt mit seinem Zwillingsbruder. Mein Sohn war aufgebracht, gestresst. Ich versuchte in abwechselnden Telefonaten mit den beiden zu vermitteln. Mit jeder Minute, die ich mich mehr in diese Diskussion verstrickte, stieg die Konzentration an Stresshormonen in meinem Blut. Ich spürte es. Gleichzeitig wusste ich: Meine beiden brauchen mich gerade. Bald hatte ich das Gefühl, mein Blut würde vor lauter Stresshormonen beginnen zu blubbern. Ich war kurz davor, mich selbst zu streiten und beendete das Telefonat. Nun spürte ich mein eigenes Bedürfnis, mit jemanden zu reden, über diesen Streit meiner Kinder und über die Aussichtslosigkeit meiner Vermittlungsversuche.

Immer dann, wenn irgendetwas Wichtiges in unserer Umwelt oder in uns selbst passiert, werden im menschlichen Gehirn Stoffe ausgeschüttet, die die Arbeitsweise unseres Gehirns beeinflussen, sogenannte neuromodulatorisch wirksame Stoffe. Sie beeinflussen, wie wir uns fühlen und wie wir auf unsere Welt reagieren. Bei einem Streit machen sie uns konzentriert, in der Konfrontation mit Gefahren wachsam, sie lassen uns einander vertrauen oder motivieren uns zu Handlungen, wenn eine Belohnung winkt. In Situationen des Miteinanders ist vor allem ein Stoff wichtig: das Oxytocin.

Wenn ich mit meiner Freundin im Restaurant sitze, wir beide uns berichten, wie es uns jenseits von Smalltalk und Freundlichkeiten wirklich geht oder wenn ich ihr von meinen Diskutier-Zwillingen erzähle, dann schütten wir Oxytocin aus. Wir merken es zwar nicht, aber das Oxytocin steuert uns durch diese soziale Situation. Wir alle kennen diese Bubble. Wir reden mit jemandem, zunächst bleibt die Unterhaltung an der Oberfläche, »schönes Wetter heute«, »unglaublich, wie voll es hier ist«, etwas später gewinnt das Gespräch an Tiefe. Wie läufts im Job, was macht der Nachwuchs, die Eltern, das Knie? Vielleicht sind auch ein paar Schwierigkeiten Thema. Wir öffnen uns, vertrauen einander: Und schwups sind wir in der Bubble. Unsere Aufmerksamkeit ist voll auf unser Gegenüber gerichtet. Wir bekommen nicht mehr mit, was um uns herum geschieht. Würde uns jemand beobachten, dann fiele ihm auf, dass wir häufig die gleichen Bewegungen machen. Uns gleichzeitig durch die Haare fahren, gleichzeitig einen Schluck aus unserem Glas nehmen. Typisches Bubble-Verhalten eben.

Auch wenn gefühlte Bubbles wissenschaftlich nicht gut untersucht werden können, dürfte dieses Gefühl, sich miteinander in einer Bubble zu befinden, mit einer erhöhten Oxytocinfreisetzung einhergehen. Denn gezeigt hat die Wissenschaft, dass vertrauensvolle Gespräche von einer solchen begleitet werden.

In populären Medien wird das Oxytocin oft als Bindungshormon bezeichnet. Es fördert den Aufbau von Bindungsbeziehungen und wurde besonders intensiv im Hinblick auf seine Rolle beim Aufbau der Eltern-Kind-Beziehung beforscht. Über diese Rolle als vereinender Klebstoff hinaus beeinflusst das Oxytocin jedoch auch grundsätzlich, wie wir soziale Situationen erleben und uns darin verhalten. Es ist nicht nur ein Bindungshormon, sondern auch ein Sozialhormon.

Auf diese beiden Funktionen und weitere beteiligte Stoffe wollen wir nun im Detail schauen.

HINWEIS: In den letzten Jahren wurde deutlich, dass in der Forschung häufig nur eines der Geschlechter in den Fokus genommen wurde, dass etwa Medikamente nur an Männern erprobt wurden oder elterliches Verhalten vor allem am Beispiel der Mütter erforscht wurde. Der Stoff Oxytocin wird sowohl bei Männern als auch bei Frauen ausgeschüttet und sicherlich, wenngleich dies meines Wissens unerforscht ist, auch bei non-binären Personen – wobei fraglich ist, ob im Falle künftiger Einbindung in die Forschung ausreichend große Stichprobengrößen zusammenkommen würden. Der Stoff fördert sowohl bei Männern als auch bei Frauen die soziale Wahrnehmung und das angemessene Verhalten im sozialen Miteinander und hat bei beiden weitere Funktionen, auf die ich später eingehen werde. Dennoch kann er bei Männern und Frauen auch unterschiedliche Wirkungen haben, etwa auf den Umgang mit ihrem Kind – wie wir gleich sehen werden. Auch die Höhe der Oxytocinfreisetzung und die Verteilung der Rezeptoren, die den Stoff nach dem Schlüssel-Schloss-Prinzip binden, unterscheidet sich zwischen den Geschlechtern. Hinzu kommt, dass sich Freisetzung und Wirkung bei Frauen auch innerhalb des monatlichen Zyklus unterscheiden und zudem in verschiedenen Lebensphasen, etwa Schwangerschaft, Mutterschaft und Wechseljahren, verschieden sind. So kann beispielsweise in den Wechseljahren eine Verringerung der Oxytocinfreisetzung für viele Wechseljahresbeschwerden verantwortlich sein. Auch empfängnisverhütende Mittel können die Oxytocinfreisetzung beeinflussen. So kann es geschehen, dass in einer Studie Geschlechtsunterschiede in der Oxytocinfreisetzung gefunden werden, diese aber nach Berücksichtigung der Verabreichung dieser Mittel nicht mehr vorhanden sind. All diese Unterschiede und Eventualitäten werden nicht Fokus dieses Buches sein, und ich werde mitunter verallgemeinern, um grundlegende Prozesse transportieren zu können.

Biochemie der Bindung

Bekannt ist Oxytocin für seine Wirkung unter der Geburt. Es wird im Körper der werdenden Mutter ausgeschüttet und fördert die Kontraktionen der Gebärmutter. Das Kind wird geboren. Auch unmittelbar nach der Geburt wird es ausgeschüttet, sowohl bei der Mutter als auch beim Kind. Es hilft beiden, sich vom Stress der Geburt zu erholen, sich aufeinander einzulassen und langsam eine Bindung aufzubauen. Und wenn der Vater hinzukommt, schüttet auch sein Gehirn Oxytocin aus, er beginnt, sich an das Kind zu binden (siehe Strüber 2024).

Auch jenseits der Geburt wird das Oxytocin im Miteinander von Eltern und Kind in den Gehirnen aller Beteiligten ausgeschüttet: beim Kuscheln, in Situationen gegenseitiger Hautberührungen, beim Stillen, im vertrauensvollen Miteinander und im Spiel von Eltern und Kind. Im elterlichen Gehirn fördert es deren elterliches Verhalten.

Während nun Eltern und Kind oder auch eine andere Bezugsperson und das Kind miteinander umgehen, während sie kuscheln, spielen oder auch mal unterschiedlicher Meinung sind – etwa, wenn das Kind gestillt werden möchte, die Mutter aber gerade Auto fährt –, dann beginnen sie, eine Bindung miteinander aufzubauen. Es wird fest abgespeichert, dass man zueinander gehört. Das Kind lernt, wer für es da ist, wer es schützt, wer es mit Nahrung versorgt und wer ihm Liebe schenkt. Die Eltern haben im Idealfall ein tiefes Gefühl der Verantwortung für das Kind und sind hochmotiviert, für es zu sorgen.

Neben Oxytocin spielt auch der Stoff Dopamin eine Rolle für den Aufbau der Bindung. Dopamin gehört zum Belohnungssystem des Gehirns und signalisiert uns, was gut für uns ist. Nehmen wir bewusst oder unbewusst etwas wahr, dass wir mit einem schönen Erlebnis verbinden, zum Beispiel ein Café, in dem wir eine besonders gute Cremetorte gegessen haben, dann wird von Zellen im sogenannten Striatum Dopamin ausgeschüttet. Bei mir selbst ist es nicht nur eine cremige Torte, die mein Dopamin zum Sprudeln bringt, sondern auch Käse, Wein, Musik und vieles weitere. Bei anderen sind es Sammelobjekte: Comics, Bücher, Schallplatten, Barbiepuppen, Münzen, Bilder von Zügen, marokkanische Teegläser, Nachttöpfe – die Auswahl ist endlos. Sieht man das Objekt der Begierde, geht es los: Das Dopamin tritt den Kampf mit dem Portemonnaie an und gewinnt nicht selten.

Wenn es gewinnt und wir die Belohnung in den Händen halten, dann werden körpereigene Opioide, etwa die Endorphine, ausgeschüttet. Auch die Opioide gehören zum Belohnungssystem, sie bringen das »Mögen«, das »Genießen« hervor. Dopamin hingegen das »Wollen«. Es motiviert uns, uns so zu verhalten, dass wir Belohnungen erhalten, ein schönes Ereignis wiedererleben. Auch in weniger prägnanten Situationen motiviert das Dopamin unser Handeln. Habe ich eine Haarsträhne im Gesicht, motiviert es mich, diese Haarsträhne zur Seite zu schieben. Und es motiviert mich auch, einen Fuß vor den anderen zu setzen, wenn ich im kalten Winter morgens um sieben auf dem Weg zur Arbeit bin. Schließlich ist es schön warm dort, und am Ende des Monats kommt das Gehalt.

Zurück zum Aufbau der Bindungsbeziehung. Das Zusammenwirken dieser Stoffe verankert nicht nur die Bindungsbeziehung von Eltern und Kind im Gehirn, sondern auch weitere Beziehungen, in denen wir uns anderen verbunden fühlen: Geschwister, romantische Partner, enge Freunde. Wenn unser soziales Gehirn lernt, wer gut für uns ist, mit wem wir also eine Bindung eingehen sollten, dann wirken Oxytocin, Dopamin und die Opioide zusammen. Oxytocin wird im Miteinander ausgeschüttet und aktiviert das Dopaminsystem. Das Erleben des Miteinanders mit der Person, in deren Beisein Oxytocin ausgeschüttet wird, erhält den Stempel »Das ist schön« verbunden mit der Motivation, das Miteinander zu wiederholen. Genauso wie in unserem Gehirn unbewusst eine Verknüpfung zwischen der Torte und einer effizienten Kalorienversorgung hergestellt wird, und wir weiterhin motiviert sind, Torte zu essen, entsteht eine Assoziation der Bindungsperson mit dem Gefühl des Wohlbefindens. Wir sind motiviert, mit dieser Person Zeit zu verbringen, haben in unserem unbewusst arbeitenden Gehirn abgespeichert, dass sie uns guttut, wir fühlen uns verbunden.

Auch die körpereigenen Opioide sind an diesem Prozess beteiligt. Sie liegen den Zufriedenheitsgefühlen zugrunde, die mit sozialer Bindung verbunden sind. Fehlen sie, dann sind wir traurig und fühlen uns einsam.

IM DETAIL: Opioide sind körpereigene Stoffe mit einer opiatähnlichen Wirkung. Eine Wirkung dieser Stoffe ist die Minderung der Schmerzempfindung. Die schmerzhemmende Wirkung erstreckt sich nicht nur auf körperlichen, sondern auch auf seelischen Schmerz, etwa bei sozialer Ablehnung und Ausgrenzung. Die bekanntesten körpereigenen Opioide sind wohl die Endorphine. Sie fördern durch ihre Bindung an eine bestimmte Klasse von Rezeptoren (die μ-Rezeptoren) das Wohlgefühl eines Individuums in seiner sozialen Umwelt. Sie dürften auch dafür verantwortlich sein, dass es schmerzlindernd wirken kann, wenn man das Bild des Partners betrachtet. Wenn man traurig ist, scheint dies hingegen mit einer verringerten Bindung der Endorphine an ihre Rezeptoren einherzugehen (für eine Übersicht siehe Roth und Strüber 2018).

Wenn in unserem Gehirn etwa aufgrund einer individuellen Veranlagung nur wenige Opioide wirksam sind, wenn wir also weniger davon ausschütten oder weniger Rezeptoren haben, dürften wir ein erhöhtes Bedürfnis nach Nähe haben. Auch wenn in einem Experiment ein Medikament (Naltrexon) verabreicht wird, das den Rezeptor für die Opioide chemisch blockiert, sodass die Stoffe nicht wirken können, haben die Versuchspersonen weniger das Gefühl, dass sie mit anderen verbunden sind (Inagaki et al. 2016). Ohne Opioide fühlen wir uns leer, unverbunden, und wir wollen Nähe. Eine hohe Wirksamkeit der Opioide scheint uns hingegen eine Zufriedenheit im Hinblick auf die sozialen Kontakte zu vermitteln. Wir fühlen uns verbunden mit anderen, geborgen, aufgefangen in unserer sozialen Welt.

Sind wir in unserer Bubble des vertrauensvollen Miteinanders mit anderen, dann aktiviert das ausgeschüttete Oxytocin die Opioidfreisetzung. Ein Mangel beider Stoffe kann deshalb Gefühle der Einsamkeit hervorbringen. In Kapitel 19 stelle ich Studien vor, in denen die experimentelle Stimulation der Oxytocinfreisetzung oder auch die Verabreichung von Oxytocin dieses Gefühl verringern konnte.

Wie man inzwischen weiß, ist ein weiteres Puzzleteilchen in der Biochemie der Bindung das sogenannte Vasopressin. Dieser Stoff, der eher für seine Wirkung in der Regulation des Wasserhaushaltes bekannt ist, ist dem Oxytocin sehr ähnlich und gilt ebenfalls als Bindungshormon. Beide Stoffe haben ihre eigenen Bindungsstellen, ihre eigenen Rezeptoren, an die sie nach dem Schlüssel-Schloss-Prinzip binden. An späterer Stelle in diesem Buch wird jedoch eines wichtig: Das Oxytocin kann dann, wenn seine eigenen Rezeptoren besetzt sind, auch an den Vasopressinrezeptor binden. Das ist ungefähr so, als würde man mit Sorgen zu einer besten Freundin gehen und dann, wenn die beste Freundin keine Zeit hat, bei der zweitbesten klingeln. Wenn Oxytocin an den Vasopressinrezeptor bindet, dann wirkt es so wie das Vasopressin. Klar, wenn man bei der zweitbesten Freundin klingelt, öffnet ja nicht die erstbeste.

Richtig kompliziert wird die Angelegenheit dadurch, dass die Oxytocinrezeptoren und die Vasopressinrezeptoren teilweise gegensätzliche Wirkungen haben. Oxytocin verringert Angst und Stress, es beruhigt uns und fördert auch, dass man beispielsweise gelerntes Angstverhalten ablegen kann, während Vasopressin Angst und Stress, aber auch Aggressivität verstärkt, und auch gelerntes Angstverhalten verfestigt (Huber et al. 2005). Wenn Oxytocin also an die Vasopressinrezeptoren bindet, dann könnte uns dies aufregen statt beruhigen. Denken wir an unsere Freundinnen, können wir uns vorstellen, dass die erstbeste uns in den Arm nimmt und unsere Sorgen beruhigt, die zweitbeste uns hingegen aufstachelt.

Schauen wir auf unser Verhalten in Bindungsbeziehungen, dann wird angenommen, dass Oxytocin eher die »passiven« Aspekte der Verbundenheit fördert, also die zärtliche, beruhigende Seite, während Vasopressin tendenziell die mobilisierte, besitzergreifende und in manchen Fällen aggressivere Seite der Verbundenheit aktiviert – so etwa schützende Verhaltensweisen (Carter 2017). Tiermodelle deuten darauf hin, dass Vasopressin ein wenig mehr das männliche Verhalten in Bindungsbeziehungen beeinflusst als das weibliche.

Biochemie des sozialen Miteinanders

Im Hinblick auf die Biochemie, die uns die Anforderungen unserer sozialen Welt bewältigen lässt, wurde vor allem das Oxytocin untersucht. Es wird im Miteinander ausgeschüttet, bindet an seine Bindungsstellen und hat zahlreiche Wirkungen. Eine sehr wichtige Wirkung besteht darin, dass es dann, wenn es im Miteinander mit anderen ausgeschüttet wird, unsere Stresshormonfreisetzung hemmt. Es ist hiermit das physiologische Korrelat von Trost. Wir können uns im Miteinander mit anderen beruhigen und entspannen. Kinder fühlen sich aufgefangen, wenn sie gehalten werden, und auch wir Erwachsene fühlen uns besser, fühlen uns geborgen, wenn wir infolge eines vertrauensvollen Gespräches oder einer Umarmung Oxytocin freisetzen.

AUS DER FORSCHUNG: In verschiedenen Studien konnte diese stresshemmende Wirkung des Oxytocins demonstriert werden. So etwa in einer Studie der University of Wisconsin. Die Forscher setzten Mädchen im Grundschulalter dem Stress aus, vor einem kritisch beurteilenden Publikum eine Präsentation zu halten und schwierige Rechnungen durchzuführen. Die Mädchen schienen diese Aufgaben tatsächlich als stressig zu erleben, denn es kam beim ihnen zu einem Anstieg der Konzentration des Stresshormons Cortisol. Durften die Mädchen jedoch direkt nach den Aufgaben ihre Mutter kontaktieren, und da reichte schon ein Anruf, dann schütteten sie Oxytocin aus, und die Cortisolfreisetzung wurde schnell reduziert. Das im Miteinander ausgeschüttete Oxytocin schien eine beruhigende Wirkung gehabt zu haben (Seltzer et al. 2010).
In einer anderen Studie wurden Männer dem Stress unter-

zogen, vor einem kritischen Publikum eine Rede halten sowie Rechenaufgaben durchführen zu müssen. Einige der Versuchspersonen waren vor dem Test von ihrem besten Freund unterstützt worden, andere nicht. In beiden Gruppen hatten zudem einige Oxytocin per Nasenspray erhalten und andere ein Placebo, sodass insgesamt vier Bedingungen untersucht wurden. Es zeigte sich: Durften die Versuchspersonen ihre Zeit vor dem Stress gemeinsam mit ihrem besten Freund verbringen oder erhielten sie per Nasenspray Oxytocin, dann schütteten sie anschließend weniger Cortisol aus als diejenigen ohne diese Unterstützung. Sie waren zudem weniger ängstlich. Interessanterweise ging die Kombination von Oxytocin-Nasenspray und sozialer Unterstützung mit den niedrigsten Cortisolwerten sowie einer höheren Gelassenheit und einer geringeren Ängstlichkeit einher (Heinrichs et al. 2003).

Heutzutage weiß man: Oxytocin bindet an seine Rezeptoren im Hypothalamus und hemmt dort nach einer Reihe von Zwischenschritten die Freisetzung von Stresshormonen. Es handelt sich hierbei um einen grundlegenden Mechanismus, der sogar bei Nagetieren wirksam ist.

Diese stresshemmende Wirkung des Oxytocins dürfte auch dafür verantwortlich sein, dass wir nach Konflikten oder anderen stressreichen Ereignissen am liebsten mit uns Nahestehenden sprechen möchten.

Oxytocin hat zahlreiche weitere Wirkungen, die uns ermöglichen, unser soziales Leben zu bewältigen. In der Forschung wird es per Nasenspray verabreicht und aus den Folgen der Verabreichung für das Verhalten auf die Wirkungen geschlossen. Zunächst hieß es infolge dieser Experimente, Oxytocin würde prosoziales Verhalten fördern – es würde uns sozialer machen, altruistischer, unsere Kooperation und

Empathie fördern. Es zeigte sich aber auch, dass es so einfach nicht ist. Denn Oxytocin kann mitunter auch eine gegenteilige Wirkung haben. Es fördert etwa Schadenfreude oder auch Aggressionen (siehe Kapitel 8).

Die israelischen Psychologen Simone Shamay-Tsoory und Ahmad Abu-Akel (2016) formulierten daraufhin die sogenannte »Social Salience Hypothese« des Oxytocins. Hiernach könnte es eine wesentliche Funktion des Oxytocins sein, die Aufmerksamkeit auf soziale Reize zu lenken – in positiven kooperativen Situationen erhöht es die Aufmerksamkeit für positive soziale Reize und in kompetitiven Settings richtet es den Fokus auf potenzielle Bedrohungen aus.

Entsprechend verstärkt Oxytocin auch den Fokus darauf, ob Menschen vertrauenswürdig sind. Unter dem Einfluss von Oxytocin ist das soziale Gehirn scheinbar besser darin, dies zu beurteilen. Dies könnte erklären, warum Menschen mit einer ausgeprägten Vorliebe für soziales Miteinander, denen man eine hohe Oxytocinfunktion zuschreiben würde (siehe Kapitel 4), mitunter sozial sehr vorsichtig sind. Oder andersherum, warum Menschen, denen man eher eine geringe soziale Kompetenz zusprechen und annehmen würde, sie stünden weniger unter dem Einfluss von Oxytocin, immer wieder in Sachen Vertrauen auf die Nase fallen – etwa bei der Partner- oder Mitarbeiterauswahl.

Oxytocin scheint unsere Aufmerksamkeit auf soziale Signale auszurichten, uns feinfühlig für diese Signale zu machen und unsere Motivation für soziales Miteinander zu erhöhen. Unter diesem Mantel überraschen auch weitere Wirkungen des Oxytocins nicht, etwa der Befund, dass es uns hilft, unsere eigenen Gefühle auszudrücken und die Gefühle anderer zu erkennen – selbst dann, wenn sie versteckt sind.

AUS DER FORSCHUNG: Eine internationale Gruppe von Wissenschaftlern analysierte zahlreiche Studien und zeigte, dass Versuchspersonen, die Oxytocin per Nasenspray erhalten, signifikant besser die Emotionen anderer erkennen können als Placebo-Empfänger (Leppanen et al. 2017). In einer weiteren Studie wurde zudem demonstriert, dass Oxytocin auch hilft, versteckte Emotionen zu erkennen, also Emotionen, die sich nur sehr geringfügig im Ausdruck zeigen. Die Autoren berichten, dass Oxytocin die Wahrnehmung der emotionalen Gesichtsausdrücke anderer durchgängig verstärkt und den Eindruck so »schärft«, dass glückliche Gesichter glücklicher und wütende Gesichtsausdrücke wütender erscheinen. Die Autoren schließen aus ihren Ergebnissen, dass Oxytocin die Aufmerksamkeit und Empfindlichkeit für soziale Signale verstärkt und hierüber das Erkennen von Gefühlen erleichtert (Leknes et al. 2012). Aber nicht nur die Fähigkeit zum Erkennen der Gefühle anderer wird durch Oxytocin verbessert, sondern auch das Vermögen, die eigenen Gefühle auszudrücken und so dem anderen mitzuteilen, wie es in einem selbst aussieht. Deutsche Forscher fanden, dass der mimische und stimmliche Ausdruck von Angst und Freude bei Versuchspersonen nach der Gabe von Oxytocin-Nasenspray – im Vergleich mit einem Placebo – verstärkt ist (Spengler et al. 2017).

Oxytocin richtet also unsere Aufmerksamkeit auf das soziale Miteinander aus und erlaubt uns hiermit, den anderen zu verstehen und auch unser eigenes inneres Befinden dem anderen mitzuteilen. Wir sind sozial aufeinander eingestimmt. Im Idealfall befinden wir uns in einer Bubble, in der wir das Außen ausblenden und uns ganz aufeinander einlassen können.

Es ist deshalb kein überraschender Befund, dass Oxytocin auch die Neigung verstärkt, mit anderen zu synchronisieren.

3 Synchronität im Miteinander – wir verbinden uns

Wir fahren auf der Autobahn, ich als Beifahrerin. Ich tippe mit den Fingern auf meinem Bein herum, schnell, rhythmisch. Der Fahrer fragt mich, ob ich nervös bin. Ob er langsamer fahren soll. Erst jetzt registriere ich unsere Geschwindigkeit. »Nein«, antworte ich, er müsse nicht langsamer fahren. Ich würde lediglich der Musik zuhören. Eine für mich kaum zu kontrollierende Angewohnheit: Sobald ich schöne Musik höre, nimmt sie mich ein. Ich fange an zu tippen und zu klopfen, ergebe mich dem Rhythmus.

Es mag sein, dass mich diese Angewohnheit etwas mehr im Griff hat als viele andere, aber im Kern spiegelt sie eine durchaus übliche menschliche Eigenschaft wider: Wir bringen uns mit dem Rhythmus unserer sensorischen Umwelt in Übereinstimmung. Mit dem, was wir hören oder sehen.

Nicht nur Sie oder ich neigen dazu, uns mit unserer Umwelt in Übereinstimmung zu bringen. Auch Tiere synchronisieren ihre Aktivitäten. Am Himmel sehen wir Gänseschwärme in sich gleichmäßig weiterbewegenden Formationen, Delphine springen am Boot vorbei, gemeinsam – synchron schwingen sie sich anmutig aus dem Wasser und gleiten wieder hinein.

Eine solche Selbstorganisation scheint auch dann aufzutreten, wenn sich mehrere Menschen aufeinander einstellen, wenn sie sich auf einen gemeinsamen Rhythmus einlassen.

Denken wir an ein Konzert. Die letzten Töne verklingen, ein kurzer Moment der Stille, die ersten Zuhörer klatschen, zunächst völlig unkoordiniert, hörbar als ein lautes, bisweilen donnerndes Geprassel aufeinanderschlagender Hände. Nach wenigen Sekunden entwickelt sich das Geprassel zu einem rhythmischen Klatschen. Hunderte von Menschen im Gleichklang. Sie haben sich aneinander angepasst.

Auch wenn wir nebeneinander in zwei Schaukelstühlen sitzen, können wir uns kaum einem übereinstimmenden Schaukeln entziehen. Ebenso stellt sich oft ein Gleichschritt ein, wenn wir gemeinsam spazieren gehen. Ohne darauf zu achten, passen wir uns im Rhythmus an. Ein Hut, ein Stock, ein Regenschirm. Wir machen es automatisch. Uns gefällt der Gleichklang. Es macht Spaß, zu Musik zu klopfen. Es ist schön, Teil einer klatschenden Masse zu sein. Es fühlt sich richtig an, im Gleichschritt zu gehen. Wir sind als Menschen biologisch darauf vorbereitet, uns mit unserer Umwelt, mit sensorischen Eindrücken, aber auch mit den Bewegungen anderen Menschen zu synchronisieren. Dies passiert unabsichtlich und überkommt Menschen selbst dann, wenn sie instruiert werden, dies nicht zu tun.

Was macht es mit uns, wenn wir uns mit anderen im Gleichklang bewegen? Bereits vor Jahrzehnten zeigte sich in der Erforschung des sogenannten »Chamäleon-Effektes«, dass die Synchronität mit anderen eine ganze Reihe positiver Auswirkungen auf uns hat.

AUS DER FORSCHUNG: Der Chamäleon-Effekt beschreibt unsere unbewusste Nachahmung der Verhaltensweisen, der Körperhaltung und des Gesichtsausdrucks unseres Gegenübers. Ungewollt passen wir unser eigenes Verhalten an das des anderen an. In Studien kam heraus, dass diese unbewusste Nachahmung die Sympathie zwischen den

> Gesprächspartnern erhöht. Es zeigen sich auch Unterschiede zwischen Menschen: besonders empathische Menschen haben eine größere Neigung, den anderen zu imitieren (Chartrand und Bargh 1999). Nachfolgende Untersuchungen dieses unbewussten Nachahmungsverhaltens kamen zu einer ganzen Reihe aufsehenerregender Ergebnisse. Sie fanden etwa, dass eine Kellnerin ein höheres Trinkgeld erhält, wenn sie ihre Gäste imitiert, oder auch, dass imitierenden Personen eher geholfen wird und sie als selbstsicherer und überzeugender eingestuft werden. Sie demonstrierten auch, dass Männer vor allem bei attraktiven Partnerinnen mehr zu Imitation neigen und Frauen vor allem bei Partnern mit hohem sozialem Status zum Chamäleon werden (für eine Übersicht siehe Ramseyer 2008).

In Studien über den Chamäleon-Effekt imitiert der eine den anderen. In anderen wissenschaftlichen Studien ist es nicht wichtig, wer mit dem Verhalten angefangen hat und wer den anderen imitiert. Stattdessen geht es darum, was passiert, wenn beide gleichzeitig das Gleiche machen, also beide synchron handeln. In der Regel wird hierbei eine Gruppe von Menschen aufgefordert, sich synchron zu verhalten, während eine andere Gruppe asynchron handeln soll. Die erste Gruppe würde beispielsweise immer synchron ihren Arm heben, die zweite Gruppe einfach irgendwann.

Anschließend werden beide Gruppen verglichen. Die Forscher lassen die Probanden über den Campus spazieren, Lieder trällern oder Tassen verschieben. Und sie haben bisher fast immer festgestellt, dass die Versuchspersonen, die sich synchron bewegen, eine größere Verbundenheit fühlen, anschließend netter zueinander sind, sich gegenseitig besser unterstützen, mehr dazu neigen, miteinander zu kooperieren und sich selbst besser fühlen (Mogan et al. 2017). Diese Auswirkungen treten auf, obwohl die Synchronität in diesen Forschungsexperimenten nicht selbstorganisiert wie beim gemeinsamen Klatschen oder unbewusst wie beim Chamäleoneffekt auftritt, sondern aktiv gesteuert wird. Das zeigt, dass sie ursächlich für die Effekte auf das Fühlen und Verhalten ist. Schauen wir uns diese Auswirkungen einmal genauer an.

Synchronität des Verhaltens im Experiment: Wir fühlen uns verbunden

Wenn wir ohne Synchronität etwas gemeinsam machen, etwa Fußball spielen oder gemeinsam kochen, verstärkt dies zwar auch unser Gefühl, zusammenzugehören, wenn wir aber Aktivitäten synchron ausüben, also wir gemeinsam rudern, Ballett tanzen oder im Chor singen, dann ist das Gefühl der Verbundenheit noch ausgeprägter. Wir fühlen uns connected.

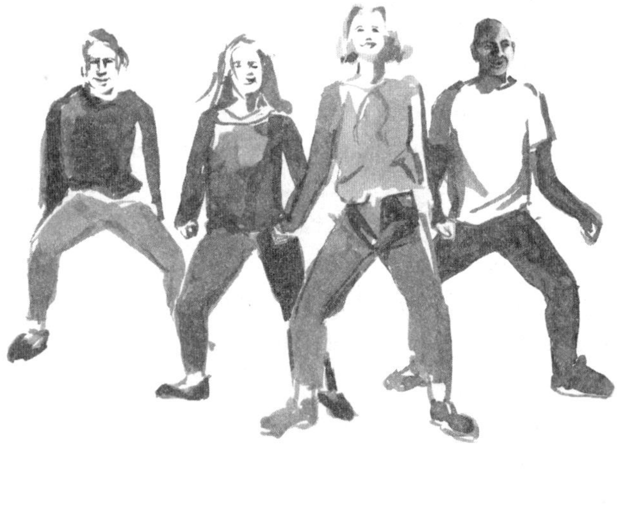

In Studien, in denen Menschen aufgefordert werden, synchron mit anderen zu tanzen, im Gleichschritt zu gehen oder im Rhythmus zu klopfen, entstehen selbst dann Gefühle von Zusammengehörigkeit, wenn sich Menschen zuvor gar nicht gekannt haben. Die Synchronität bindet uns zu Gruppen zusammen. Diese Wirkung des synchronisierten Miteinanders wird mitunter auch absichtlich genutzt.

IM DETAIL: Armeen, Kirchen und andere Gemeinschaften fordern häufig zu Aktivitäten auf, die die Gruppenmitglieder dazu bringen, synchron zu handeln, zum Beispiel Marschieren, Singen und Tanzen. Diese Rituale rufen Gefühle der Verbundenheit hervor – die psychologischen Grenzen zwischen dem Selbst und der Gruppe werden aufgeweicht. Es wird angenommen, dass die Stärkung der sozialen Bindung zwischen den Gruppenmitgliedern deren Zusammenarbeit erhöhen kann und unter Umständen auch ein Mittel ist, um alle Mitglieder zu motivieren, einen Beitrag zum Gemeinwohl zu leisten (Wiltermuth und Heath 2009). Wird die Wirkung synchronen Miteinanders absichtlich eingesetzt, ist natürlich auch der Schritt zum Missbrauch nicht weit – etwa dann, wenn Soldaten dadurch instrumentalisiert und manipuliert werden.

Die näheförderende Wirkung des synchronen Miteinanders tritt sogar in einer Virtual-Reality-Umgebung auf. Versuchspersonen, die sich in einem digitalen Experiment selbst als virtuelle Menschen gesehen und mit virtuellen Partnern Synchronität erlebt hatten, berichteten über eine signifikant größere soziale Nähe zu ihren virtuellen Mitspielern als die Teilnehmer, die keine Synchronität erfahren hatten. Die Synchronität scheint sogar in diesem Kontext das Gefühl der Zusammengehörigkeit verstärken zu können (Tarr et al. 2018).

Wenn Synchronität Menschen zu Gruppen zusammenbindet, dann könnten, so dachten sich Forscher aus den USA, Ungarn und Malaysia, vielleicht sogar Vorurteile gegenüber ethnischen Minderheiten durch synchrone Aktivitäten abgebaut werden. Und sie behielten recht! Das Gehen im Gleichschritt kann Vorurteile vermindern, so etwa gegenüber Mitgliedern der Gruppe der Roma. In ihrer Studie fühlten sich diejenigen, die im Gleichschritt mit einer Person gegangen waren, die ihnen als den Roma angehörig vorgestellt worden war, dieser Person anschließend verbundener, sie waren empathischer und hatten eine weniger negative Einstellung ihr gegenüber (Atherton et al. 2019).

Wenn Menschen synchron laufen, rudern, steppen, tanzen oder im Chor singen, dann fördert dies Verbundenheit. Aus diesem Gefühl der Zusammengehörigkeit scheint sich Sympathie zu entwickeln, eine erhöhte Bereitschaft, dem anderen zu vertrauen, ihm zu helfen und mit ihm zu kooperieren. Das funktioniert bereits bei Kindern.

AUS DER FORSCHUNG: Im Experiment wurden 14 Monate alte Kleinkinder von einem Assistenten in einer Babytrage gehalten und im Takt eines Liedes von den Beatles gewippt. Gleichzeitig wippte eine andere Person, und zwar der dem Kind zugewandte Versuchsleiter, entweder synchron mit dem Wippen des Kindes oder in einem anderen Tempo. Versuchsleiter und Kind waren also entweder im Gleichklang oder nicht. Der Versuchsleiter ließ im Anschluss »zufällig« einen Gegenstand fallen. Es zeigte sich: Kleinkinder, die synchron mit ihm gewippt hatten, neigten mehr dazu, ihm zu helfen und ihm den fallengelassenen Gegenstand zurückzugeben, als Kinder, die asynchron gewippt wurden.

Es ging aber noch weiter: In einer nachfolgenden Untersuchung zeigte sich, dass das synchrone Wippen mit dem Versuchsleiter nur die Hilfsbereitschaft zugunsten des Versuchsleiters positiv beeinflusste, nicht aber gegenüber einem zweiten Experimentator, der nicht mitgewippt hatte. Wenn aber, so zeigte sich in einer dritten Studie, die Kleinkinder in einem Sketch vor dem Experiment gesehen hatten, dass der zweite Experimentator mit dem Versuchsleiter sozial verbunden war, dann halfen die Kinder auch ihm (siehe Cirelli et al. 2017). Was Musik alles bewirken kann! Ich finde das ziemlich beeindruckend.

Die Psychologin Laura Cirelli schließt daraus, dass synchrones Verhalten dem Menschen zeigt, zu welcher Gruppe er gehört, und ihn motiviert, innerhalb der Gruppe hilfsbereit zu sein. Auch im Miteinander von gleichaltrigen Kindern fördert Synchronität die Kooperation und die Hilfsbereitschaft. Forscher der Universität Oxford beobachteten Kinder beim Spielen und zeigten, dass Kinder, die in einem Klatschspiel synchron agiert hatten, im Vergleich zu nicht-synchronen Spielern in einem anschließenden »Wir füttern Plastikfische«-Spiel ihrem gleichaltrigen Spielpartner deutlich mehr dabei halfen, Plastikfischfutter aufzuheben, das aus einer präparierten Dose auf den Boden gefallen war, als Kinder, die sich asynchron bewegt hatten (hätte ich die Studie früher gekannt, hätte ich meine Zwillinge im Kleinkindalter stündlich zum synchronen Klatschen animiert!). In der Studie zeigte sich zudem, dass Kinder, die synchron spielten, sich mehr anlächelten und Blickkontakt herstellten. Es galt: Je höher das Ausmaß des gegenseitigen Lächelns und des Blickkontakts während des Klatschspiels war, desto ausgeprägter die Neigung, anschließend mit dem Plastikfischfutter zu helfen (Tunçgenç und Cohen 2018).

Ich erinnere mich an meine eigene Kindheit, an all die

alten Klatschspiele und Abzählreime, »Em pom pie Kolonie«, »Bei Müllers hat's gebrannt, -brannt, -brannt«, und daran, dass ich diese gelegentlich auch mit meinen eigenen Kindern gespielt habe. Daran, dass ich zwar über den Inhalt kurz den Kopf geschüttelt habe, die Spiele aber zuverlässig gute Laune erzeugt haben. Gleiches gilt für rhythmische Kinderlieder: »Ein Schneider fing 'ne Mi-Ma-Mausemaus«. Da mag noch so gnadenlos das Fell abgezogen und ein Sack daraus genäht werden: Die Lieder erzeugen Synchronität, Verbundenheit, Hilfsbereitschaft, Kooperation.

Schon wieder sitze ich auf einer Bank, schaue auf das Wattenmeer und spreche Texte in mein Smartphone. Gleicher Weg, andere Bank. Eine ältere Dame kommt an mir vorbei. Sie zieht einen Hund hinter sich her. »Greta, jetzt wird gelaufen«, sagt sie. Der Hund bockt. Mit allen Vieren sträubt er sich gegen das Weitergehen. Die Dame blickt zu mir herüber und sagt, sie habe wohl einen Esel. Wie eine Statue steht der Eselhund da, während sie unermüdlich an der Leine zieht: »Greta, jetzt wird gelaufen«. Greta ist stur. Greta weiß nicht, warum sie mit Gretas Frauchen laufen soll. Und Gretas Frauchen weiß nicht, warum Greta dies nicht will. Es eskaliert. Gretas Frauchen ist stärker, sie schleift Greta über den sandigen Weg. Ich stelle mir vor, dass sie sich kurz runterbeugt, Greta über den Kopf streichelt, ihr in die Knopfaugen blickt und dass Greta anschließend mitkommt. Schließlich gibt es wissenschaftlichen Studien zufolge auch in Mensch-Hund-Beziehungen Synchronität. Greta und Frauchen in Kooperation.

Synchronität mit anderen Menschen fördert nicht nur die Verbundenheit, die Gruppenzugehörigkeit und die Hilfsbereitschaft untereinander, sondern auch das Wohlbefinden des Einzelnen. Negativen Gefühlen wird entgegenwirkt. Man empfindet beispielsweise weniger Schmerzen, wenn man synchron mit anderen tanzt und hat nach synchronen Bewegungen ein höheres Selbstbewusstsein. Es dürften einmal mehr unsere Stoffsysteme sein, unser Oxytocin, unsere Opioide, die diese positiven Auswirkungen der Synchronität vermitteln. Darum wird es weiter unten noch im Detail gehen.

Ob wir nun im Laborexperiment gemeinsam klopfen, klatschen oder schaukeln: Wir fühlen uns verbunden, sind motiviert, hilfsbereit zu sein und mit anderen zu kooperieren, und wir fühlen uns wohl.

Synchronität überall: Physiologie und Gefühle im Gleichklang

Eben ging es um Experimente, in denen Menschen *aufgefordert* worden waren, sich synchron zu bewegen. Die gefundenen Auswirkungen dürften sich auch dann einstellen, wenn Menschen in *natürlichen Umgebungen* gemeinsam im Gleichschritt spazieren, wenn sie tanzen, rudern, singen oder demonstrieren. Wenn sie gar nicht daran denken, nun synchron zu handeln, sondern es einfach tun.

Ebenso unbewusst wie wir etwa beim Spaziergang unsere Schritte synchronisieren, bringen wir auch unser Inneres in einen Gleichklang. Bereits in den 1950er Jahren wurde beobachtet, dass dann, wenn Mutter und Kind miteinander interagieren, die beiden nicht nur ihre Bewegungen, sondern auch ihre Blickrichtung, ihren Affekt und ihre stimmlichen Äußerungen synchronisieren. Heutzutage weiß man, dass auch im Körper übereinstimmende Muster vorhanden sind, etwa im Hinblick auf den Herzrhythmus, die Gehirnaktivität oder die Freisetzung von Oxytocin. Man weiß ebenfalls, dass diese Kopplung nicht nur im Miteinander von Eltern und Kind, sondern auch in romantischen sowie freundschaftlichen Beziehungen stattfindet. Sogar im Miteinander mit Fremden kann es zu einer solchen Übereinstimmung kommen, wenn man gemeinsame Aktivitäten ausübt und sich Herzfrequenz und Gehirnaktivität im Gleichklang verändern. Wir bringen uns nicht nur mit unserem Verhalten, sondern auch mit unserer Biologie in einen Gleichklang – deshalb spricht man hier auch von »biobehavioraler Synchronität« (Feldman 2017).

Synchronität wird hiernach in mehreren Systemen beobachtet:

(1) Synchronität nonverbalen Verhaltens
Es wird das nonverbale Verhalten aufeinander abgestimmt. Hierzu zählen die Körpersprache, die Gestik, die Mimik, aber auch der Blickkontakt, der Tonfall, Berührungen und weitere Aspekte.

(2) Synchronität von Sprache
Menschen haben die spontane Neigung, ihren Wortgebrauch zu synchronisieren.

(3) Synchronität von Gefühlen und Stimmungen
Einige Wissenschaftler beschreiben eine Kopplung der Gefühle und Stimmungen und bezeichnen die Abstimmung als »affektive Synchronität«.

(4) Synchronität peripherer physiologischer Merkmale
Es werden physiologische Merkmale wie der Herzrhythmus und Eigenschaften des autonomen Nervensystems aneinander angepasst. Auch das Atemmuster synchronisiert sich – insbesondere in Momenten des Wechsels beim Sprechen oder in Perioden gleichzeitigen Lachens. Um diese Maße von den Vorgängen im Gehirn abzugrenzen, spricht man von »peripherer physiologischer Synchronität«.

(5) Synchronität der Gehirnaktivität
Es entsteht eine Synchronität zwischen den Gehirnen der Beteiligten – was strenggenommen ebenfalls zur

physiologischen Synchronität gehört. Viele Forschungsgruppen untersuchen aber ausschließlich diese Synchronität. Ihr ist unten ein eigener Abschnitt gewidmet.

(6) Synchronität der Hormonausschüttung
Es kommt zu ähnlichen Profilen der Hormonausschüttung unter den Beteiligten. Auch sie gehört strenggenommen zur physiologischen Synchronität.

Eigentlich gehört alles zusammen. Wenn wir etwas fühlen oder denken, dann geht dies mit einer bestimmten Physiologie einher, und wir drücken unsere Gefühle und Gedanken mit unserem Verhalten aus. Und wir synchronisieren uns ganzheitlich: Gefühle, Physiologie, Verhalten. In der Forschung wird jedoch oft das eine oder andere untersucht. Wissenschaftler setzen ihren Schwerpunkt hier oder dort.

Ein Forschungszweig, der seinen Schwerpunkt auf die Untersuchung der Gefühle legt, untersucht die sogenannte »emotionale Ansteckung«. Genauso wie wir im Sinne des Chamäleon-Effektes dazu neigen, unbewusst und unkontrolliert das Verhalten anderer zu imitieren, übernehmen wir häufig auch die Gefühle anderer – wir stecken uns an.

IM DETAIL: Die emotionale Ansteckung (emotional contagion) ist die Tendenz, automatisch Gesichtsausdrücke, stimmliche Eigenschaften, die Körperhaltung und Bewegungen einer anderen Person zu übernehmen und infolgedessen in emotionale Übereinstimmung zu kommen. Wenn uns jemand mit trauriger Stimme etwas erzählt und wir selbst traurig werden oder wenn ein charismatischer Anführer seine Begeisterung auf uns überträgt, wenn eingespielte Lacher in einer Sitcom uns glauben lassen, wir finden etwas witzig: Wir übernehmen die Gefühle anderer. Eine solche emotionale Ansteckung kann positiv, aber auch negativ sein, wie etwa in Studien demonstriert wurde, in denen Mitbewohner einer depressiven Person selbst zunehmend verstimmter wurden (siehe Ramseyer 2008). Und auch das Schreien eines Säuglings kann einen anderen Säugling anstecken, weiß die Forschung (und auch die Zwillingsmutter-Autorin).

Es wird angenommen, dass diese Gefühlsübertragung automatisch abläuft und dass hierfür unsere Neigung wichtig ist, die Mimik des anderen nachzuahmen. Wir ahmen unbewusst dessen Gesichtsausdruck nach und die mit unserem eigenen Ausdruck einhergehende Aktivierung unserer Gesichtsmuskeln bringt wiederum diejenigen neuronalen Zustände in uns hervor, die für diese Emotion charakteristisch sind. Entsprechend zeigen Studien, dass Menschen, die in ihrer Mimik eingeschränkt sind, Schwierigkeiten haben, die Gesichtsausdrücke anderer zu beurteilen, sie können beispielsweise nicht gleichermaßen gut ein echtes von einem falschen Lächeln unterscheiden. Sie halten beide für echt.

EXKURS: Da soll noch einer sagen, Botox hätte keine Nebenwirkungen! Die Forschung über die Bedeutung der Mimik für das Erkennen von Gefühlen inspirierte Wissenschaftler zu Untersuchungen über die Auswirkungen von Botoxinjektionen. Botox wird zur Behandlung unerwünschter Gesichtsfalten eingesetzt, es lähmt die dafür verantwortlichen Muskeln, die mimische Aktivität wird verringert. Die Studienergebnisse zeigten tatsächlich, dass die Behandlung die Fähigkeit zur Erkennung von Emotionen vermindert. Und nicht nur das. Der Hypothese folgend, dass durch unsere Gesichtsmuskeln eigene Gefühle beeinflusst werden, kann auch die Botoxbehandlung unsere Stimmung modulieren. In einer Studie zeigte sich entsprechend, dass die

Glättung von Zornesfalten die Stimmung der Patientinnen verbesserte, während die Behandlung von Lachfalten mit einem Anstieg der Depressionswerte verbunden war (und außerdem die sexuelle Funktion vermindert – aber wir wollen hier keine Panik verbreiten; Lewis 2018).

Wir synchronisieren uns also mit den Gefühlen der anderen. Wie in der Übersicht verdeutlicht, koordinieren wir aber auch unsere nonverbalen Handlungen und unsere physiologischen Prozesse. Herzfrequenz, Hirnaktivität, alles geht mit. Mein Gegenüber lacht, ich ahme seinen Gesichtsausdruck nach, bin auch froh und lache ebenfalls, verbunden mit all dem, was in meinem Körper so passiert, wenn ich froh bin. Wir sind synchronisiert.

Wir bringen uns also im Miteinander in einen synchronen physiologischen Zustand. Alles ganz einfach? Nein. Die Wissenschaft weiß *immer* noch einen draufzusetzen. Im Miteinander, auch in einem harmonischen Miteinander, kommt es nämlich zu vorgesehenen Unterbrechungen der Synchronität, anders gesagt zu einem dynamischen Wechsel von Synchronität und Unabhängigkeit. Das ist kompliziert.

AUS DER FORSCHUNG: Wenn wir miteinander interagieren, dann gehen wir hinein in die Synchronität und wieder hinaus – eine »perfekte« kontinuierliche Synchronität wird selten erreicht. Einem Modell israelischer Forscher zufolge bestehen jederzeit zwei Tendenzen gleichzeitig: die eine, sich mit anderen zu synchronisieren, und die andere, unabhängig zu handeln. Wenn wir miteinander interagieren, dann wechseln wir stetig zwischen diesen Zuständen (Mayo und Gordon 2020). Die Notwendigkeit, die Synchronität zu durchbrechen, könnte besonders dann groß sein, wenn wir gemeinsam etwas gestalten wollen, wenn individuelle Ideen und Kreativität erforderlich sind oder wenn Menschen mit unterschiedlichen Erfahrungen, Wahrnehmungen und Gefühlen gemeinsame Entscheidungen auf ein breites Fundament stellen wollen. Ein weiterer Prozess, für den dieser Wechsel von Synchronität und Unabhängigkeit von großer Bedeutung ist, ist die Regulation unserer eigenen Gefühle im synchronisierten Miteinander mit anderen, die Coregulation. Darauf werde ich in Kapitel 6 zurückkommen.

An der Steuerung des Hin und Her von Synchronität und Unabhängigkeit scheinen unsere Blickkontakte beteiligt zu sein. Wir geben uns im Miteinander Signale, wann das eine und wann das andere ansteht (Wohltjen und Wheatley 2021).

Im vorangegangenen Unterkapitel ging es darum, dass Menschen dann, wenn sie sich in Experimenten bewusst synchron *bewegen*, anschließend verbundener fühlen und besser miteinander kooperieren. Auch die Wissenschaftler, die die Synchronität der *Physiologie* oder der *Gefühle* untersuchen, kommen auf ähnliche Funktionen. Auch sie stellen fest, dass die Synchronität mit anderen unsere Verbundenheit erhöht. Und nicht nur das: Die physiologische Synchronität erhöht auch die Anziehung, die wir verspüren, wenn wir auf andere Menschen treffen.

AUS DER FORSCHUNG: Für ihre Studie rekrutierten niederländische Forscher auf verschiedenen Festivals partnersuchende Singles und initiierten Blind Dates, um zu untersuchen, welche Eigenschaften oder Verhaltensweisen die Attraktivität des anderen vorhersagen können. Es zeigte sich, dass offene Signale wie Lächeln, Lachen, Augenaufschlag oder die Nachahmung dieser Signale nicht signifikant mit Anziehung verbunden waren. Stattdessen wurde das Empfinden von Attraktivität durch die Synchronität der Herzfrequenz und eines weiteren physiologischen Markers zwischen den Partnern vorhergesagt. Diese Kenngrößen sind unbewusst und schwer zu regulieren. Die Ergebnisse legen nahe, dass die Attraktivität von Gesprächspartnern in dem Maß zunimmt und abnimmt, wie ihr unbewusstes Erregungsniveau synchron ansteigt und abfällt (Prochazkova et al. 2021). Ich bin gespannt, wie Tinder und Co. diese Information künftig in ihre Datingprofile integrieren werden.

Im synchronen Miteinander fühlen wir uns verbunden und sind motiviert, das Miteinander über einen längeren Zeitraum fortzusetzen. Es entstehen Bindungsbeziehungen. Die Synchronität im Miteinander kann jedoch nicht nur den Aufbau vertrauensvoller Bindungsbeziehungen fördern, sondern auch deren Wiederherstellung, wenn diese belastet werden.

AUS DER FORSCHUNG: In einer Studie wurden Mütter und ihre 7–12 Jahre alten Kinder aufgefordert, miteinander zu diskutieren, zunächst über positive Inhalte, dann über ein umstrittenes Thema, danach wieder über eine positive Sache. Es zeigte sich, dass es den Mutter-Kind-Paaren, die eine hohe physiologische Synchronität aufwiesen, das heißt deren Herzrate im Gleichklang anstieg oder abfiel, besser gelang, ihre Beziehung nach der negativ aufgeladenen Diskussion zu reparieren, sich also wieder zu synchronisieren und hierdurch in Kontakt zu kommen (Woltering et al. 2015).

Nun wollen wir auf eine spezielle Form der physiologischen Synchronität schauen, und zwar auf die Synchronität von Gehirnen.

Synchronität im Gehirn: Nervenzellen im Gleichklang

Dass es sich gut anfühlt, mit anderen in Übereinstimmung zu rudern, zu tanzen, im Chor zu singen, können wir uns gut vorstellen, die Bilder laufen vor unserem inneren Auge ab, und wir wären vielleicht gern dabei. Dass sich auch unsere Herzfrequenz im Gleichtakt verändert, kriegen wir möglicherweise auch noch vor unser geistiges Auge. Dass wir aber auch unsere Gehirnwellen synchronisieren, ist unter Umständen etwas schwieriger abzubilden. Dies passiert jedoch beim Rudern, Tanzen und Singen. Aber nicht nur da. Auch wenn wir einfache Bewegungen in Übereinstimmung bringen, wenn wir uns mit anderen unterhalten oder Karten spielen, kommt es zu einer Übereinstimmung der Gehirnaktivität.

Schauen wir auf synchronisierte Aktivitätsmuster der Gehirne von zwei oder mehr Menschen, dann müssten wir dies eigentlich als »Brain-to-Brain-Synchronität« oder »Interbrain-Synchronität« bezeichnen. Das ist wichtig, denn mit dem Begriff »synchrone Hirnaktivität« wird auch das zeitgleiche Feuern von Nervenzellen im Gehirn eines Einzelnen bezeichnet. Aber wir wollen hier nicht so streng sein: Wenn ich nach dem folgenden Exkurs von synchroner Hirnaktivität oder neuronaler Kopplung schreibe, meine ich damit die *zwischenmenschliche* Synchronität.

EXKURS: Auch im Gehirn des Einzelnen kommt es zu synchronen Aktivitätsmustern. Unsere Sinne werden im Alltag durch zahlreiche Reize aktiviert, unsere Augen durch zahlreiche Kanten, Formen und Farben im Gesichtsfeld. Wenn diese Reize zusammengehören und gemeinsam ein Objekt bilden, so wie die verschiedenen Kanten und die türkise

Farbe einer Douglas-Schachtel, dann werden die Nervenzellen, die durch die verschiedenen Eigenschaften des Objektes aktiviert werden, miteinander synchronisiert. Die Reize werden zu einem Ganzen zusammengebunden, und das Objekt wird als solches erkennbar. Die selektive Aufmerksamkeit für dieses Objekt kann diese Synchronität verstärken: Die Nervenzellen, die gemeinsam für Objekte codieren, die im Zentrum unserer Aufmerksamkeit stehen, sind in ihrer Aktivität zeitlich noch präziser miteinander synchronisiert. Wenn man also von synchroner Hirnaktivität redet, dann kann auch all dies gemeint sein. Ist es hier aber nicht (siehe Roth und Strüber 2018).
Interessant ist für uns aber die Bedeutung der Aufmerksamkeit für die Synchronität. Innerhalb des Gehirns Einzelner werden also die Nervenzellen, die gemeinsam das Objekt im Fokus unserer Aufmerksamkeit codieren, präzise synchronisiert. Auch im Miteinander scheinen wir uns mit denjenigen zu synchronisieren, mit denen wir den Fokus der Aufmerksamkeit teilen. Dies ist wichtig für das Lernen, wie wir in einem späteren Kapitel sehen werden (Bevilacqua et al. 2018; siehe auch Kapitel 12).

Dass auch die Hirnaktivität zweier Menschen synchron Ballett tanzt oder rudert, das können wir natürlich nicht mit bloßem Auge sehen. In der Wissenschaft werden zur Untersuchung der gleichzeitigen Hirnaktivität Hirnscans durchgeführt, und zwar von zwei oder mehreren Versuchspersonen gleichzeitig. Man spricht dann vom Hyperscanning. Dies geschieht zum Beispiel mithilfe der funktionellen Magnetresonanztomografie, wenn man mit hochaufgelösten Bildern das Gehirn im Detail betrachten möchte. Oder auch mit der sogenannten Nahinfrarotspektroskopie, die es den Teilnehmern erlaubt, sich während des Scans zu bewegen. Die Gehirne der

Versuchspersonen werden gleichzeitig gescannt, ihre Aktivität wird gemessen und verglichen, während sich die Personen bewegen, miteinander reden, gemeinsam eine schwierige Aufgabe lösen oder einen Film anschauen. Kommt es daraufhin zu einer synchronen Aktivität, dann leuchten die Hirnscans als Abbildungen der Gehirnaktivität an den gleichen Stellen. Nun könnte man einwenden: Na klar, wenn man gemeinsam einen Film anschaut, dann werden durch den Film die gleichen Hirnbereiche aktiviert, kein Wunder, wenn dann beide die gleiche Aktivität im Gehirn haben. Dies kann aber in solchen Untersuchungen herausgerechnet werden.

Manchmal wird die Aktivität der beteiligten Gehirne auch mithilfe der Elektroenzephalografie – dem EEG – untersucht. In diesem Verfahren, das viele nicht aus der Forschung, sondern aus medizinischen Untersuchungen kennen, erspüren Elektroden, die auf die Kopfhaut aufgesetzt sind, die Aktivität der unterschiedlichen Hirnbereiche und geben dieses Signal über zahlreiche Kabel an ein Gerät weiter. Nun können wir unsere Hirnaktivität auf dessen Bildschirm beobachten. Wir sehen Wellen, die je nachdem, ob wir schlafen, entspannt sind, oder auch angestrengt denken, eine unterschiedliche Frequenz aufweisen. Wenn man nun davon spricht, dass bei zwei Menschen die Gehirnwellen miteinander synchronisiert werden, dann schwingen diese in der gleichen Frequenz, die Wellen liegen übereinander. Dieses gemeinsame Schwingen tritt etwa dann auf, wenn Menschen gemeinsam musizieren, wenn sie Handbewegungen nachahmen, an kooperativen Spielen und Handlungen teilnehmen, oder auch dann, wenn sie miteinander sprechen.

AUS DER FORSCHUNG: Mittels eines solchen EEG-Hyperscannings wurden Versuchspersonen untersucht, die sich – wie in einem Telefonat – gegenseitig zuhörten, ohne sich zu sehen. Sie redeten über Themen wie Sport, Filme, Tiere, Musik und Reisen und hörten, wenn sie nicht dran waren, dem anderen aufmerksam zu. Sorgfältige Analysen ihrer Hirnaktivität ergaben, dass sich die elektrische Aktivität ihrer Gehirne synchronisierte und dies nicht nur an der gleichzeitigen Aktivierung durch die Sprache lag (Perez et al. 2017).

Ob wir tanzen oder rudern, uns unterhalten oder Probleme lösen, ob wir im Schulunterricht sitzen oder anderen etwas erklären, ob wir mit unserem Partner diskutieren oder mit der Freundin spazieren gehen: Unsere Gehirne sind gekoppelt. Das Ausmaß der Kopplung ist allerdings nicht immer gleich. Es scheint besonders dann eine hohe Synchronität aufzutreten, wenn Menschen eng miteinander verbunden sind oder sich sehr gern mögen. Enge Freunde haben ein höheres Ausmaß der Synchronität als entferntere Bekannte, und romantische Paare sind besser gekoppelt als Freunde in nichtromantischen Beziehungen.

Das ist eingängig. Schließlich haben wir alle schon einmal gedacht, dass der eine oder andere auf einer Wellenlänge mit uns ist. Oder eben auch nicht.

In meinem eigenen Leben gibt es Menschen, bei denen ich das Gefühl habe, wir würden unterschiedliche Sprachen sprechen. Sie reden über etwas, vielleicht über das Wetter, über Politik, ihren Hamster oder über die Klimakrise, und ich verstehe gar nichts. Ich kann ihnen nicht zuhören, auch dann nicht, wenn ich das Thema grundsätzlich interessant finde. Mein Gehirn macht sich selbstständig. Denkt darüber nach, was ich am Abend kochen werde. Oder woher die Person wohl ihren Pullover hat. In solchen Fällen kann man sagen: Wir sind einfach nicht auf einer Wellenlänge, unsere Gehirne sind nicht ausreichend synchronisiert. Und auch wenn eine

Gleichzeitigkeit der Hirnaktivität von Autor und Leser technisch nicht möglich ist, bin ich sicher, dass der eine oder andere auch gar nicht erst bis zu dieser Seite gekommen ist, weil er nicht mit mir auf einer Wellenlänge liegt.

Was aber in jedem Fall helfen könnte, wenn man möchte, dass der andere mit einem mitschwimmt und nicht sein Abendessen plant, ist der Blickkontakt. Eine Reihe von Forschungsgruppen konnte zeigen, dass sich die Gehirne von Gesprächspartnern in unterschiedlichen Szenarien dann stärker synchronisieren, wenn sich die Beteiligten während ihres Gesprächs gegenseitig ansehen und Blickkontakt aufbauen. In einer dieser Studien sollten die Teilnehmer beispielsweise einen gemeinsamen Tag mit viel Spaß planen, während sie an den Kabeln eines EEG-Messgerätes hingen. Es wurde deutlich: Je länger der Blickkontakt, desto ausgeprägter war die neuronale Kopplung (Kinreich et al. 2017). Es wird aus diesen Studien geschlossen, dass Augenkontakt die Synchronität fördert. Auch Babys, denen Kinderlieder vorgesungen werden, sind synchronisierter mit ihren erwachsenen Bindungspartnern, wenn man sie direkt ansieht. Der Blick scheint die neuronale Aktivität von Säugling und Erwachsenem in Übereinstimmung zu bringen (Leong et al. 2017).

Im vorletzten Unterkapitel habe ich berichtet, dass synchrone *Bewegungen* in Experimenten unsere Verbundenheit, Kooperation und das eigene Wohlgefühl stärken. Im letzten Unterkapitel ging es um die Synchronität von *Gefühlen* und *Physiologie,* und mir blieb nichts anderes übrig, als mich zu wiederholen, da die Forscher, die sich mit der Synchronität peripherer physiologischer Merkmale befassen, ähnliche Wirkungen zutage fördern. Wenn ich nun berichte, dass auch die Synchronitätsforscher, deren Spezialität die *Gehirnkopplungen* sind, von Verbundenheit, Kooperation und Wohlgefühl reden, dann klingeln Ihre Redundanzglocken und Sie werden geneigt sein, weiterzublättern. Ich werde deshalb eine andere Wirkung der Gehirnsynchronität auf unser Miteinander vorstellen: die Förderung der Informationsübertragung.

Einige der Forscher, die sich mit Gehirnsynchronität befassen, argumentieren, dass es zu den wesentlichen Funktionen der neuronalen Kopplung gehört, eine erfolgreiche Informationsübertragung zu ermöglichen. Die Kopplung hilft Menschen, sich zu verstehen. Jeder Mensch hat eine eigene Wirklichkeit, sieht und interpretiert die Dinge der Welt in seiner eigenen Weise. Wenn wir miteinander reden und uns über diese Dinge austauschen, gleichen wir unsere Sicht auf die Dinge mitunter an. Eine Studie deutet an, dass sich hierbei auch die Gehirnaktivität stärker synchronisiert – und diese Synchronität das gemeinsame Verständnis repräsentiert.

AUS DER FORSCHUNG: Achtung, hier wird es wieder kompliziert! In der Studie wurden Versuchspersonen angehalten, sich mehrdeutige Videoclips anzusehen, während ihre Gehirne gescannt wurden. Anschließend unterhielten sie sich in Gruppen und versuchten einen Konsens darüber zu finden, worum es in den Filmen geht. Nach dem Gespräch sahen sie die Clips ein zweites Mal. Außerdem neue Clips aus denselben Filmen. Dabei wurden ihre Gehirne erneut gescannt.

Die Gruppen, die zuvor einen Konsens erzielt hatten, wiesen nach dem Gespräch eine größere Ähnlichkeit der Gehirnaktivität auf. Die konsensbildenden Gespräche hatten die Gehirnaktivität innerhalb der Gruppen angeglichen, wobei dieses Merkmal auch bei neuen Erfahrungen (neue Clips), die die Teilnehmer nicht diskutiert hatten, bestehen blieb (Sievers et al. 2023).

Die Befunde sind nicht ganz überraschend – wenn wir das gleiche über eine Sache denken, sind auch unsere Gehirne in ähnlicher Weise aktiv. Die deutsche Psychologin Edda Bilek schreibt in einem Übersichtsartikel: *»Mehrere Untersuchungen zeigen, dass der Grad der neuronalen Kopplung eng mit dem erreichten Verständnis innerhalb eines Gesprächs verknüpft ist. Bei einer hohen Synchronisierung werden also mehr Informationen übermittelt, man versteht einander besser und empfindet Ähnliches.«* (Bilek 2020, S. 50). Die Synchronität zwischen den Gehirnen von miteinander interagierenden Menschen scheint hiernach die Weitergabe von Informationen zu begünstigen.

Wir synchronisieren und wir verstehen uns. Das legt nahe: Wenn die Wellenlänge stimmt, dann müsste auch das Lernen in der Schule besser gelingen. Und tatsächlich. Wenn Lehrer und Schüler eine hohe Kopplung aufweisen, dann haben auch sie ein besseres gemeinsames Verständnis vom Thema und das Lernergebnis ist besser. Darauf werde ich in Kapitel 12 zurückkommen.

Im Miteinander von Menschen synchronisiert sich die Aktivität ihrer Gehirne und vieler weitere Prozesse. Nun wollen wir einen Blick darauf werfen, in welchem Zusammenhang die Synchronität mit der Biochemie des Miteinanders steht. Zuvor aber noch ein Exkurs.

EXKURS: Wir haben bisher noch nicht die Spiegelneuronen erwähnt. Bei den Spiegelneuronen handelt es sich um eine definierte Klasse von Nervenzellen, die vor allem im motorischen und prämotorischen Cortex gefunden wurde. Wenn ich sehe, wie jemand anderes seine Hand hebt, dann sind in meinem Gehirn die Nervenzellen aktiv, die auch aktiv wären, wenn ich selbst die Hand heben würde: meine Spiegelneuronen. Und wenn ich meinem Sohn beim Tennis-

spielen zuschaue und bei einem weiter rechts auftreffenden Ball selbst unelegant nach rechts zucke, dann dürften dies ebenfalls meine Spiegelneuronen sein. Zumindest entschuldige ich mein Zucken damit.
Spiegelneuronen begleiten mit ihrer synchronen Aktivität die Handlung des anderen und ermöglichen uns hiermit, die Handlungen des anderen zu verstehen. Bei den Spiegelneuronen handelt es sich aber um Nervenzellen in Hirnregionen mit motorischen Funktionen. Wenn es in diesem Kapitel um Synchronität der Gehirnaktivität geht, dann betrifft dies viele verschiedene Regionen des Gehirns, nicht nur die motorischen Bereiche.

Synchronität und Biochemie: Engelskreise

Zurück zu unseren Protagonisten des vorausgegangenen Kapitels, den biochemischen Stoffen. Was passiert also in der Stoffwelt, wenn wir uns synchron verhalten, wenn wir im Gleichklang spazieren, schwimmen oder im Schaukelstuhl wippen?

Schauen wir zunächst auf die sportlichen Aktivitäten. Tanzen, rudern, schwimmen. Sport macht glücklich, heißt es. Passionierte Jogger berichten von einem Runner's High – einem euphorischen Zustand, der sich bei allen anderen Menschen – außer bei mir selbst – einzustellen scheint, wenn sie längere Strecken laufen. Für dieses Hochgefühl wurden einst Endorphine verantwortlich gemacht. Inzwischen hat man allerdings herausgefunden, dass sich das Hochgefühl auch dann einstellt, wenn Jogger vor ihrem Run ein Medikament bekommen, das die Wirkung der Endorphine verhindert. Es könnten statt der Endorphine auch die Endocannabinoide sein.

Uns soll das gleich sein, denn uns geht es vorrangig um die Synchronität.

Für das Hochgefühl, dass sich infolge einer in Synchronie durchgeführten sportlichen Tätigkeit einstellt, wird ebenfalls angenommen, dass es auf den Endorphinen beruht. Eine wesentliche Funktion der Endorphine ist die Unterdrückung der Schmerzwahrnehmung. In einigen Untersuchungen wird diese deshalb untersucht, um daraus zu schließen, ob eine Endorphinausschüttung stattgefunden hat. So wurden beispielsweise Ruderer des Bootclubs der Universität Oxford rekrutiert und angehalten, entweder unabhängig voneinander an Rudermaschinen zu trainieren oder in Synchronität mit den anderen. Über aufblasbare Blutdruckmanschetten wurde anschließend getestet, wieviel Druckschmerz die Ruderer aushalten konnten. Es zeigte sich, dass Ruderer, die im Einklang mit anderen trainiert hatten, den zunehmenden Druck besser verkraften konnten, sie berichteten erst bei höherem Druck von Schmerzen. Die Autoren folgern daraus, dass die synchrone Aktivität zu einer Endorphinausschüttung führt (Cohen et al. 2010). Dass auch die Endocannabinoide schmerzlindernd wirken, wurde hier nicht berücksichtigt. Aber was soll's. Endorphine, Endocannabinoide, die Synchronität führt zu einer Stoffausschüttung, die Stoffe lindern Schmerzen, Synchronität macht stark. Was will man mehr.

In einem ähnlichen Experiment wurden tanzende Menschen untersucht. Auch hier zeigte sich, dass dann, wenn sich die Tänzer mit gleichen Bewegungen zu derselben Musik synchron bewegten, die Tänzer resistenter gegenüber Schmerzen waren als Tanzende, die sich mit Kopfhörern zu unterschiedlicher Musik bewegten. Die synchronen Tänzer waren jedoch nicht nur unempfindlicher, sondern fühlten sich auch den anderen, mit denen sie im Einklang getanzt hatten, verbundener als denjenigen, die unkoordiniert getanzt hatten

(Tarr et al. 2016). Auch dies: Eine Wirkung der Endorphine. Sie senken nicht nur die Schmerzwahrnehmung, sondern fördern auch das Gefühl der Verbundenheit (siehe Kapitel 2). Es wird angenommen, dass die Endorphine infolge der Synchronität ausgeschüttet werden und dessen Wirkungen vermitteln.

Hier kommt auch das Oxytocin wieder ins Spiel. Synchronität fördert auch die Oxytocinfreisetzung. Dies wurde in einer Studie gezeigt, in der zufällig miteinander gepaarte Personen einfache Handgesten synchron oder asynchron durchführen sollten.

AUS DER FORSCHUNG: Die Paare wurden in einer »synchronen Bedingung« angewiesen, die Handgesten des jeweils anderen zu spiegeln. In einer »asynchronen Bedingung« sollten sie unterschiedliche Handgesten durchführen. Die Forscher fanden bei beiden Partnern eine erhöhte Oxytocinfreisetzung nach synchronen, aber nicht nach asynchronen Gesten, und zwar unabhängig vom Geschlecht, von der Sympathie oder der Nachahmungsqualität.
In einem weiteren Experiment zeigten die Wissenschaftler, dass die Versuchspersonen unter dem Einfluss von Oxytocin ihre Gefühle besser ausdrücken können (siehe Kapitel 2). Sie schließen daraus, dass eine erhöhte Oxytocinkonzentration bei miteinander synchronisierten Menschen die emotionale Ausdrucksfähigkeit der Partner verstärken und so zu einer verbesserten Übertragung von emotionalen Informationen beitragen kann (Spengler et al. 2017).

Synchronität fördert also die Oxytocinfreisetzung. Ebenso verbessert aber auch Oxytocin die Synchronität. Wenn Menschen Oxytocin per Nasenspray erhalten, gelingt es ihnen besser, sich zu synchronisieren. Es stärkt beispielsweise die Fähigkeit eines Paares, sich beim Tanzen aufeinander abzustimmen. Auch bei Koordinationsaufgaben fördert es die Synchronität des Verhaltens, aber auch der Gehirnaktivität.

> AUS DER FORSCHUNG: Wissenschaftler baten miteinander befreundete Paare, paarweise zu tanzen und verabreichten ihnen entweder Oxytocin als Nasenspray oder ein Placebo. Beim Tanzen wurde mit digitaler Unterstützung ihre Bewegungssynchronität gemessen. Es zeigte sich, dass das Oxytocin die Synchronität der Paare erhöhte. Der Effekt zeigte sich am stärksten bei besonders empathischen Personen (Josef et al. 2019).
> Andere Forscher entwickelten ein Koordinationsspiel, bei dem sich Partner miteinander synchronisieren mussten, indem sie im Geiste rhythmisch zählten. Währenddessen wurde mit einem EEG die Gehirnaktivität aufgezeichnet. In ihrem sorgsam kontrollierten Experiment konnten die Forscher zeigen, dass die Verabreichung von Oxytocin im Vergleich zu einem Placebo bei den Interaktionspartnern sowohl die Synchronität ihres Verhaltens als auch die über das EEG gemessene Synchronität ihrer Gehirne während der Koordinationsaufgabe verstärkte. Das Oxytocin schien die Synchronität zwischen den Gehirnen erhöht zu haben (Mu et al. 2016).

Also: Synchronität fördert die Oxytocinfreisetzung und dies wiederum fördert die Synchronität. Das klingt nach einem Engelskreis!

Vorhin ging es um unsere Bubble des Miteinanders, in die wir gelangen, wenn wir mit anderen vertrauensvoll sprechen, in der wir uns mit anderen wohlfühlen und alles andere um uns herum kaum wahrnehmen. Ich habe eingeschränkt, dass man Bubbles nur schwer wissenschaftlich erforschen kann. Vorstellen kann man sich aber vielleicht, dass ein sich aufrechterhaltender Engelskreis aus Oxytocin und Synchronität daran beteiligt ist, uns in der Bubble zu halten. In unserer Bubble des Miteinanders.

Synchronität im Überblick: Was soll das alles?

Synchronität von Bewegungen, von Gefühlen, von peripherer Physiologie und von Gehirnen. Nicht nur Sie, auch ich wünschte mir mitunter, die Wissenschaft sei weniger kompliziert. Was soll das nun alles, was bringt uns die Synchronität?

Ich fasse die von Wissenschaftlern benannten Funktionen hier zusammen – unabhängig von der Art der Synchronität. Empathie und Emotionsregulation werde ich in nachfolgenden Kapiteln ausführlich beschreiben.

(1) Die Synchronität erzeugt Gefühle von Verbundenheit und bildet somit die Basis dafür, dass wir soziale Bindungen aufbauen, aufrechterhalten und gegebenenfalls reparieren.
(2) Die Synchronität stärkt die Bereitschaft zu Kooperation und Hilfsbereitschaft gegenüber Mitgliedern der eigenen Gruppe.
(3) Die Synchronität kann den Austausch von Informationen für beide Partner erleichtern. Hiermit erlaubt sie uns auch, empathisch auf andere zu reagieren.
(4) Die Synchronität befähigt uns, im Miteinander unsere eigenen Gefühle zu regulieren.
(5) Die Synchronität verschafft uns ein Wohlgefühl. Wir fühlen uns im Miteinander aufgehoben und nicht allein.

Die Synchronität ist hiernach ein entscheidender Mechanismus des sozialen Gehirns, der es unserer Spezies ermöglicht, im Miteinander mit anderen zu reifen, zu lernen, zu leben und zu genießen.

4 Persönlichkeit im Miteinander – wir sind unterschiedlich

Wenn wir an unseren Freundes- und Bekanntenkreis denken, dürfte uns schnell auffallen, wie sehr sich Menschen darin unterscheiden, wie wichtig ihnen Miteinander und Bindungsbeziehungen sind und wie gut sie sich darin öffnen und entspannen können. Einige haben tiefe Beziehungen, sind aufgeschlossen und vertrauen fest darauf, dass ihre Freunde immer für sie da sind. Andere haben oberflächliche Beziehungen, sie schätzen das Zusammensein mit anderen, sind aber distanzierter und kontrollieren genau, was sie preisgeben und was nicht. Wieder andere haben Ängste und verbringen deshalb ihre Zeit lieber allein. Oder sie fokussieren vor allem die Probleme in Beziehungen und beschäftigen sich ausgiebig mit diesen.

Mit einigen Menschen fühlt sich die Begrüßungsumarmung warm und herzlich an, andere umarmen korrekt und verbindlich, gern noch mit einem Schulterklopfer. Und dann gibt es den einen oder anderen, bei dem man das Gefühl hat, es sei ihm unangenehm zu berühren; er berührt vorsichtig und minimal, als wären wir aus dünnstem Glas. Menschen unterscheiden sich in ihrer Haltung zu Bindung und Miteinander.

Grundsätzlich gilt: Wenn sich Menschen hinsichtlich bestimmter Aspekte ihrer Persönlichkeit unterscheiden, dann sind in der Regel sowohl die Gene als auch die jeweiligen Erfahrungen des Menschen daran beteiligt. So verhält es sich auch im Hinblick auf die unterschiedliche Haltung zum Miteinander: Die individuellen Gene und die Erfahrungen eines Menschen beeinflussen, wie er Miteinander erlebt und damit umgeht.

Schauen wir auf die *Gene*. Diese liegen in unterschiedlichen Varianten vor und legen beispielsweise fest, welche Haarfarbe wir entwickeln oder ob wir Sommersprossen auf der Nase haben. Je nach Genvariante funktioniert das durch das jeweilige Gen produzierte Protein unterschiedlich, und wir unterscheiden uns. Für unsere Haltung zum Miteinander ist beispielsweise das Gen für die Bindungsstelle des Oxytocins wichtig, für den sogenannten Oxytocinrezeptor. Träger einer bestimmten Genvariante für den Rezeptor neigen ein wenig mehr als andere dazu, sich in Stresssituationen von anderen helfen zu lassen, anderen zu vertrauen, sozial zu reagieren oder Empathie zu fühlen. Die Genvariante beeinflusst auch, wie feinfühlig Eltern ihren Kindern gegenüber sind und wie häufig sie diese berühren.

Auch *Erfahrungen* beeinflussen unsere Haltung zum Miteinander. Sie wirken sich ebenfalls darauf aus, wie das Oxytocinsystem funktioniert, sie prägen über einen epigenetischen Mechanismus, wieviel von dem Stoff in Situationen des Miteinanders freigesetzt wird und wie viele Rezeptoren vorhanden sind. Und damit, wie gut uns das Oxytocin durch den Alltag des sozialen Miteinanders steuert, wie sehr es uns motiviert, uns auf andere Menschen einzulassen und wie gut wir uns in Beziehungen entspannen können. Schauen wir uns das einmal genauer an.

Unterschiedlich ausgeprägte Oxytocinfreisetzung

Das Oxytocinsystem wird durch frühe Erfahrungen in der Kindheit geprägt. Menschen, die in der frühen Kindheit eine liebevolle Beziehung erlebten, haben tendenziell ein gut funktionierendes Oxytocinsystem. Wenn aber die Kindheit von Vernachlässigung geprägt war oder die Eltern nur wenig feinfühlig waren, dann entwickelt sich das Oxytocinsystem oft nicht so gut: Die Betroffenen haben mitunter einen geringeren Oxytocinspiegel.

AUS DER FORSCHUNG: Um zu klären, wie das Gehirn durch individuelle Erfahrungen beeinflusst wird, werden oft Erwachsene untersucht, die eine sehr problematische Kindheit hatten, etwa emotional vernachlässigt worden waren. In einer dieser Studien zeigte sich, dass Frauen mit diesen Erfahrungen weniger Oxytocin in ihrem Hirnliquor aufweisen als Frauen ohne diese Erfahrungen. Insbesondere emotionale Misshandlungen gehen mit einer erheblichen Verminderung der Konzentration einher. Außerdem wurde in der Studie deutlich: Je höher die Anzahl von Kategorien traumatischer Erfahrungen (zum Beispiel emotionale Misshandlungen, körperliche Misshandlungen, sexueller Missbrauch, emotionale Vernachlässigung, körperliche Vernachlässigung) und je schwerwiegender und anhaltender die Erfahrungen waren, desto stärker ist die Oxytocinkonzentration verringert. Die Forscher nehmen an, dass diese Veränderungen der Oxytocinfunktion daran beteiligt sind, dass Menschen nach frühen traumatischen Erfahrungen häufiger als andere psychische Erkrankungen entwickeln (Heim et al. 2009).

Aber nicht nur solch schwerwiegende Erfahrungen können das Oxytocinsystem belasten. In einer anderen Studie zeigten die Ergebnisse, dass auch Menschen (in dieser Studie schwangere Frauen), deren unsicheres Bindungsmodell (dazu gleich mehr) darauf deutet, dass sie als Kinder eine verminderte elterliche Feinfühligkeit und Verfügbarkeit erlebt haben, einen verringerten Oxytocinspiegel im Blut aufweisen (Samuel et al. 2015).
In einer weiteren Studie wurde die Oxytocinreaktion auf Stress untersucht. Hier wurde deutlich, dass Mädchen, die in ihrem frühen Leben Misshandlungen erfahren haben, als Antwort auf eine soziale Stresssituation mehr Oxytocin ausschütten als ihre Altersgenossinnen (Seltzer et al. 2014). Dieses Ergebnis einer stressbedingt hohen Oxytocinfreisetzung ist zunächst überraschend, zeigte sich in ähnlicher Weise aber auch bei Erwachsenen: Die Oxytocinfreisetzung steigt in der Stresssituation sehr schnell an, nimmt aber noch schneller wieder ab (Pierrehumbert et al. 2010).

Eine internationale Gruppe von Stressforschern fasst diese und weitere Studien zusammen und schließt daraus, dass Menschen nach einer stressreichen Kindheit dazu neigen, im Alltag ihr Oxytocinsystem nicht so häufig zu aktivieren. Dass es bei ihnen aber dann, wenn akut Stress oder Unsicherheit auftreten, durchaus zu einer kurzen Oxytocinfreisetzung kommt. Sie folgern daraus, dass die im Alltag verminderte Oxytocinfreisetzung eine Anpassung an die im Kindesalter erlebte stressreiche Umwelt darstellt, dass die Betroffenen aber dann, wenn es nicht anders geht, durchaus Reserven mobilisieren können.

FÜR INTERESSIERTE: Die Stressforscher beziehen sich dabei auf ein Modell, demzufolge Menschen nach dem Erleben früher Stresserfahrungen als Anpassung an das stressreiche Leben zu einer »schnellen Lebensstrategie« neigen, eine hohe Stresshormonfreisetzung haben, sich früh und mit Fokus auf Quantität reproduzieren und mitunter risikoreich handeln (Live fast, die young!). Die mögliche evolutionär relevante Idee dahinter: »Wenn die Umwelt so gefährlich ist, dann bitte schnell reproduzieren, bevor es einen erwischt. Die langfristige körperliche und psychische Gesundheit spielt keine Rolle.« Nach einer Kindheit in psychischer Sicherheit tendieren Menschen dem Modell zufolge zu einer »langsamen Lebensstrategie«, in der unter dem Einfluss hoher Konzentrationen von Oxytocin die sozialen Beziehungen und ein hohes elterliches Investment in eine geringe Anzahl von Nachkommen im Vordergrund stehen (Ellis et al 2021). Bei den misshandelten Mädchen wäre die geringe Oxytocinfreisetzung im Alltag eine Anpassung an das Leben auf der Überholspur. Ihr Alltag ist kein ruhiger Alltag des Miteinanders. Wenn sie aber in eine soziale Stresssituation geraten und es absolut notwendig ist, einen Fokus auf das Gegenüber und den sozialen Kontext zu haben, dann würden sie ihre Reserven mobilisieren und es würde zu einer hohen Oxytocinfreisetzung kommen.

Nicht nur die Freisetzung von Oxytocin wird durch die frühen Erfahrungen beeinflusst, sondern auch die Wirkung. Stoffe wie Oxytocin müssen an ihre Rezeptoren binden, um zu wirken. Und auch die Ausbildung dieser Rezeptoren kann durch eine schwierige Kindheit beeinträchtigt werden.

AUS DER FORSCHUNG: Verankert wird der Einfluss früher Erfahrungen auf die Ausbildung der Rezeptoren über epigenetische Mechanismen, zum Beispiel die sogenannte »Methylierung«. Dabei wird eine chemische Substanz, ge-

nauer eine Methylgruppe, an ein Gen geheftet und dadurch erschwert, dass das Gen abgelesen werden kann. Es wird abgeschaltet. Betrifft dies das Gen für den Oxytocinrezeptor, und wird dieses Gen abgeschaltet, dann wird weniger von dem Rezeptor ausgebildet. Das Oxytocin kann folglich weniger gut binden und wirken.
Mehrere Studien haben gezeigt, dass Menschen nach frühen negativen Erfahrungen solche epigenetischen Veränderungen des Gens für den Oxytocinrezeptor aufweisen. So ist das Gen bei Erwachsenen, die berichten, in ihrer Kindheit nur eine geringe mütterliche Fürsorge erfahren zu haben, häufiger als bei anderen Menschen epigenetisch verändert (Unternaehrer et al. 2015). Das Oxytocin kann daraufhin weniger gut wirken.
Kompliziert wird die Angelegenheit mit dem Oxytocin noch dadurch, dass es auch noch das Vasopressin mit seinen Rezeptoren gibt und Oxytocin auch an diese binden kann. Wenn also aufgrund früher Erfahrungen weniger von dem Oxytocinrezeptor ausgebildet wird, dann dürfte freigesetztes Oxytocin mit größerer Wahrscheinlichkeit auch an den Vasopressinrezeptor binden. Dieser Stoff gilt zwar auch als Bindungshormon, hat aber – wie in Kapitel 2 beschrieben – andere Eigenschaften als das Oxytocin. Er wirkt nicht wie das Oxytocin stresshemmend, sondern aktivierend, und er fördert mitunter Aggressionen. Wenn nun weniger Oxytocinrezeptoren vorhanden sind und freigesetztes Oxytocin an die Vasopressinrezeptoren bindet, dann kann es unter Umständen auch eben diese Wirkungen auf die betroffene Person haben.

Menschen, die weniger Oxytocin ausschütten oder eine verminderte Wirksamkeit dieses Stoffes haben, können weniger gut von den positiven Wirkungen des Oxytocins profitieren.

Wenn man daran denkt, was das Oxytocin alles so kann, dann dürfte dies ihre sozialen Neigungen und Fähigkeiten erheblich beeinflussen. Ihre Fähigkeit, in Beziehungen Ruhe vom Stress des Alltags zu finden, ihre Motivation, sich auf Beziehungen einzulassen, ihr Vermögen, die eigenen Gefühle auszudrücken und die Gefühle anderer zu erkennen, all dies dürfte beeinträchtigt sein.

AUS DER FORSCHUNG: Es zeigte sich beispielsweise, dass Menschen, bei denen das Gen für den Oxytocinrezeptor vermehrt epigenetisch abgeschaltet ist, weniger gut emotionale Gesichtsausdrücke erkennen können (Haas et al. 2016). Andere Studien finden, dass die vermehrte epigenetische Veränderung des Gens für den Oxytocinrezeptor mit gefühllos-unemotionalen Eigenschaften bei Jugendlichen, sozialen Defiziten bei Autismus-Spektrum-Störungen (ASD), starrem Denken bei Anorexia nervosa und Problemen bei der Regulation von Gefühlen einhergeht (Maud et al. 2018).

Fügt man die Puzzleteile zusammen, dann können frühe Erfahrungen über die Stellschraube »individuelle Wirksamkeit von Oxytocin« beeinflussen, wie gut wir uns im Miteinander mit anderen entspannen können, wie sehr wir geneigt sind, uns auf das Miteinander mit anderen Menschen einzulassen und wie wir uns in sozialen Situationen verhalten.

Alle weiteren Bindungsbeziehungen im Laufe des Lebens, romantische Beziehungen, enge Freundschaften, die Beziehung zum eigenen Kind, laufen über dieses neurobiologische Stoffsystem. Haben wir in der Kindheit kein regelmäßiges feinfühliges Eingehen auf unsere Bedürfnisse erlebt und haben wir daraufhin kein gut funktionierendes Oxytocinsystem aufbauen können, dann gelingt es uns möglicherweise auch in späteren Lebensjahren weniger gut, enge Bindungsbeziehungen aufzubauen und aufrechtzuerhalten, uns darin zu entspannen und uns im sozialen Miteinander so zu verhalten, dass sich dies für uns und den anderen gut anfühlt und wir uns gemeinsam weiterentwickeln.

Haben wir den Eindruck, dass wir infolge unserer eigenen frühen Erfahrungen Defizite im Oxytocinsystem haben und diese für unsere Schwierigkeiten im sozialen Bereich verantwortlich sind, dann dürfte tröstlich sein, dass auch aus neurobiologischer Sicht nichts dagegenspricht, dass hier Reparatur möglich ist. Wie wir in Kapitel 18 sehen werden, deuten neue Erkenntnisse darauf hin, dass auch eine wirksame Psychotherapie mit epigenetischen Veränderungen einhergeht. Es könnte sein, dass die Folgen früher Erfahrungen auf unsere Stoffsysteme durch Psychotherapie wieder aufgehoben werden können.

Die Reparaturmöglichkeit muss nicht auf Psychotherapie beschränkt sein. Wenn es uns gelingt, in neuen Beziehungen Nähe und Vertrauen zu entwickeln, dann dürften die alten Muster ebenfalls überschrieben werden können. Das neurobiologische Bindungssystem kann trainiert und wir in unserem Umgang mit Bindungsbeziehungen gestärkt werden.

Oft entstehen hier aber auch Teufelskreise, die verhindern können, dass eine Reparatur stattfindet: Wenn etwa ein Mensch mit einem heruntergefahrenen Oxytocinsystem nicht motiviert ist, sich auf ein vertrauensvolles Miteinander einzulassen, und er daraufhin die Erfahrungen, die er bräuchte, um sein System in Schwung zu bringen, nicht macht. Er baut keine tiefen Beziehungen auf, in denen er Reparatur erfahren könnte und bleibt in seiner sozialen Zurückhaltung gefangen.

Hier müssen geschulte Therapeuten zunächst daran arbeiten, die Teufelskreise aufzubrechen. Sie müssen mit dem Patienten eine Beziehung aufbauen und hierdurch ein inneres

Milieu der Veränderbarkeit herstellen. Darum wird es in Kapitel 18 gehen.

Wenn Wissenschaftler den Einfluss früher Erfahrungen auf den Menschen untersuchen, dann setzen einige die biochemische Brille auf und nehmen – wie soeben dargestellt – Stoffe wie das Oxytocin in den Fokus. Andere betrachten den Einfluss vor allem durch die psychologische Brille, schauen auf die Auswirkungen der frühen Erfahrungen auf die Gefühle und das Verhalten von Menschen. So wird beispielsweise erforscht, wie sich die Erfahrungen, die ein Mensch in seinen frühen Bindungsbeziehungen macht, in späteren Modellen von Bindungsbeziehungen verankern. Das frühe Erleben von psychischer Sicherheit führt häufig zu einem sicheren Modell von Bindung – das erkläre ich gleich im Detail. Biologie und Psychologie hängen natürlich zusammen. So neigen Menschen, bei denen das Gen für den Oxytocinrezeptor vermehrt epigenetisch abgeschaltet ist, weniger zu einem sicheren Bindungsmodell als andere. Der größte Erkenntnisgewinn entsteht, wenn wir alle Disziplinen im Auge behalten.

Unterschiedliche Bindungsmodelle

Frühe Eltern-Kind-Beziehungen unterscheiden sich in dem Ausmaß, in dem sie dem Kind psychische Sicherheit gewähren. Manche Kinder fühlen sich sicher, sie haben ein tiefes Vertrauen darauf, in ihrem sicheren Hafen aufgefangen zu werden und in ihrer sicheren Basis einen Rückhalt für ihre Erkundung der Umwelt zu haben. Diese Kinder wissen: Wenn ich traurig bin, dann werde ich getröstet. Wenn es mir gut geht, dann kann ich in Ruhe spielen und mir meine Welt anschauen, denn es ist jemand für mich da, der auf mich aufpasst.

Andere Kinder haben frühe Beziehungen, die Ihnen nicht dieses Gefühl der Sicherheit vermitteln. Einige von ihnen bekommen nicht ausreichend Nähe, andere bekommen Nähe, aber nicht dann, wenn sie diese auch benötigen. Sie sind sich nicht sicher, dass Menschen sie auffangen und Ihnen Rückhalt geben. Tief in ihnen drin, oft unbewusst, aber deshalb nicht weniger einflussreich, ist ein Gefühl der Unsicherheit verankert. Diese Kinder, deren Eltern ihnen das Gefühl der psychischen Sicherheit nicht so selbstverständlich geben können, wie es für sie optimal wäre, lernen, dass sie sich in einer bestimmten Art und Weise verhalten müssen, um Aufmerksamkeit und Schutz, Zuneigung und Verfügbarkeit der Bindungspersonen zu erhalten.

Im Gehirn werden die entsprechenden Verhaltensmuster unbewusst abgespeichert. Vielleicht muss das Kind still und genügsam spielen und darf nicht aufmucken, um elterliche Zugewandtheit zu erhalten. Das Belohnungssystem würde in diesem Fall das Verhalten »verstecke dein Bedürfnis nach Bindung, wehre es ab, spüre es am besten gar nicht mehr bewusst« als sinnvoll und gut beurteilen. Vielleicht muss das kindliche Gehirn abspeichern, dass das Kind die elterliche Zugewandtheit lautstark einfordern muss, damit sich jemand kümmert. Das Belohnungssystem des Gehirns würde dann das Verhalten »zeige dein Bedürfnis nach Bindung besonders laut und deutlich« als sinnvoll und gut bewerten. Unbewusst und automatisch werden hier Assoziationen geschaffen. Sie repräsentieren die Erwartungen an die Beziehung zu den Eltern.

Diese frühen Muster bilden wiederum die Vorlage für spätere Erwartungen an Bindungsbeziehungen. Man spricht hier auch von »Bindungsmodellen« oder »Bindungsrepräsentationen« (für eine ausführliche Beschreibung und Literaturhinweise siehe Strüber 2024). Auch als Erwachsene brauchen wir Bindungspersonen, die uns ein sicherer Hafen sind und uns auffangen und die uns Stabilität geben, wenn wir die Herausforderungen des Erwachsenenlebens meistern müssen.

Erwachsene, die auf sichere Bindungserfahrungen in der Kindheit zurückblicken, haben auch später meist ein hohes Vertrauen darauf, dass andere Menschen für sie da sind. Und sie wissen, dass Bindungsbeziehungen eine große Bedeutung für ihre Zufriedenheit und ihr persönliches Glück haben. Sie haben ein sicheres Modell von Bindung. Man sagt auch: Sie sind *sicher-autonom*.

Erwachsene hingegen, die in der Kindheit weniger auf die Verfügbarkeit ihrer Bindungsperson bauen konnten, sind sich dieser Unterstützung oft weniger sicher. Sie haben unsichere Bindungsmodelle. Diejenigen, die bereits in der Kindheit ihr Bindungsbedürfnis versteckt oder abgewehrt haben, haben es sich vielleicht angewöhnt, sich lieber auf sich selbst zu verlassen. Sie sind weniger an Bindung und vielmehr an den Dingen der Welt orientiert, einige sammeln Dinge, sind zwanghaft oder sehr an der Sichtbarkeit ihres Erfolgs interessiert. Sie haben ihren Wunsch nach intensiven Bindungsbeziehungen bereits während der Kindheit heruntergefahren und diese Haltung beibehalten. Man sagt, sie sind *unsicher-distanziert*.

Die Erwachsenen hingegen, die bereits in der Kindheit gelernt haben, dass es sinnvoll ist, das Bindungsbedürfnis mit größtmöglicher Deutlichkeit zu zeigen, beschäftigen sich oft auch im Erwachsenenalter noch intensiv mit ihren Beziehungen, mit den frühen und auch mit den gegenwärtigen. Manchmal kämpfen sie und setzen auch im Erwachsenenalter noch den Kampf ihrer Kindheit fort. Sie sind *unsicher-verstrickt*.

Hatten wir in der frühen Kindheit keine sicheren Beziehungen, dann kann dies hiernach damit einhergehen, dass wir auch in späteren Beziehungen keine Erfüllung finden und uns allein und einsam fühlen.

Doch was bedeutet »sich einsam fühlen« eigentlich? Und wie hängt das mit dem inneren Modell von Bindung zusammen? Dies möchte ich mit den Worten der Innsbrucker Forscher Dirk Eilert und Anna Buchheim beantworten:

> *»Allein durch die Anwesenheit anderer Menschen fühlen wir uns nicht verbunden und sicher. Manchmal sind wir von Menschen umgeben (z. B. im Zug) und fühlen uns trotzdem einsam. Genauso können wir allein in einer Berghütte sein und uns trotzdem mit anderen verbunden fühlen – im letzteren Fall mit Menschen, die physisch nicht anwesend sind […]. Eine sichere Bindungsrepräsentation bildet die innere Grundlage für unsere Fähigkeit, erfüllende Beziehungen zu anderen aufzubauen und ein Gefühl der sozialen Verbundenheit zu empfinden, auch und gerade in Momenten des Alleinseins. Eine unsichere Bindung hingegen untergräbt diese Fähigkeit und verwandelt Momente des Alleinseins in die unerwünschte Erfahrung von Einsamkeit […]. So unterstützt eine sichere Bindung das Gefühl, dass der Partner und/oder die Freunde an der Seite der Person sind, auch wenn man gerade allein ist […]. So wird sichergestellt, dass ein Moment des Alleinseins genossen werden kann, voller innerer Sicherheit, dass andere wohlwollend zur Verfügung stehen«*. (Eilert und Buchheim 2023, S. 1 f, übersetzt von der Autorin)

Das verinnerlichte Gefühl der sozialen Verbundenheit mit anderen ist eine Eigenschaft derjenigen Menschen, die auf eine Kindheit mit gefühlter Sicherheit zurückblicken. Eine solche Kindheit fördert eine hohe körperliche und psychische Gesundheit. Andersherum leiden Menschen, die in der Kindheit weniger psychische Sicherheit erfahren haben, häufiger als andere unter psychischen Erkrankungen wie Depressionen oder Angststörungen. In einer Metaanalyse zeigte sich, dass es vor allem die verstrickten Personen sind, die ein höheres Maß an Depressionen oder auch Angststörungen aufweisen als sichere Personen (Dagan et al. 2020).

Es ist allerdings nicht so, dass die in der frühen Kindheit gefühlte Unsicherheit diese psychischen Erkrankungen selbst verursacht. Wenn der Mensch mit einem unsicheren Bindungsmodell ein friedliches Leben ohne schwerwiegende Probleme hat, dann muss er sich auch nicht übermäßig sorgen, psychische Erkrankungen zu entwickeln. Die früh erlebte Unsicherheit erhöht aber das Risiko, dass wir im späteren Leben psychische Erkrankungen bekommen, wenn wir hohe Belastungen aushalten müssen. Wenn der Mensch Arbeitslosigkeit oder viel Stress am Arbeitsplatz, finanzielle Probleme, Erkrankungen Angehöriger, den Verlust geliebter Menschen oder sehr konfliktreiche Beziehungen erlebt, dann dürfte er ein erhöhtes Risiko haben, darauf mit einer psychischen Erkrankung zu reagieren.

Waren wir uns hingegen in der Kindheit sicher, dass unsere Mutter, unser Vater oder eine andere Bindungsperson für uns da ist, dann haben wir im Erwachsenenalter nicht nur eine meist tief verankerte Gewissheit darüber, dass andere Menschen für uns da sind, sondern auch eine hohe Resilienz. Das bedeutet, dass wir dann, wenn wir auf hohe Belastungen treffen, diese mit hoher Wahrscheinlichkeit psychisch unbeschadet überstehen.

Einer der Gründe dafür, dass das Erleben sicherer Bindungsbeziehungen in der frühen Kindheit vor psychischen Erkrankungen schützt, während frühe Unsicherheit das Risiko dafür erhöht, liegt darin, dass Kinder in der sicheren frühen Beziehung lernen, in einer angemessenen Weise ihre Gefühle und ihre innere physiologische Erregung zu regulieren (siehe Kapitel 6). Sie können auch in späteren Situationen der

Belastung ihr Inneres regulieren und sich davor schützen, sich in Emotionen zu verlieren.

Wenn Kinder dies nicht lernen, weil sie weniger zuverlässig von ihren Eltern darin unterstützt werden, dann entwickelt sich diese Fähigkeit nicht so gut. Erleben sie als Erwachsene starke Belastungen, gelingt es ihnen weniger gut, sich zu beruhigen und die Belastungen einfach wegzulächeln. Je nach innerem Bindungsmodell neigen sie eher dazu, ihre bewussten Gefühle zu unterdrücken (während es innen drin aber noch brodelt), oder auch dazu, sich übermäßig mit ihren Gefühlen zu beschäftigen – oft verbunden mit der unbewussten Motivation, anderen deutlich zu zeigen, dass es ihnen nicht gut geht, dass sie Bindung brauchen. Schließlich musste man dies auch als Kind überdeutlich demonstrieren, damit der Erwachsene es merkt.

AUS DER FORSCHUNG: In einer systematischen Übersichtsarbeit der Universität Innsbruck wurden die Ergebnisse von Studien zusammengetragen, in denen der Zusammenhang des Bindungsmodells erwachsener Menschen mit ihrer Fähigkeit, die eigenen Gefühle regulieren zu können, untersucht wurde. Es zeigte sich, dass sichere Erwachsene in der Regel gut ihre Gefühle regulieren können und entsprechend ausgeglichen sind. Personen mit einem unsicher-distanzierten inneren Bindungsmodell neigen hingegen dazu, das *bewusste* Erleben unangenehmer Gefühle zu unterdrücken, während aber auf physiologischer, biochemischer und nonverbaler Ebene weiterhin emotionaler Stress beziehungsweise eine innere Erregung vorhanden ist. Wenn diese Personen über ihre negativen Kindheitserinnerungen sprechen, neigen sie dazu, diese herunterzuspielen, während gleichzeitig eine innere Anspannung vorhanden ist und sich auch über die Stimme ausdrücken kann. Sie versuchen

> das emotionale Erleben zu unterdrücken, um potenziell schmerzhafte Erinnerungen an Ablehnung und Verlassenheit zu vermeiden, aber es gelingt ihnen nicht vollständig. Und auch im Alltag bemerken sie ihre eigenen emotionalen Reaktionen oft nicht.
> Die unsicher-verstrickten Personen hingegen regulieren ihre unangenehmen Gefühle oft hoch und zeigen sie in Situationen zwischenmenschlichen Konflikts deutlich. Sie verbeißen sich, fühlen sich immer gestresster und erleben die unangenehmen Gefühle immer intensiver. Diese Erwachsenen haben verinnerlicht, dass eine Hochregulation die mentale Nähe zur Bezugsperson sichert. Die Innsbrucker Wissenschaftler schreiben: Die unsicher-verstrickten Personen sind durch »Ambivalenz, Unsicherheit, Vagheit und eine chaotische mentale Architektur gekennzeichnet, die von unangenehmen Emotionen durchdrungen ist«. (Eilert und Buchheim 2023, S. 32: übersetzt von der Autorin)

Frühe Bindungserfahrungen beeinflussen hiernach unser inneres Modell von Bindungen, unsere Resilienz und unsere Fähigkeit, Gefühle regulieren zu können. Wie oben angedeutet, dürfte dies mit einer charakteristischen Funktionsweise des körpereigenen Oxytocinsystems einhergehen.

Die frühen Bindungserfahrungen beeinflussen unser Oxytocinsystem, unsere Gefühle und unser Verhalten. Und hiermit auch, wie wir mit unseren eigenen Kindern umgehen. Dies ist sehr wichtig, denn manchmal können über diesen Weg ungünstige Erfahrungen von einer Generation an die nächste weitergegeben werden.

Unterschiede im elterlichen Verhalten

Eltern unterscheiden sich sehr in ihrem Verhalten gegenüber ihren Kindern. Sie sind unterschiedlich feinfühlig, erkennen unterschiedlich gut, wann Kinder Trost und Nähe brauchen und wann sie selbstbestimmt spielen wollen. Einige Eltern neigen auch dann dazu, Nähe herzustellen, wenn das Kind eigentlich selbstbestimmt spielen möchte. Andere fordern ein, das Kind solle spielen, wenn es eigentlich Nähe und Trost braucht. Sie unterscheiden sich darin, wie sehr sie sich von den Bedürfnissen des Kindes leiten lassen oder ihre eigenen Pläne fokussieren. Manche Eltern sind liebevoll und zugewandt, andere lassen sich zu feindseligem Verhalten hinreißen. Eltern unterscheiden sich sehr im Muster ihres Verhaltens gegenüber ihren Kindern. All dies wird auch durch die elterliche Oxytocinfreisetzung beeinflusst. Diese gibt beispielsweise vor, ob Eltern das Miteinander mit dem Kind als etwas Schönes, Belohnendes erleben.

AUS DER FORSCHUNG: In vielen Studien zur Untersuchung elterlichen Verhaltens stehen vor allem Mütter im Fokus. Erst seit wenigen Jahren wird das väterliche Verhalten vermehrt erforscht. Auch in der nun zitierten Studie wurden ausschließlich Mütter untersucht. Es zeigte sich, dass Mütter, die aufgrund ihrer eigenen Bindungserfahrungen ein sicheres Modell von Bindungen aufgebaut haben, im Miteinander mit ihrem Säugling mehr Oxytocin ausschütten als Mütter, die ein unsicheres Modell entwickelt haben. Wenn sie Bilder ihres lachenden oder weinenden Kindes ansehen, dann sind außerdem Hirnstrukturen des Belohnungssystems sehr aktiv. Und es gilt: Je höher die mütterliche Oxytocinfreisetzung, desto stärker die Aktivierung im Belohnungssystem. Bei Müttern mit einem unsicheren Modell von Bindungen ist das Belohnungssystem weniger aktiv, wenn sie Bilder ihres weinenden Kindes ansehen. Stattdessen sind vor allem solche Hirnbereiche aktiv, die für kognitive Funktionen zuständig sind. Die Autoren nehmen an, dass die Mütter die negative emotionale Reaktion ihres Kindes eher kognitiv verarbeiten (Strathearn et al. 2009), sich vielleicht fragen: »Was könnte es haben? Ist es hungrig?«, statt das Gefühl zu spüren, es in den Arm nehmen zu wollen und intuitiv zu wissen, was es gerade antreibt.

Hier können wir auch an eine in Kapitel 11 beschriebene Studie denken, der zufolge eine hohe Oxytocinfreisetzung bei Müttern mit einer zärtlicheren Fürsorge und bei Vätern mit einer ausgeprägteren liebevollen Stimulation des Nachwuchses einhergeht: Eine gute elterliche Oxytocinfreisetzung ist mit einem angemessenen elterlichen Verhalten verbunden. Weitere Studien zeigen, dass Mütter, die im Miteinander mit ihrem Kind viel Oxytocin ausschütten, sensibler für dessen Stimmungen, Emotionen und körperliche Wahrnehmungen sind. Sie sind weniger zwanghaft und weniger an ihren eigenen Zeitplänen orientiert als Mütter mit einer geringeren Oxytocinfreisetzung.

Wenn Eltern aufgrund ihrer eigenen frühen Bindungserfahrungen ein gut funktionierendes Oxytocinsystem haben, dann dürfte dies ihre Fähigkeit, feinfühlig und angemessen mit ihrem Kind umzugehen, fördern. Ist die Oxytocinwirkung hingegen aufgrund ihrer eigenen Erfahrungen beeinträchtigt, dann könnte sich dies auch nachteilig auf ihr Verhalten gegenüber ihrem eigenen Kind auswirken, und das Kind könnte daraufhin selbst eine geringere Oxytocinfunktion entwickeln. Dieser Zusammenhang dürfte erklären, warum sich Bindungsmuster so häufig von einer Generation an die nächste übertragen. Viele von uns werden es kennen, entweder in der eigenen Familie oder auch in der Beobachtung anderer Familien: Bindungsmuster werden oft weitergegeben. Eltern, deren eigene Kindheit von psychischer Sicherheit geprägt war, haben oft sichere Bindungsbeziehungen mit ihren Kindern. Und denen wiederum gelingt es ebenfalls, mit ihren Kindern sichere Beziehungen aufzubauen. Gleiches gilt für Unsicherheiten, die sich gleichermaßen von einer Generation an die nächste weitergeben. In meinem Buch »Risiko Kindheit« gehe ich ausführlich auf dieses Thema ein, auf die Biologie der Weitergabe, aber auch darauf, was dies für die betroffenen Eltern und Kinder bedeutet und wie sie unterstützt werden können (Strüber 2019).

Bindungserfahrungen der ersten Lebensjahre beeinflussen die Freisetzung und die Wirksamkeit von Oxytocin und prägen hierüber das spätere elterliche Verhalten. Und damit die nächste Generation. Wie oben erwähnt, bedeutet der Umstand, dass die frühen Erfahrungen biologisch verankert sind, jedoch nicht, dass sie nicht veränderbar sind. Wir können unser Oxytocinsystem stimulieren, wenn nicht die oben beschriebenen Teufelskreise uns davon abhalten.

Unterschiede in der Anfälligkeit für psychische Erkrankungen

Bei vielen psychischen Erkrankungen ist die Wirkung von Oxytocin vermindert – oft als Folge einer Kindheit, in der nicht ausreichend Liebe und Nähe erfahren wurde. Aber auch genetische Varianten können die Funktion des Oxytocinsystems beeinflussen. Unabhängig von der Ursache: Wenn Menschen ein weniger gut funktionierendes Oxytocinsystem haben, dann kann das nicht nur ihre Fähigkeit, in intensiven

Beziehungen Erfüllung und Entspannung zu finden, ihre soziale Motivation und Kommunikation und ihr elterliches Verhalten beeinträchtigen, sondern auch ihr Risiko für psychische Erkrankungen erhöhen.

Psychische Erkrankungen, in denen Studien recht zuverlässig eine verminderte Oxytocinfreisetzung finden, sind beispielsweise wesentliche Typen von Anorexia nervosa oder auch die Borderline-Persönlichkeitsstörung (Ferreira und de Lima Osório 2022). Für Depressionen ist das Bild weniger klar. Wenn viele Studien zusammengefasst werden, zeigt sich, dass auch bei dieser Erkrankung die Oxytocinfreisetzung verringert ist. Allerdings spielt auch die Art der Depression eine große Rolle, und auch, ob die Patienten zuvor bereits Antidepressiva erhalten haben.

Auch in der Untersuchung von Menschen mit einer Autismus-Spektrum-Störung ist die Oxytocinfreisetzung verringert, allerdings gibt es auch hier kontroverse Befunde. In einer belgischen Studie zeigte sich die Komplexität der Angelegenheit. Hiernach ist die Oxytocinfreisetzung im Alltag der autistischen Kinder gering, steigt aber in Situationen des Stresses steil an. Wir können hier an die oben vorgestellten Mädchen auf der Überholspur denken, bei ihnen war Ähnliches beobachtet worden.

AUS DER FORSCHUNG: Die Wissenschaftler erhoben einerseits die morgendliche Ruhe-Oxytocinfreisetzung zu Hause. Diese war bei den autistischen Kindern im Vergleich zu Kontrollkindern, die diese Störung nicht hatten, erheblich verringert. Darüber hinaus untersuchten die Wissenschaftler die Oxytocinfreisetzung am Nachmittag als Reaktion auf eine vermutlich leicht stressige soziale Interaktion mit einem unbekannten Forscher. Die autistischen Kinder mit ihrem geringen Oxytocinspiegel in Ruhe reagierten hierauf ebenso mit einer Oxytocinfreisetzung wie die nicht-autistischen Kinder. Unter Stress wurde auch bei den autistischen Kindern viel Oxytocin freigesetzt – hier können wir an die fast-track-Mädchen aus der oben zitierten Studie misshandelter Kinder denken, bei ihnen war das Ergebnis ähnlich.

Die Wissenschaftler, die gleichzeitig auch die Konzentration des Stresshormons Cortisol erhoben hatten und in Beziehung zur Oxytocinfreisetzung setzten, erinnern an die cortisolhemmende Wirkung des Oxytocins und folgern aus ihren Ergebnissen: Bei den Kontrollkindern scheint die hohe Oxytocinfreisetzung am Morgen ein Mechanismus zu sein, der sie vor einer zu hohen Stresshormonfreisetzung im Alltag schützt. Dieser schützende Mechanismus funktioniert bei den Kindern mit Autismus-Spektrum-Störungen nicht. Bei ihnen scheint aber die Oxytocinfreisetzung als Reaktion auf einen sozialen Stress anzusteigen und bei der Regulation des Stresses zu helfen – es wird also reagiert, statt geschützt (Evenepoel et al. 2023).

Hiernach schützt das Oxytocin die autistischen Kinder nur wenig vor Herausforderungen des Alltags, kann ihnen aber bei akutem Stress helfen herunterzufahren.

Die Beteiligung des Oxytocinsystems an der Entstehung psychischer Erkrankungen wird derzeit intensiv erforscht. Wichtig ist auch: Wenn eine verminderte Oxytocinfreisetzung daran beteiligt ist, psychische Erkrankungen hervorzubringen, dann liegt nahe, dass eine Verabreichung von Oxytocin helfen könnte, den Symptomen der Erkrankungen entgegenzuwirken. Darum wird es in Kapitel 9 gehen. In Kapitel 18 werde ich dann darauf eingehen, dass auch die Psychotherapie aus neurobiologischer Sicht eine wirksame und sinnvolle Methode ist, um die Biochemie ins Lot zu bringen.

Unterschiedliche Neigung zur Synchronisation

Wir wissen nun, dass wir Menschen uns darin unterscheiden, wie gut unser Oxytocinsystem funktioniert. Und es ging in Kapitel 3 auch bereits darum, dass Oxytocin unsere Neigung fördert, mit anderen zu synchronisieren. Da liegt es auf der Hand, dass wir uns auch darin unterscheiden, in welchem Ausmaß wir mit anderen synchronisieren. Auch dies wurde wissenschaftlich bestätigt.

Menschen mit einer besonders ausgeprägten körpereigenen Oxytocinfreisetzung synchronisieren mehr mit anderen Menschen als andere. Auch Eigenschaften sind wichtig: Menschen mit einer besonders hilfsbereiten und kooperativen Haltung neigen mehr als individualistisch orientierte Personen dazu, sich spontan mit den Bewegungen anderer zu synchronisieren.

AUS DER FORSCHUNG: In dieser Studie wurden Versuchspersonen dazu angehalten, bestimmte Bewegungen zu machen, während sie per Video einer anderen Person zuschauten, die ebensolche Bewegungen machte. Sie wurden nicht aufgefordert, Synchronität herzustellen und auch nicht darüber aufgeklärt, dass in dieser Studie die zwischenmenschliche Synchronität untersucht wird. Vor dieser Bewegungsaufgabe war in verschiedenen digitalen Spielen getestet worden, ob sie eher zu hilfsbereiten und kooperativen Verhaltensweisen neigen, oder dazu, ihren eigenen Vorteil zu suchen und wettbewerbsorientiert zu handeln. Es zeigte sich, dass die als hilfsbereit und kooperativ eingestuften Versuchspersonen mehr dazu neigten, sich spontan mit den anderen zu synchronisieren als die individualistisch agierenden Personen (Lumsden et al. 2012).

Weitere Studien bestätigen diese Ergebnisse. Eine Studie, die diese Eigenschaften mit Bezug auf das Feld der Neuroökonomie untersuchte, zeigte beispielsweise, dass die Persönlichkeitseigenschaften »Verträglichkeit« und »Extravertiertheit« mit einer größeren Tendenz verbunden sind, in Gruppenentscheidungen mit anderen zu synchronisieren (Zhang et al. 2021).

Besonders verträgliche, hilfsbereite, extravertierte und kooperative Menschen neigen mehr dazu, sich mit anderen zu synchronisieren – das ist nicht besonders überraschend. Vermutlich haben diese Menschen ein gut funktionierendes körpereigenes Oxytocinsystem, dass bei ihnen all diese sozialen Verhaltensweisen fördert, und eben auch die Neigung zur Synchronisation.

Wir wissen aus dem letzten Abschnitt, dass psychische Erkrankungen mitunter mit einer geringeren Oxytocinwirkung einhergehen. Es liegt deshalb auf der Hand, dass auch die Neigung, mit anderen zu synchronisieren, in manchen psychischen Erkrankungen beeinträchtigt ist. Dies wurde in einem Zusammenhang mit Erkrankungen beobachtet, die mit Störungen der sozialen Interaktion einhergehen, so etwa Autismus oder auch der Borderline-Persönlichkeitsstörung. Interessanterweise galt dies für Borderline-Erkrankte nur, solange die Erkrankung Symptome verursachte.

AUS DER FORSCHUNG: Die Mannheimer Psychologin Edda Bilek konnte gemeinsam mit ihren Kollegen zeigen, dass Paare, bei denen ein Teilnehmer zum Zeitpunkt der Untersuchung an einer Borderline-Störung litt, im Vergleich zu anderen eine deutlich verminderte Synchronität aufwiesen. Sie schreibt, dass dieses Kopplungsdefizit gut zum klinischen Bild der Borderline-Erkrankung passe, da Betroffene im täglichen Leben oft Schwierigkeiten im Umgang mit anderen haben. Sie geraten oft in Konflikte, neigen zu instabilen Beziehungen und haben häufig große Angst davor, verlassen zu werden. Ebenfalls interessant war der Studienbefund, dass Patienten mit einer inzwischen symptomfreien Borderline-Erkrankung keine Störungen in der Synchronität mehr haben. Dies war überraschend, schließlich gelten Persönlichkeitsstörungen als zeitlebens stabil (Bilek 2020).

Abgesehen von der individuellen Neigung zur Synchronisation dürfte auch die Passung zwischen Menschen eine Rolle dafür spielen, ob es im Miteinander zu einer Synchronität kommt. Dies wurde für verschiedene Formen von Beziehungen gezeigt: Wenn sich beispielsweise Lehrer und Schüler gegenseitig vertrauen, dann synchronisieren sie ihre Bewegungen stärker. Mütter synchronisieren ihre Bewegungen mehr mit denen ihrer eigenen Kinder als mit familienfremden Kindern, und Paare mit einer hohen Ehezufriedenheit synchronisieren sich mehr als Paare mit einer geringen Ehezufriedenheit. Unabhängig von der Art der Beziehung gilt: Menschen synchronisieren sich mehr mit Menschen, zu denen sie eine positive Beziehung haben oder aufbauen wollen, oder auch mit Menschen, denen sie sich selbst offenbart haben, als mit anderen (für eine Übersicht siehe Koole und Tschacher 2016, S. 5–6).

Neben den Eigenschaften des Einzelnen oder des Paares kann auch die Situation beeinflussen, ob man mit anderen synchronisiert. So synchronisierten sich beispielsweise Teilnehmer einer Studie, die eine Viertelstunde auf einen verspäteten Teilnehmer warten mussten und deshalb eine weniger gute Interaktion mit ihm erwarteten, in einer Bewegungsaufgabe weniger mit dieser Person, als diejenigen, die keine solche Verzögerung erlebten (Miles et al. 2010). Ob derjenige, der sich diese Studie ausgedacht hat, ein Pünktlichkeitsfanatiker ist, der sich immer wieder über die Verspätung anderer geärgert hat?

Wir unterscheiden uns also in unserer Neigung zur Synchronisation. Dies dürfte daran beteiligt sein, dass wir uns auch in unserer Neigung unterscheiden, mit dem anderen mitzufühlen und seine Gedanken zu lesen, denn die Synchronität bildet die Grundlage für eine für das Zusammenleben menschlicher Gesellschaften zentrale Eigenschaft – für die Empathie.

5 Empathie im Miteinander – Mitgefühl, Stress, Burnout

Meine Freundin und ich betreten ein Café, rücken die schweren samtbezogenen grünen Sessel zurecht. Sie bestellt einen Espresso, ich einen Cappuccino. Meine Freundin erzählt. Sie berichtet von ihrem neuen Job, ihrem anstrengenden Arbeitsalltag, von den vielen E-Mails, die sie täglich bearbeiten muss, und davon, dass sie dies oft nachts erledigt, dann, wenn ihr Sohn schläft. Ich merke, dass es ihr nicht gut geht. Ich nehme einen Schluck von meinem Cappuccino. Stelle fest, dass sie ihre Tasse gerade absetzt. Ich habe sie wohl imitiert. Jetzt, wo ich daran denke, fällt mir auch auf, dass wir gleich sitzen, beide haben wir einen Ellenbogen auf den Tisch gestützt und berühren mit unserer Hand unser Gesicht. Die andere Hand zeigt in Richtung Tasse. Sie erzählt von der Belastung, die sie kaum noch aushalten kann, von ihrem schlechten Gewissen ihrem Sohn gegenüber. Beide fahren wir uns – gleichzeitig – mit der rechten Hand durch die Haare. Meine Freundin erzählt weiter. Sie bewahrt Haltung. Aber ich spüre ihre Zerrissenheit. Es ist ihre Stimme, ihr Tonfall, der Blick, kleine Augenbewegungen, ihre Mimik, ihre Körperhaltung. Ich erlebe, wie ihre Stimmung auf mich überschwappt, kann ihren Schmerz spüren. Ein bisschen, als wäre es mein Schmerz. Wir überlegen gemeinsam, was sie tun kann, um ihre Situation zu entschärfen.

Empathie im Gehirn: Wie geht das?

Nicht überraschend sind auch hier das Oxytocin und die Synchronität beteiligt. Oxytocin fördert die Genauigkeit, mit der wir die Gefühle anderer erkennen können und unsere Neigung, soziale Signale der Not wie nach unten geneigte Mundwinkel oder Stirnrunzeln als solche wahrzunehmen und mit einem warmherzigen Mitgefühl darauf zu reagieren. Oxytocin schickt uns in unsere Bubble des Miteinanders.

Wenn zwei Menschen vertraut miteinander reden, wie meine Freundin und ich, dann fließen Informationen von einem zum anderen. Und wieder zurück. Wir tauschen über unsere Sprache und über nonverbale Signale Informationen aus und lassen den anderen wissen, wie wir uns fühlen und was wir denken. Wenn wir in dieser Weise miteinander umgehen, dann werden – wie oben beschrieben – unsere körperlichen Funktionen, einschließlich der Gehirnaktivität miteinander synchronisiert, sie werden aneinander angepasst. Diese neuronale Kopplung zweier oder mehrerer Gehirne ist die Grundlage für das Miteinander von Menschen. Es erlaubt ihnen, den jeweils anderen zu verstehen und mit ihm zu fühlen.

Während nun meine Freundin von ihren Problemen erzählt, ist ihr ganzer Körper im Sorgen-Modus. Ich habe keinen Tricorder dabei (Star Trek!) und kann deshalb nur vermuten, was in ihrem Körper vorgeht. Vielleicht ist ihre Stresshormonfreisetzung erhöht, ihr Herzschlag ein wenig schneller als üblich, ihr Blutdruck erhöht, vermutlich werden eine ganze Reihe weiterer Stoffe ausgeschüttet. Und wäre sie im Hirnscanner, wer weiß, was da gerade alles aufleuchten würde. Ich höre ihr aufmerksam zu.

Möglicherweise breitet sich in meinem Körper nun ein ähnlicher, physiologischer Zustand aus. Auch ich schütte

Stresshormone und weitere Stoffe aus, auch mein Blutdruck ist erhöht. Und wären wir gleichzeitig im Hirnscanner, würden unsere Gehirne vermutlich im Einklang leuchten.

Dieses physiologische Mitschwingen erlaubt mir, sie wirklich zu verstehen und mit ihr zu fühlen. Ihre Gefühle werden in meinem Körper abgebildet, ich fühle ihre Gefühle. Ich kann deren Bedeutung nachvollziehen und mit ihr gemeinsam über mögliche Auswege nachdenken. Leider finden wir an dem Abend keine gangbare Lösung, alles ist zu verzwickt. Aber das macht nichts, sie fühlt sich trotzdem besser, sie fühlt sich aufgefangen, ist mit ihren Sorgen nun nicht mehr allein.

In ihrem Körper dürfte Oxytocin freigesetzt werden, und auch die Endorphine müssten sprudeln. Das Oxytocin hemmt die Stresshormonfreisetzung, die Endorphine lösen ihren inneren Schmerz und fördern ein Wohlgefühl. Und auch in meinem Körper entspannt sich alles. Wir wechseln das Thema und verbringen einen schönen und lustigen Abend miteinander.

Im Miteinander synchronisieren wir und fühlen empathisch mit dem anderen mit. Dass es die Synchronität ist, die dem Beobachter erlaubt, empathisch auf sein Gegenüber einzugehen und ihm dadurch hilfreich zur Seite zu stehen, wurde beispielsweise in einer Studie einer Gruppe von Wissenschaftlern aus den USA, Israel und Frankreich gezeigt.

AUS DER FORSCHUNG: In der Studie wurde mithilfe der Elektroenzephalografie die Gehirnaktivität von Paaren untersucht, während einer der beiden, die Frau, einem schmerzhaften Hitzereiz am Unterarm ausgesetzt war. In einigen Durchgängen durfte der Partner die Hand halten, was die Intensität der von der Frau wahrgenommenen Schmerzen signifikant verringerte. Es zeigte sich, dass in den Durchgängen, in denen der begleitende Partner während der Prozedur die Hand der Frau hielt, die Gehirnaktivität stärker synchronisiert war. Zudem wurde deutlich: Je stärker die neuronale Kopplung, desto besser die Fähigkeit des Mannes, das Ausmaß der Schmerzen seiner Partnerin korrekt einzuschätzen und desto stärker die Schmerzlinderung.

Das Halten der Hände als empathische mitfühlende Reaktion scheint die Synchronisation zu begünstigen und hierüber die Fähigkeit, sich in den anderen hineinzuversetzen und dessen Leid zu begreifen. Dies wiederum hilft dem Leidenden (Goldstein et al. 2018).

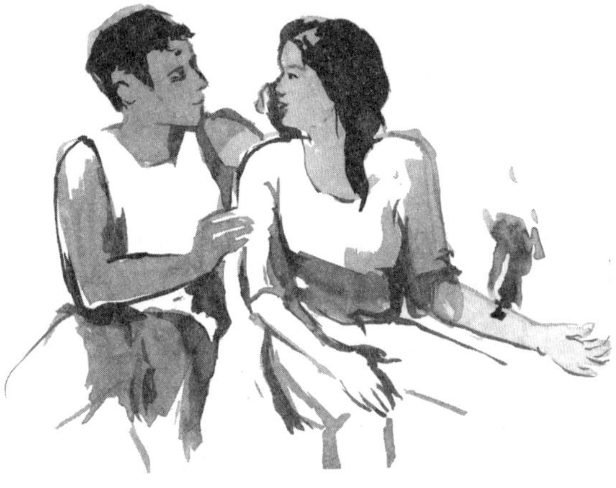

Wenn unser Gegenüber leidet, dann hat unsere Reaktion auf die fühlende Person verschiedene Komponenten. Stellen wir uns vor, wir erwarten eine entfernte Bekannte, eine Mutter kleinerer Kinder, die ihre Kinder vom Kindergarten abholen und auf dem Weg dorthin bei uns vorbeikommen möchte, da wir noch ein paar Kisten Kinderkleidung übrighaben. Sie will mit dem Fahrrad kommen. Zur angekündigten Zeit klingelt es. Sie steht vor der Tür, hat Schürfwunden am Oberarm und im Gesicht. Sie ist auf einem Schotterweg nahe unserem Haus ausgerutscht. Die Wunden sind ziemlich verdreckt.

Wir schauen sie an. Zum einen betrachten wir die Situation aus kognitiver Perspektive. Wir versetzen uns in unsere Besucherin hinein: Was geht in ihr vor? Bestimmt hat sie Schmerzen. Vielleicht ist ihr das auch unangenehm, hier blutend vor unserer Haustür zu stehen? Schließlich kennen wir uns nicht gut. Die Kinderkleidung möchte sie in diesem Zustand wohl nicht ansehen. Sie wollte ja auch gleich ihre Kinder vom Kindergarten abholen. Sicher fragt sie sich gerade, wie sie all das nun machen soll. Dieses Hineinversetzen in den anderen wird auch durch den Begriff der »Theory of Mind« beschrieben: Wir bilden eine Theorie darüber, was in dem anderen vorgeht, bilden Annahmen über seine Gedanken und Intentionen. Mitunter wird auch der Begriff der »Mentalisierung« verwendet. Mithilfe der Mentalisierung reflektiert man mentale Zustände – Gefühle und Wünsche – im eigenen Selbst und stellt sich diese in anderen Menschen vor. Das Hineindenken in die Perspektive des anderen wird auch als *kognitive Empathie* bezeichnet.

Ob wir es nun Theory of Mind, Mentalisierung oder kognitive Empathie nennen: Die Synchronität ist wichtig. Das ist nicht überraschend, schließlich hieß es bereits in Kapitel 3, dass die Synchronität den Austausch von Informationen fördert. Zurück zu unserer verschrammten Besucherin. Wir überlegen also, was in ihr vorgeht. Das ist das eine. Zum anderen teilen wir ihre Gefühle. Wir fühlen mit ihr, wir verziehen unser Gesicht, unser Herz klopft, sie tut uns leid. Dies ist die *affektive Empathie* – wenn man sie von der kognitiven Empathie abgrenzen will. Wenn man einfach »Empathie« sagt, dann ist damit auch eher dieses Teilen von Gefühlen gemeint und nicht die begleitenden Gedanken. Wir haben also Empathie = kognitive Empathie + (affektive) Empathie.

Die affektive Empathie wird definiert als ein Prozess des Teilens von Gefühlen, des Mitschwingens mit den Gefühlen anderer, unabhängig davon, ob es positive oder negative Gefühle sind. Aber mit dem expliziten Wissen, dass es sich dabei um die Gefühle des anderen handelt, nicht um die eigenen. Der affektive Zustand des anderen wird in uns abgebildet (Preckel et al. 2018).

Dieses empathische Teilen der Gefühle des anderen beinhaltet wiederum zwei Komponenten. Zum einen das *Mitgefühl* (compassion). Wir sorgen uns um unsere Besucherin und sind motiviert, ihr zu helfen. Wir trösten sie und überlegen gemeinsam mit ihr, was zu tun ist. Es ist ein warmherziges, liebes Gefühl.

Zum anderen das empathische Mitleiden beziehungsweise den *empathischen Stress* (empathic distress). Der empathische Stress fühlt sich weniger gut an. Er geht mit einer hohen Erregung und mit negativen Gefühlen einher. Wir haben das Gefühl, es sei unsere Haut, die da aufgerissen ist, unsere Wunden, die voller Dreck sind, fast kribbelt es im eigenen Arm. Es ist ein Gefühl, das uns selbst schmerzt.

AUS DER FORSCHUNG: Als wäre die Unterteilung der verschiedenen Komponenten von Empathie nicht schon kompliziert genug, unterscheiden sich Wissenschaftler auch noch in ihrer Systematik. Während einige Forscher, so auch die in diesem Kapitel zitierten, zwischen kognitiver und affektiver Empathie unterscheiden und die (affektive) Empathie in Mitgefühl und empathischen Stress untergliedern (Singer und Klimecki 2014), beschreiben andere die drei Komponenten als »kognitive Empathie«, »affektive Empathie« und »Mitgefühl«. Noch komplizierter wird es dadurch, dass für jede dieser Komponenten von unterschiedlichen Wissenschaftlern verschiedene Begriffe verwendet werden.

Wie auch immer man sie nennen und gliedern mag: Die verschiedenen Komponenten der empathischen Reaktion werden in unterschiedlichen Hirnbereichen verarbeitet. Die kognitive Empathie wird von einer Aktivierung verschiedener Bereiche der Hirnrinde begleitet, so etwa des anterioren cingulären, des ventromedialen präfrontalen und des temporalen Cortex.

Das Mitgefühl hingegen geht mit einer Aktivierung des Belohnungssystems, aber auch von Bereichen der vorderen Hirnrinde einher. Diese Aktivierung scheint der Motivation zum helfenden Handeln zugrunde zu liegen.

Das Mitleiden in Situationen empathischen Stresses wird hingegen von einer Aktivierung derjenigen Hirnbereiche begleitet, die auch dann aktiv sind, wenn wir selbst Berührungen oder Verletzungen erfahren und in denen auch die Spiegelneuronen sitzen (Ashar et al. 2017, siehe auch Kapitel 3).

Je nachdem, welcher Part dominiert, kann die empathische Reaktion auf das Leid anderer einerseits zu hohem Mitgefühl führen, verbunden mit der Motivation zu helfen, oder andererseits zu erheblichem persönlichen empathischen Stress. Letzterer ist häufig an die egoistische Motivation gekoppelt, den Stress zu reduzieren, indem man sich von den Problemen des Leidenden zurückzieht – wodurch die Wahrscheinlichkeit sinkt, dass man helfend eingreift. Je nachdem, welche Komponente überwiegt, kann die Reaktion auf das Leid anderer von Mensch zu Mensch oder von Situation zu Situation unterschiedlich sein.

Wenn ein Mensch beispielsweise Schwierigkeiten hat, seine eigenen Gefühle zu regulieren, dann ist die Wahrscheinlichkeit höher, dass er einen übermäßigen eigenen Stress empfindet. Der empathische Stress wird dann zu stark und erstickt das Mitgefühl.

Unter Umständen reagiert er deshalb auf das Leid anderer kopflos, übermannt von seinen starken Emotionen. Ebenso möglich ist, dass es ihm gelingt, seine Aufmerksamkeit von der Situation abzuziehen. Es ist ihm dann aber nicht möglich, sich auf den leidenden Menschen einzulassen, ihn zu trösten und mitfühlend hilfreich zu sein. Er muss raus aus der Situation.

IM DETAIL: Der egoistisch motivierte Rückzug muss nicht immer bewusst initiiert sein (»Die Wunden meiner Besucherin sind ja ekelhaft, damit will ich nichts zu tun haben«). Es kann auch zu dem kommen, was man in der Psychologie als kognitive Dissonanzreduktion bezeichnet. Dieses Phänomen beschreibt ein Verhalten, das sich oft dann ergibt, wenn man zwei widersprüchliche Kognitionen oder Bewertungen in sich trägt: »Ich bin ein empathischer und warmherziger Mensch« versus »Ich kann das nicht sehen, mir dreht sich der Magen um, meine Besucherin mit ihren offenen Wunden muss sofort aus meinem Gesichtsfeld!«. Zur Lösung dieses inneren Konflikts legt man sich irgendetwas Passendes zurecht, etwa: »Ich kenne mich mit Wunden nicht aus, sie muss schnell in professionelle Hände.«

Die Neigung zu Hilfsbereitschaft erfordert deshalb, dass man diesen emotionalen Stress einigermaßen unter Kontrolle hat, um dem Mitgefühl Platz zu machen.

Wenn wir nun zusammenfassen wollen, welche Voraussetzungen gegeben sein müssen, damit wir in Situationen von Schmerz, Kummer, Sorge, Trauer, Wut oder Angst eines Gegenübers Mitgefühl entwickeln und motiviert sind, dem anderen zu helfen, dann kommen wir auf mehrere:

(1) Affektive Empathie: Wir entwickeln dadurch, dass wir automatisch und ohne Nachdenken mit dem anderen mitschwingen und darüber die Emotionen des anderen wahrnehmen, eine affektive Erregung.
(2) Kognitive Empathie: Wir haben grundsätzlich die Fähigkeit, Gefühle zu benennen und zu verstehen, und es gelingt uns, uns in den anderen hineinzuversetzen.
(3) Selbst-Andere-Unterscheidung: Wir können gut zwischen dem Selbst und dem anderen unterscheiden.
(4) Emotionsregulation: Wir sind in der Lage, unsere eigenen Gefühle angesichts des Leids des anderen zu regulieren, und empfinden keinen übermäßigen empathischen Stress.

Wir ahnen vielleicht bereits, dass diese Funktionen auch selektiv beeinträchtigt sein können und Menschen dadurch unterschiedliche Empathiedefizite entwickeln können.

Empathie als Eigenschaft

Menschen unterscheiden sich darin, wie sie auf das Leid anderer reagieren. Dies zeigt sich beispielsweise schon in einem Vergleich der Geschlechter.

In der Erforschung menschlicher Eigenschaften wird heutzutage meist auch auf Geschlechtsunterschiede geschaut. Berücksichtigen muss man hier, dass es natürlich nicht nur die zwei Schubladen Frau und Mann gibt, sondern dass es sich hier um Durchschnittswerte handelt, die sich ergeben, wenn man größere Stichproben untersucht. Auch im Hinblick auf die Empathie zeigen sich Unterschiede zwischen den Geschlechtern. Wissenschaftliche Studien zeigen beispielsweise, dass weibliche Kleinkinder eher die Not anderer erkennen und eine größere Bereitschaft haben, anderen Menschen zu helfen oder sie zu trösten, als männliche Kleinkinder. Die Schlussfolgerung, Frauen seien grundsätzlich empathischer als Männer, ist dennoch nicht ganz richtig. Frauen gelingt es Forschern zufolge zwar besser, die Emotionen anderer zu erkennen, sie haben eine größere Neigung, die Reaktionen anderer zu spiegeln, und sie neigen etwas mehr als Männer zu hilfsbereitem und altruistischem Verhalten, aber Männer haben all diese Reaktionen ebenfalls in ihrem Repertoire. Bei ihnen wird das empathische Verhalten aber weniger automatisch aktiviert. Frauen könnten in ihrem empathischen Verhalten wahlloser sein, Männer hingegen ihre Empathie mehr kontrollieren – für sie spielen Kontextfaktoren eine größere Rolle. Sie sind vor allem dann empathisch, wenn ihr Gegenüber eine Frau ist oder wenn sie glauben, dass die andere Person ihre Hilfe verdient.

EXKURS: Einige wissenschaftliche Autoren vermuten, dass die beobachteten geschlechtsspezifischen Unterschiede größtenteils auf kulturelle Erwartungen in Bezug auf die Geschlechterrollen zurückzuführen sind. Andere Wissenschaftler führen an, dass auch Tiere, etwa Primaten und Nagetiere Geschlechtsunterschiede bei einer Reihe von Verhaltensweisen zeigen, die auf Empathie hindeuten, so etwa emotionale Ansteckung, Trost und Hilfsbereitschaft, und dass auch bei ihnen Weibchen oft ein höheres Maß an Empathie haben als Männchen.
»Wären solche Geschlechtsunterschiede rein kulturell bedingt, würde dies bedeuten, dass entweder Tiere ebenfalls kulturelle Erwartungen an das Geschlecht weitergeben (möglich, aber unwahrscheinlich), oder, was noch einfacher ist, dass solche Geschlechtsunterschiede bei Menschen durch eine biologische Wurzel angetrieben werden, die

Menschen mit anderen Tieren teilen.« (Christov-Moore et al. 2014; S. 620)
Auch Studien an menschlichen Säuglingen liefern Hinweise darauf, dass das weibliche Geschlecht bei verschiedenen rudimentären Formen der Empathie stärker involviert ist, etwa im Hinblick auf ansteckendes Weinen oder allgemeines soziales Interesse. Auch diese Studien – so die Autoren – deuten an, dass kulturelle Einflüsse wie eine soziale Erwünschtheit keine alleinigen Ursachen für Geschlechtsunterschiede beim Menschen sein können (Christov-Moore et al. 2014).

In Bezug auf die Geschlechtsunterschiede empathischen Verhaltens sind jedoch noch viele Fragen offen. So ist etwa nicht klar, ob sich Geschlechtsunterschiede möglicherweise umkehren, wenn Männer die primären Versorger für Kinder sind. Man könnte meinen, dass dies unwahrscheinlich sei, wenn man das biologische Geschlecht ursächlich für Ausprägung von Empathie hält. Berücksichtigt man aber, dass Empathie auch durch den Stoff Testosteron beeinflusst wird und dass Testosteron bei Vätern, die verantwortlich in die Fürsorge ihrer Kinder eingebunden sind, vorübergehend runtergefahren wird (siehe Strüber 2024), dann sieht man, dass die Umwelt auch ohne Einbezug von Aspekten wie »soziale Erwartungen« in die Biologie eingreifen und Geschlechtsunterschiede beeinflussen kann.

Auch unabhängig vom Geschlecht unterscheiden sich Menschen im Hinblick auf ihre Neigung, Empathie zu empfinden. Schauen wir auf die Entwicklung: Erleben Kinder ein liebevolles Eingehen auf ihre Gefühle und Bedürfnisse, dann entwickeln sie meist gute Kompetenzen im Mitschwingen, im Verständnis von Emotionen und in der Regulation derselben. Erhalten sie diese Unterstützung nicht, dann haben sie oft anhaltende Schwierigkeiten mit diesen Fähigkeiten und neigen weniger dazu, Mitgefühl für das Leid anderer aufzubringen. Aber auch die Gene beeinflussen unsere Fähigkeit, mit anderen mitzufühlen. Einige Menschen reagieren aufgrund ihrer genetischen Veranlagung weniger empathisch als andere (siehe Strüber 2019).

Blicken wir noch einmal auf die eben aufgezählten vier Voraussetzungen für Mitgefühl. Eben hieß es, dass das zum Helfen motivierende Mitgefühl in Situationen von Schmerz, Kummer, Sorge, Trauer, Wut oder Angst eines Gegenübers voraussetze, dass man mit anderen mitschwingen, sich in den anderen hineinversetzen, sich abgrenzen und die eigenen Gefühle regulieren kann.

Gene und frühe Erfahrungen können diese verschiedenen Fähigkeiten gleichermaßen beeinträchtigen. Die Fähigkeiten können aber auch in spezifischer Weise ausfallen und unterschiedliche Empathie-Defizite hervorbringen.

Wenn Menschen weniger empathisch sind, muss das hiernach nicht immer gleich aussehen. In der wissenschaftlichen Forschung wurde gezeigt, dass Menschen mit Autismus-Spektrum-Störungen Probleme mit der kognitiven Empathie haben, die affektive Empathie jedoch oft unbeeinträchtigt ist. Umgekehrt ist bei Menschen mit einer Psychopathie oder mit chronischen Aggressionen die kognitive Empathie intakt, die affektive Empathie jedoch vermindert (für eine Übersicht siehe Preckel et al. 2018). Menschen mit einer Borderline-Persönlichkeitsstörung scheinen hingegen Schwierigkeiten zu haben, sich in emotionalen Situationen von anderen abzugrenzen und ihre Gefühle regulieren zu können (Fonagy und Luyten 2009). Sie sind deshalb anfälliger für emotionalen Stress. Unterschiedliche Defizite im Bereich der Empathie zeigen sich bereits bei Kindern.

AUS DER FORSCHUNG: In einer Studie verschiedener deutscher Universitäten wurden 6 bis 17 Jahre alte Jungen verglichen: Kinder mit Autismus-Spektrum-Störungen, verhaltensauffällige Kinder und Kontrollkinder. Die verhaltensauffälligen Jungen wurden zusätzlich dahingehend charakterisiert, ob ihr auffälliges Verhalten von einer Gefühllosigkeit begleitet war oder nicht. Die Kinder bekamen Aufgaben zur Erkennung von Emotionen, zur Perspektivenübernahme und zur emotionalen Zugewandtheit.
Auch in dieser Studie wurde deutlich: Autistische Jungen waren in der kognitiven Empathie beeinträchtigt, allerdings nicht in der affektiven Empathie. Ihre affektive Empathie war sogar etwas höher als die der Kontrollkinder. Die verhaltensauffälligen Kinder hingegen hatten eine gut funktionierende kognitive Empathie. Vor allem für die gefühllosen unter ihnen wurde jedoch eine geringere affektive Empathie festgestellt. Bei den verhaltensauffälligen Jungen, denen keine Gefühllosigkeit zugeschrieben wurde, war die Verminderung der affektiven Empathie nicht so ausgeprägt wie bei den gefühllosen (Schwenck et al. 2012).

Verschiedene psychische Erkrankungen und Verhaltensstörungen werden hiernach von unterschiedlichen Empathie-Defiziten begleitet. Es liegt nahe, dass diese drei Defizite in einem geringeren Ausmaß auch bei nicht erkrankten oder diagnostizierten Personen auftreten und bei ihnen das empathische und mit einer Neigung zum Helfen verbundene Mitgefühl beeinträchtigen können.

Diese Annahme ist zwar hypothetisch, wenn es aber so wäre, könnten wir drei verschiedene empathiearme Typen charakterisieren:

(1) Beim ersten ist die affektive Empathie vermindert. Er schwingt nicht mit, spürt die Erregung des anderen

nicht. Der Mensch bleibt kalt. Ist dieses Defizit sehr ausgeprägt und kommen noch weitere Probleme hinzu, dann wäre dies ein Mensch, der eine Psychopathie entwickeln könnte.

(2) Beim zweiten ist die kognitive Empathie beeinträchtigt. Er spürt die Erregung des anderen durchaus, schwingt körperlich mit, er ist nicht kalt. Er weiß aber nicht damit umzugehen, weiß nicht, was er mit diesen Gefühlen machen soll, und vor allem nicht, wie man dem anderen hilft. Dieser Mensch könnte autistische Züge aufweisen.

(3) Beim dritten ist die Emotionsregulation beeinträchtigt. Er entwickelt im Umgang mit der leidenden Person eine zu starke eigene Erregung, als dass er mit der Situation angemessen umgehen könnte. Der Mensch wäre eher zu heiß, es gelänge ihm nicht, sich ausreichend abzukühlen, um dem anderen souverän und mitfühlend beizustehen. Bei Kombination mit weiteren Merkmalen könnte er die Diagnose Borderline-Persönlichkeitsstörung erhalten.

Dem ersten Typ, dem wissenden Kühlen, muss man nicht sogleich anmerken, dass er kaum mitfühlt. Schließlich weiß er kognitiv, wie er reagieren soll. Auf unsere Besucherin reagiert er mit den richtigen Worten: »Oh, du Arme, das tut schlimm weh, oder?« Wenige Sekunden später beschleicht uns aber das Gefühl, dass er schon längst anderswo mit seinen Gedanken ist. Sein Zuspruch ist keine mitgefühlte Reaktion, die sich aus dem synchronisierten Mitschwingen ergibt, sondern eine gelernte Reaktion. Er weiß, was man in dieser Situation sagt. Vielleicht gibt er sich Mühe, sein Mitgefühl auszudrücken, und man kann es ihm nicht verübeln, schließlich kann er nichts dafür, dass er nicht richtig mitschwingt. Aber seine Reaktion kann erklären, warum wir uns nicht aufgefangen und verstanden fühlen, wie wir es uns wünschen würden, selbst dann, wenn er uns zuhört. Sein Defizit könnte verschiedene Ursachen haben: Vielleicht funktioniert sein Oxytocinsystem nicht so gut, und es gelingt ihm weniger gut, mit anderen zu synchronisieren. Vielleicht sind auch seine emotionalen Systeme wie die auf die Erkennung von Gefahren spezialisierte Amygdala weniger reaktiv, springen angesichts des Leids anderer gar nicht erst an. Der Effekt bleibt so oder so der Gleiche: Er reagiert nicht emotional auf das Leid des anderen. Er bleibt kalt.

Der zweite Typ mit seinem Defizit in der kognitiven Empathie fühlt mit, spürt die Erregung und die Ängste des anderen. Aber: Es fällt ihm schwer zu erkennen, was dem anderen Menschen nun helfen würde. Vielleicht bietet er an, das Problem zu lösen, versetzt sich dabei aber nicht in dessen Gedankenwelt hinein, berücksichtigt nicht dessen persönliche Belange. Vielleicht bietet er an, unsere Besucherin sofort zum Arzt zu fahren, und versucht ihr deutlich zu machen, dass dies gerade oberste Priorität hat. Er sieht ihre Wunden und fühlt mit ihr. Er ist aber nicht offen für ihren Einwand, dass sie zuerst ihre Tochter aus dem Kindergarten abholen möchte, schließlich hat sie dies ihrer Tochter für 12 Uhr versprochen. Er ist sicher, dass der Kindergarten die Tochter nicht vor die Tür setzen wird und kann ihre Priorisierung nicht nachvollziehen. Er ist schließlich beleidigt, dass sie sein Angebot nicht annimmt. Auch bei ihm könnte die Oxytocinfreisetzung beeinträchtigt sein, denn ein solches Defizit begleitet auch Kinder mit einer Autismus-Spektrum-Störung, für die ein Defizit der kognitiven Empathie charakteristisch ist. Und auch bei ihm könnten Unterschiede in der Synchronisation vorhanden sein. Vielleicht hat er es auch in seiner Kindheit weniger häufig erlebt, dass seine Eltern mit ihm über seine mentalen Zustände, über seine Gefühle, Wünsche und Ziele gesprochen haben, und er hat dies folglich nicht gelernt. Wir wissen es nicht.

Der dritte Typ ist in der Konfrontation mit dem Leid anderer selbst übermäßig gestresst, denn es gelingt ihm nicht, seine eigenen Gefühle hinreichend zu regulieren. Sobald er die Besucherin sieht, dreht sich ihm der Magen um. Unter Umständen läuft er hektisch durch den Flur, sucht gleichzeitig das Pflaster und das Telefon, um einen Arzt anzurufen und den Kindergarten zu informieren. Vielleicht neigt dieser, von übermäßigem empathischem Mitleiden und Stress übermannte Typ auch zum oben beschriebenen Rückzug – er ist motiviert, seinen Stress zu reduzieren, indem er sich vom Stress des anderen zurückzieht: »Zwei Straßen weiter ist ein Arzt, geh schnell hin!« Es ist ihm nicht möglich, die Gefühle des anderen auszuhalten, damit umzugehen, den anderen zu trösten und gemeinsam mit ihm eine tragbare Lösung zu suchen. Auch bei Menschen, denen es in Situationen des Leidens anderer weniger gut gelingt, mitfühlend zu reagieren, weil sie Schwierigkeiten mit der eigenen Emotionsregulation haben, liegen die Ursachen oft in der Kindheit. Die Fähigkeit zur Emotionsregulation erwerben Kinder im Miteinander mit ihren Bezugspersonen. Wenn sie hier Schwierigkeiten haben, kann es sein, dass sie weniger coregulatorische Unterstützung erfahren haben (siehe Kapitel 6).

Wenn Menschen nicht empathisch auf das Leid anderer reagieren, dann kann dies auch andere Ursachen haben als die Zugehörigkeit zu einem dieser Typen. Ob wir empathisch sind oder nicht, hängt nämlich auch davon ab, ob diejenigen, mit denen wir mitfühlen könnten, zu unserer eigenen Gruppe gehören, also zu unserer Familie, unserem Freundeskreis, unserer kulturellen Gruppe, oder nicht. Wenn ja, dann sind wir meist großzügig mit unserem Mitgefühl. Gegenüber Gruppen, mit denen wir in einem Konflikt oder einem Wettbewerb stehen, können wir unsere Empathie bisweilen auch herunterfahren. Dann können auch von Natur aus empathische Menschen aggressiv und gewalttätig reagieren. Damit werden wir uns in Kapitel 8 ausführlich befassen. Auch unsere Wahrnehmung von Fairness beeinflusst unsere Empathie. Glaubten Teilnehmer in einem Laborspiel, dass eine Person in einem zuvor gespielten Spiel fair gehandelt hatte, dann fuhren sie ihre Empathie hoch, bei vermeintlicher Unfairness wurde die empathische Reaktion abgeschaltet.[1]

Ein weiterer Umstand, der mit sich bringen kann, dass Menschen vermindert empathisch reagieren, ist Alltagsstress. Auch dieser kann einer empathischen Reaktion entgegenstehen. Viele kennen es selbst aus ihrem Alltag. Wenn wir im Homeoffice mit überquellenden E-Mail-Postfächern und langen Telefonterminlisten beschäftigt sind und es uns weniger gut als sonst gelingt, uns empathisch auf die Befindlichkeiten unserer Kinder oder unseres Partners einzulassen. Ich zumindest kenne es.

Für einige Berufsgruppen, insbesondere für Careworker, ergibt sich ein chronischer Stress direkt aus der regelmäßigen empathischen Reaktion auf das Leid anderer Menschen. Die regelmäßige Konfrontation mit dem Leid anderer führt zu Stress.

Empathie-Overload: Burnoutprävention für Careworker

Vielleicht sind Sie mit sehr viel Leid konfrontiert. Haben regelmäßig mit Menschen zu tun, die schlimm leiden. Die schwer erkrankt sind oder tief trauern. Vielleicht arbeiten Sie auch mit schwer belasteten Menschen, und die Konfrontation mit dem Leid anderer gehört zu Ihrem beruflichen Alltag. Sie teilen die Emotionen anderer, reagieren empathisch. Den ganzen Tag lang.

Das Leid anderer kann ganz schön an uns zerren. Wir merken, dass wir empathischen Stress fühlen und dass dieser uns belastet. Wir haben Sorge, dass er unsere mitfühlende Reaktion den Leidenden gegenüber beeinträchtigt, dass wir zynisch werden und zum Rückzug neigen, dass er unser Mitgefühl erstickt und dass wir selbst in einen Burnout laufen.

Was können wir gegen diesen empathischen Stress tun? Wir können einerseits versuchen, an der Stressschraube zu drehen. Können versuchen, unsere Gefühle zu regulieren und Stress abzubauen, indem wir atmen, meditieren oder andere Wege des Stressabbaus betreiben.

Die Neurowissenschaftlerin und Empathieforscherin Tania Singer erklärt, dass wir auch die Mitgefühlsschraube justieren können, um uns vor empathischem Stress zu schützen:

> *»Empathie ist die erste Tür, die automatisch aufgeht, wenn wir mit starkem Leid des anderen konfrontiert sind. Wenn es uns in einem zweiten Schritt gelingt, diese erste empathische Reaktion in ein Mitgefühl zu transformieren, dann sind wir geschützt vor empathischem Stress.«*[2]

Wir müssen also transformieren. Aus Empathie Mitgefühl machen. Tania Singer schreibt in einer gemeinsamen Veröffentlichung mit ihrer Kollegin Olga Klimecki: *»Um ein übermäßiges Teilen von Leiden zu verhindern, das zu Stress führen kann, kann man auf das Leiden anderer mit Mitgefühl reagieren. Im Gegensatz zur Empathie bedeutet Mitgefühl nicht, das Leiden des anderen zu teilen: Es ist vielmehr gekennzeichnet durch Gefühle der Wärme, der Sorge und der Fürsorge für den anderen sowie durch eine starke Motivation, das Wohlbefinden des anderen zu erhöhen. Mitgefühl bedeutet,* für *den anderen zu fühlen und nicht* mit *ihm zu fühlen.«* (Singer und Klimecki 2014, S. R875)

Leiden wir mit anderen, geht es uns schlecht. Reagieren wir mitfühlend auf sie, haben wir positive Gefühle – also: einmal kräftig an der Mitgefühlschraube gedreht, und es könnte uns selbst auch besser gehen. Aber wie dreht man daran?

Tania Singer und ihre Kollegin Olga Klimecki haben genau das erforscht. Sie bauten auf Beobachtungen und Untersuchungen anderer Psychologen auf, denen zufolge die Fähigkeit, auf das Leid anderer mit Mitgefühl, statt mit empathischem Stress zu reagieren, trainiert werden kann, und zwar mit meditationsähnlichen Techniken, die Gefühle des Wohlwollens und der Freundlichkeit fördern. Auch die deutschen Forscherinnen konnten in eigenen Studien verschiedene positive Auswirkungen solcher Techniken nachweisen. Ihr Mitgefühlstraining förderte bei den Versuchspersonen eine positive Stimmung und die Hilfsbereitschaft gegenüber Fremden und senkte deren eigene Stresshormonausschüttung.

AUS DER FORSCHUNG: Die Wissenschaftler um Tania Singer wollten die Auswirkungen eines solchen Mitgefühltrainings untersuchen und zudem herausfinden, ob sich ein solches Training in seinen Wirkungen von einem Empathietraining unterscheidet, in dem Personen lernen, mit dem Leiden anderer mitzuschwingen.
Für das Mitgefühltraining definierten sie das Ziel, die Fähigkeit zu fördern, Fürsorge und Wärme zu spüren, wenn man mit dem eigenen Leiden oder dem Leiden anderer konfrontiert ist. Die Teilnehmer wurden für dieses Training angehalten, ihr eigenes vergangenes Leiden zu visualisieren und sich mit Gefühlen von Wärme und Fürsorge darauf zu beziehen – unterstützt von innerlichen Sätzen wie »Möge ich in Sicherheit sein«. Die Visualisierung wurde dann nacheinander auf eine nahestehende Person, eine leidende

Person, eine neutrale Person und schließlich auf Fremde und Menschen im Allgemeinen ausgedehnt.

Das Empathietraining hingegen zielte darauf ab, die Fähigkeit der Teilnehmer zu verbessern, sich in das Leiden anderer Personen einzufühlen. Die Teilnehmer wurden für dieses Training angeleitet, ihre eigenen schwierigen Erfahrungen in der Vergangenheit zu visualisieren und durch Sätze wie »Ich bin in Kontakt mit meinem Schmerz« mit ihrem eigenen vergangenen Leiden in Kontakt zu kommen. Anschließend sollten sie sich eine nahestehende Person vorstellen, der es nicht gut geht, und sich unterstützt von Sätzen wie »Ich sehe deinen Schmerz« in das Leiden dieser Person einfühlen. Dieses emotionale Mitschwingen wurde nacheinander auf eine neutrale Person und auf Fremde ausgedehnt (Klimecki et al. 2014).

Um die Wirkungen dieser Trainingseinheiten zu untersuchen, wurden die Gehirne der Teilnehmer vor und nach dem Mitgefühls- oder Empathietraining gescannt, während sie kurze Filmausschnitte sahen, in denen das Leiden anderer dargestellt wurde. Die Teilnehmer sollten außerdem von ihren Gefühlen beim Zuschauen berichten. Es kam heraus, dass ein mehrtägiges Mitgefühlstraining positive Gefühle in der Reaktion auf das Leid anderer verstärkte und zudem mit einer erhöhten Aktivierung von Hirnregionen einherging, die dem Belohnungssystem angehören. Das mehrtägige Empathietraining führte hingegen zu einer Verstärkung negativer Gefühle und einer erhöhten Aktivierung anderer Hirnbereiche (etwa des cingulären Cortex und der Insula). Ein anschließendes Mitgefühlstraining konnte bei den Empathiekursteilnehmern diesen Effekt umkehren, indem es den negativen Affekt verminderte und den positiven Affekt erhöhte.

Darüber hinaus wurde festgestellt, dass sich die Teilnehmer nach dem Mitgefühlstraining in einem Computerspiel hilfsbereiter gegenüber Fremden zeigten. Interessant war auch, dass galt: Je länger das Training, desto ausgeprägter die Neigung zu altruistischem Helfen (Singer und Klimecki 2014).

Eine spätere Studie aus dem Labor von Tania Singer zeigte, dass das Mitgefühlstraining auch die frühmorgendliche Cortisolfreisetzung beeinflusst. Diese morgendliche Stresshormonversorgung bereitet den Menschen auf den im Tagesverlauf erwarteten Stress vor. Ein dreimonatiges Mitgefühlstraining ging mit einer anhaltenden Verminderung der frühmorgendlichen Cortisolfreisetzung einher (Engert et al. 2023).

Die Wissenschaftlerinnen schließen aus ihren Ergebnissen, dass es bei der Erzeugung von Mitgefühl als Reaktion auf belastende Situationen nicht darum geht, negative Gefühle zu unterdrücken, sondern darum, positive Gefühle zu stärken – und zwar, ohne dass man sich bemühen muss, das Leiden des anderen zu ignorieren.

Ihre Studien zeigten, dass ein Mitgefühlstraining und ein Empathietraining gegensätzliche Auswirkungen haben. Sie sehen durch diese Erkenntnisse die Annahme bestätigt, dass die Konfrontation mit der Not und dem Leid anderer Menschen zu zwei unterschiedlichen emotionalen Reaktionen führen kann: zu empathischem Stress und zu Mitgefühl. Für Careworker bedeutet dies: Empathischer Stress führt zu negativen Gefühlen und ist mit Rückzug verbunden. Wenn er chronisch auftritt, dann hat dies höchstwahrscheinlich negative gesundheitliche Folgen, mitunter kann es auch zu einem Burnout kommen. Mitfühlende Reaktionen werden hingegen von positiven Gefühlen begleitet und führen zu einer hohen Motivation, anderen zu helfen, gleichzeitig aber auch zu einer höheren eigenen Resilienz.

AUS DER FORSCHUNG: Auch andere deutsche Wissenschaftler beschäftigen sich mit der berufsbedingten Empathie von Careworkern. Sie berichten, dass frühere Vorstellungen beinhalteten, dass eine »zu große Sorge« und »zu viel Mitgefühl« mit nachteiligen Auswirkungen auf die Gesundheit der Beschäftigten verbunden sei. Sie betonen ebenfalls, dass in der Diskussion um die Auswirkungen von Empathie eine klare Unterscheidung zwischen empathischem Stress und Mitgefühl stattfinden sollte. Das empathische Mitleiden von Careworkern ist an ein hohes Risiko für ein Burnout gekoppelt, für das Mitgefühl gilt jedoch: Je ausgeprägter dieses Gefühl, desto stärker ist das Arbeitsengagement und desto mehr wird die Arbeit als sinnvoll wahrgenommen – und desto weniger neigen die Beschäftigten zu Zynismus. Mitfühlendes Arbeitsverhalten berge, so die Wissenschaftler, keine Risiken für die Gesundheit (Kleineidam und Fischbach 2023).

Tania Singer und ihre Kolleginnen empfehlen, das beschriebene Mitgefühlstraining einzusetzen, um Menschen, die in helfenden Berufen oder allgemein in stressreichen Umgebungen arbeiten, darin zu unterstützen, psychisch gesund zu bleiben. Sie haben ein zehnwöchiges Trainingsprogramm entwickelt, in dem man in täglichen Zwölfminuteneinheiten empathisches Zuhören wie mitfühlendes Zuhören übt und lernt, beides voneinander zu unterscheiden. Das Programm, so Tania Singer, schütze vor empathischem Stress und Burnout.[3] Hoffen wir es – für diejenigen, die uns und unseren Angehörigen dankenswerterweise helfend zur Seite stehen, und für uns selbst, die wir immer mal wieder die Hilfe psychisch stabiler Careworker benötigen.

6 Regulation im Miteinander – gemeinsam zur Ruhe

Samstagmorgen im Supermarkt: Ich begutachte gerade die Tomaten, als mir ein Einkaufswagen mit Wucht in die Fersen fährt. Es schmerzt. Ich schreie laut auf, drehe mich um und falte den übermütigen Fünfjährigen zusammen. Seine Mutter gleich mit. Ich gehe weiter zum Kühlregal. Mein Schokodessert ist ausverkauft! Extra dafür war ich die weite Strecke zu diesem Supermarkt gefahren. Ich bin sauer. Gelaufen ist mein Tag aber, als ich das Parkticket an der Windschutzscheibe finde. Ich hatte vergessen, meine Parkscheibe rauszulegen. Ich trete gegen meine Autotür und rufe einmal über den Parkplatz, dass es eine Frechheit sei, wie man heutzutage abgezockt wird. Alles falsch.

Ich blicke den Fünfjährigen mit einem gespielten bösen Blick an, gefolgt von einem herzlichen Lächeln, nicke verständnisvoll der Mutter zu, suche mir statt des Schokodesserts einen Magermilchjoghurt aus und nehme mir vor, später eine automatische Parkscheibe zu bestellen. Ich reguliere meine Gefühle.

Gefühlsregulation – Was ist das überhaupt? Und was hat das mit unserem Miteinander zu tun?

Unsere Gefühle selbst werden in unbewusst arbeitenden Bereichen unseres Gehirns produziert. Wenn etwa im Supermarkt infolge einer Außeneinwirkung plötzlich die Ferse schmerzt, dann registriert unsere Amygdala dies als potenzielle Bedrohung. Sie meint, eine Gefahr entdeckt zu haben, wird hochaktiv und aktiviert weitere Hirnbereiche, die uns zu Flucht, Kampf oder Totstellen anhalten. Unsere Physiologie – Stoffausschüttung, Herzfrequenz, Blutdruck, Atmung – wird auf die Gefahrensituation vorbereitet. In anderen Hirnbereichen werden die Kontextinformationen analysiert und mit vergangenen Erfahrungen abgeglichen. Wenn das Ergebnis dieser Berechnung ist, dass es nicht notwendig ist, sich angesichts des Fersenangriffs im Supermarkt tot zu stellen, zu kämpfen oder zu fliehen, dann wirken diese Hirnbereiche regulierend auf die Amygdala ein. Sie hemmen deren Aktivität. Wir beruhigen uns. Gelingt es uns nicht, unsere Gefühle zu regulieren, dann können unsere emotionalen Reaktionen übermäßig oder unangemessen ausfallen, wie dies auch im Zusammenhang mit verschiedenen psychischen Störungen zu beobachten ist.

Klingt einfach, ist es aber nicht. Emotionsregulation hat viele Facetten, zu viele für ein Buch über die Notwendigkeit des Miteinanders. Manchmal gelingt es uns gut, uns selbst zu beruhigen, wir sind dem Fünfjährigen wirklich nicht böse. Manchmal schaffen wir es aber auch nur, unsere bewussten Gefühle zu unterdrücken, innen drin brodelt es aber unbemerkt weiter (und es entlädt sich mitunter etwas später in einer anderen, eigentlich recht harmlosen Situation). Zudem gibt es unbewusste oder auch bewusste Emotionsregulationsstrategien.

Für dieses Buch ist wichtig: Die Emotionsregulation im Miteinander. Man spricht hier auch von einer »interpersonalen Emotionsregulation«. Im Miteinander mit anderen kommen wir zur Ruhe. Für diese Regulation spielt zum einen das Oxytocin eine Rolle. Wie oben beschrieben wird Oxytocin im vertrauensvollen Miteinander ausgeschüttet und hemmt die

Stresshormonfreisetzung. Wir beruhigen uns. Das ist aber noch nicht alles.

Wenn es darum geht, dass wir im Miteinander zur Ruhe kommen, dann fällt mitunter der Begriff »Coregulation«. Er meint, dass wir unsere emotionalen Zustände (zum Beispiel wie schnell unser Herz schlägt oder auch wie wir uns fühlen) im Miteinander aneinander anpassen und dadurch unsere Gefühle regulieren. Es geht also auch hier um Synchronität – nur mit dem Unterschied, dass der Begriff Coregulation zugleich eine Funktion der Synchronität beinhaltet: die Regulation.

Es gibt eine ganze Reihe weiterer Begriffe, mit denen das Zusammenwirken in Beziehungen beschrieben wird, etwa Kohärenz, Mutualität, Resonanz und viele weitere. Meist beschreiben sie ähnliche Konzepte. Aber all das soll uns hier nicht interessieren. Für uns ist relevant: Wie kann das synchrone Miteinander mit sich bringen, dass Menschen ihre eigenen Gefühle regulieren können?

Wissenschaftler folgern aus der Analyse verschiedener Forschungsergebnisse, dass dies in etwa so abläuft: Wir befinden uns im vertrauensvollen Miteinander mit einer anderen Person und synchronisieren uns, schwingen im Hinblick auf Physiologie und Gehirnaktivität im Gleichklang. Wenn nun der andere übermäßig emotional ist, dann überträgt sich seine Erregung auf uns. Wir fühlen mit, wir schwingen mit, auch unser Herz schlägt schneller. Uns gelingt es aber besser als dem anderen, uns zu regulieren, schließlich ist das Problem nicht unser Problem, sondern seines, wir beruhigen uns. Und wir übertragen – im Rahmen der Synchronisation – diesen regulierten Zustand an den anderen (Wood et al. 2021).

So kann sich etwa auch im Miteinander einer Mutter mit ihrem unruhigen und schreienden Kind zunächst die Mutter an den Stress des Kindes anpassen, sich dann aber selbst regulieren und damit beide zurück zu einem geringeren Erregungsniveau bringen. Anderes Beispiel: Wenn ein Mensch große Angst hat und übererregt ist, dann kann ein Partner mit einem gut kalibrierten physiologischen Zustand die Person regulieren. Auf diese Situationen werde ich in späteren Kapiteln noch einmal zurückkommen.

Nicht immer beruhigen wir uns, wenn wir mit den Gefühlen anderer synchronisieren. Es kann sich auch der Stress des anderen auf uns übertragen. Plötzlich sind wir ebenfalls am Anschlag, haben einen hohen Blutdruck und Herzrasen. Mitunter kann der emotionale Gleichklang deshalb auch nachteilige Auswirkungen haben. Und zwar dann, wenn der gemeinsame Zustand negativ ist und die Partner ihre unangenehmen Gefühle verstärken und eskalieren. Das ist natürlich wenig sinnvoll. Am besten sind Beziehungen, die sich gegenseitig effektiv korrigieren, denn dann werden die negativen Emotionen der einen Person durch den anderen Partner ausgeglichen, wodurch beide zu ihrem Sollwert zurückkehren.

Aber warum funktioniert das bei dem einen Paar und bei dem anderen nicht? Hierfür ist die Fähigkeit der Einzelnen wichtig, ihre Gefühle regulieren zu können. Idealerweise können dies beide. Person A hat ein Problem, Person B reguliert. Das nächste Mal umgekehrt: Person B hat ein Problem, Person A reguliert. Manchmal hat man aber auch einseitigere Beziehungen, etwa die Eltern-Kind-Beziehung oder eine psychotherapeutische Beziehung. Dann sollte sich der Partner, in dessen Gegenwart der andere zur Ruhe kommen möchte, gut selbst regulieren können. Also etwa die Eltern oder der Therapeut. Dann wird eine Eskalation vermieden und das Miteinander kann Ruhe vermitteln.

In einem solchen Miteinander verlassen wir immer wieder kurz die Synchronität und kehren wieder zurück. Es wechseln sich Synchronität und Unabhängigkeit ab (siehe Kapitel 3).

Das ist nicht immer der Fall. Mütter mit Depressionen synchronisieren sich beispielsweise während negativer Zustände anhaltender mit ihren Babys als Mütter ohne Depressionen. Anstatt das Baby zu regulieren und sein Lernen zu unterstützen, wie es mit seiner Notlage umgehen kann, synchronisieren sie übermäßig mit dem negativen Zustand. Dies kann die Not des Babys verstärken und verfestigen. Für das Baby wäre es stattdessen wichtig, einen Wechsel von elterlichem Mitschwingen mit den negativen Gefühlen einerseits und positiven elterlichen Rückmeldungen andererseits zu erleben – dies scheint seine negativen Gefühle effizient regulieren zu können. Eltern machen dies im Miteinander mit ihrem Kind normalerweise automatisch, sie spiegeln die kindlichen Gefühle in einer markierten Weise und wirken dadurch coregulierend.

IM DETAIL: Ist ein Säugling traurig, ängstlich oder wütend, dann ist dies für das Kind zunächst einmal ein irgendwie blödes Gefühl. Ein Säugling kann seine Gefühle noch nicht kategorisieren oder beschreiben. Er ist lediglich »in den Gefühlen«. Wir Erwachsene schauen in einer solchen Situation das Kind an und bilden seinen mentalen Zustand ab. Wir imitieren seine Mimik, benennen das Gefühl und zeigen dem Kind so, dass wir das Gefühl kennen und dass es ein Wort, eine Schublade dafür gibt: »Ach je, jetzt bist Du ganz traurig, was?« Das Kind weiß nun, was es da fühlt. Während wir dies tun, »markieren« wir unser Spiegeln: Wir übertreiben unsere Mimik und mischen unserer gespiegelten Mimik andere Gefühle bei, auch positive Gefühle. Im schnellen Wechsel spiegeln wir seine Traurigkeit, lächeln, fragen das Kind freundlich etwas, ziehen es liebevoll auf und spiegeln erneut seine Traurigkeit. Das Kind begreift durch diese Markierung, dass es sich um *seine* Gefühle handelt, nicht um die seiner spiegelnden Bindungsperson. Gleichzeitig hilft die Beimischung positiver Gefühle dem Kind, seine Gefühle zu regulieren. Würden wir ohne Markierung spiegeln, wie es etwa typisch für Mütter ist, die an einer Borderline-Persönlichkeitsstörung leiden, dann hat dies keinen beruhigenden Effekt. Wir würden die negativen Gefühle des Kindes bestätigen und seine negativen Gefühle würden eskalieren. Es käme nicht zu einer Coregulation.

Man nimmt an, dass ein solch dynamisches Miteinander nicht nur in der Eltern-Kind-Beziehung, sondern auch in Beziehungen zwischen Erwachsenen, etwa in therapeutischen Beziehungen wirksam wird (siehe Kapitel 18). Wir wechseln zwischen Synchronität und Unabhängigkeit und regulieren dabei die Gefühle des anderen oder werden reguliert. Wir beruhigen uns.

Das synchrone Miteinander kann uns aber nicht nur für den Moment helfen, sondern auch unsere Fähigkeit schulen, unsere Gefühle selbst besser regulieren zu können. Wir üben die Selbstregulation. Dies geschieht bei Kindern, wenn diese im synchronen und regulierenden Miteinander der ersten Lebensjahre zunehmend besser lernen, diese Selbstregulation zu meistern. Es kann jedoch auch bei Erwachsenen stattfinden, wenn diese ihre Fähigkeit zur Selbstregulation verbessern wollen, etwa im Rahmen einer Psychotherapie. Darauf werde ich im zweiten Teil des Buches zurückkommen.

7 Berührungen im Miteinander – der Schlüssel

Beginnen wir dieses Kapitel mit einer kleinen Aufgabe: Ich möchte Sie bitten, mit Ihrer Hand die Haut Ihres Unterarms zu streicheln. Schön langsam. Hin und her. Wie fühlt es sich an?

Sollten Sie nicht allein sein, dann könnten Sie aufstehen und die Person im Raum umarmen. Gut, vielleicht nicht, wenn Sie gerade im Zug sitzen. Sind Sie allein, dann schließen Sie doch bitte einmal die Augen und stellen sich eine intensive Umarmung vor. Wie fühlt sich das an? Was macht das mit Ihnen?

Sicher hat es sich schön angefühlt.

Berührungen und Umarmungen beruhigen. Man fühlt sich aufgefangen und geborgen. Die Psychologen Alberto Gallace und Charles Spence zitieren eine Kollegin, Tiffany Field, um die Bedeutung der Berührungen für uns Menschen deutlich zu machen.

»Berührung ist zehnmal stärker als verbaler oder emotionaler Kontakt, und sie beeinflusst fast alles, was wir tun. Kein anderer Sinn kann uns so erregen wie die Berührung. Wir vergessen, dass Berührung für unsere Spezies nicht nur grundlegend ist, sondern der Schlüssel zu ihr.« Gallace und Spence fügen hinzu: »*Tatsächlich spielen zwischenmenschli-*

che Berührungen eine sehr wichtige Rolle in unseren frühen sozialen Interaktionen, und unsere ersten Lektionen in Sachen Liebe lernen wir oft durch das Kuscheln im Säuglingsalter.« (Gallace und Spence 2010, S. 247, übersetzt von der Autorin)

Liebevolles Streicheln, Händchenhalten oder Umarmen – Berührungen finden in allen Arten von Beziehungen statt. Eltern und Kinder berühren sich, Partner, Verwandte, Freunde, und mitunter kommt es auch zwischen zufälligen Begegnungen im Alltag zu Berührungen. Nicht alle Menschen berühren gleichermaßen gerne, und sie unterscheiden sich auch darin, wie gerne sie Berührungen empfangen. Hier spielen die persönliche Lebensgeschichte eine Rolle, die frühkindlich geprägte Haltung zu Bindungsbeziehungen, das Alter, die Einstellung zu bestimmten kulturellen Normen, aber auch verschiedene Diagnosen, so etwa die Autismus-Spektrum-Störung, ADHS oder Anorexia nervosa. Schauen wir uns das einmal im Hinblick auf den Autismus an:

IM DETAIL: Wie in Kapitel 5 beschrieben, haben Menschen mit einer Autismus-Spektrum-Störung häufig Probleme, sich kognitiv in andere hineinzuversetzen. Die sozialen Beeinträchtigungen dieser Störung treten allerdings schon auf, bevor diese Fähigkeit im Alter von drei bis vier Jahren normalerweise entsteht. Es wird deshalb angenommen, dass viel grundlegendere Prozesse für die soziale Beeinträchtigung verantwortlich sein könnten. Das könnten Eigenheiten der visuellen und auditiven Wahrnehmung sein, aber auch Berührungen als einen Kanal für soziale Informationen betreffen. Menschen mit Autismus reagieren häufig anders als Menschen ohne diese Diagnose auf Berührungen. Ob sie jedoch in Bezug auf Berührungen überempfindlich oder vermindert empfindlich sind, wird nicht einheitlich beantwortet.

Eine Reihe neuerer Studien deutet darauf hin, dass es die Überempfindlichkeit für Berührungen ist, die bei Menschen mit einer Autismus-Spektrum-Störung weit verbreitet ist, und dass diese den sozialen Beeinträchtigungen zugrunde liegen könnte. Einige Personen mit Autismus berichten, dass sie Berührungen als unerträglich wahrnehmen, sie sich etwa anfühlen, als fließe Feuer durch den Körper. Dieses Unbehagen über soziale Berührungen könnte die Motivation für soziales Miteinander verringern. Der Mensch zieht sich zurück.

Nun könnte man meinen, der autistische Mensch würde infolge seines Rückzugs nicht lernen, sich in der sozialen Welt zu bewegen und deshalb seine sozialen Beeinträchtigungen entwickeln. Einige Forschungsergebnisse deuten jedoch darauf hin, dass soziale Fähigkeiten durchaus latent vorhanden sind. Impulse kommen hier aus der Oxytocinforschung. Wenn Menschen mit Autismus Oxytocin per Nasenspray erhalten, dann verbessert dies ihre sozialen Fähigkeiten. Wissenschaftler schließen aus der Erkenntnis, dass autistische Menschen durchaus über die sozialen Fähigkeiten verfügen – sie müssten nur durch Oxytocin aktiviert werden (Lundqvist 2015).

Auch wenn Menschen mit einer Autismus-Spektrum-Störung Berührungen häufig nicht als angenehm empfinden, so scheinen hier dennoch therapeutische Möglichkeiten vorhanden zu sein: Eine Reihe wissenschaftlicher Studien deutet darauf hin, dass eine im Kindesalter stattfindende, auf Berührung basierende Therapie oder eine Therapie, die darauf abzielt, die Oxytocinfreisetzung zu verstärken, Symptome einer Autismus-Spektrum-Störung vermindern kann (Li et al. 2022). Eine Aversion gegenüber Berührungen wurde auch bei einigen Kindern mit einer Aufmerksamkeitsdefizit-Hyperaktivitätsstörung (ADHS) beobachtet.

Auch diese Kinder profitierten von einer Massagetherapie und verhielten sich im Klassenzimmer anschließend »aufgabengerechter« (Field 2010).

Nicht überraschend spielt auch das Geschlecht der Menschen eine Rolle dafür, wie gerne sie berühren und berührt werden. Metaanalysen bestätigen einen Eindruck, den der eine oder andere möglicherweise aus seinem Alltag gewonnen hat: Frauen lassen sich häufiger auf soziale Berührungen ein und empfinden Berührungen im Durchschnitt als angenehmer als Männer. Allerdings, und auch hier findet die Wissenschaft etwas, das wir im Alltag immer wieder beobachten: In bestimmten Situationen, etwa beim Sport, berühren sich Männer häufiger als Frauen.

Ebenfalls nicht überraschend: Auch die Kultur ist wichtig. Menschen aus bestimmten Teilen Nordeuropas und Asiens berühren einander weit weniger als Menschen in Italien, Frankreich, Spanien oder Südamerika. Italiener zum Beispiel umarmen sich und verteilen zur Begrüßung Wangenküsse, Japaner verbeugen sich respektvoll – ohne jegliche Berührung.

Tiere berühren sich ebenfalls gegenseitig. Die Forschung konnte hier die verschiedensten Funktionen ausmachen. Tiere berühren sich, um Bindungen herzustellen und um zu trösten, aber auch um Dominanz aufzubauen. Berührungen unter Delfinen, etwa das sogenannte Flossenreiben, sollen dazu dienen, gestörte Beziehungen zu reparieren oder Spannungen innerhalb der Gruppe nach aggressiven Interaktionen abzubauen. Und auch bei Affen hat sich gezeigt, dass Berührungen zwischen Individuen dazu beitragen, dass die Gruppe miteinander verbunden und friedlich bleibt (Gallace und Spence 2010).

Berührungen fühlen sich schön an, sie beruhigen uns und

geben uns Halt und Sicherheit. Eine freundliche Berührung am Unterarm, ein Streicheln über die Haut, eine liebevolle Umarmung: Berührungen bringen auch uns Menschen zusammen. Für Neugeborene sind diese Berührungen überlebenswichtig. Sie können ihre Körperwärme noch nicht selbst regulieren und sind darauf angewiesen, dass ihre Eltern sie warmhalten. Und auch bei uns Erwachsenen lösen liebevolle Berührungen Gefühle der Wärme und der emotionalen Nähe aus und können uns darüber motivieren, uns aneinander zu binden.

Berührungen sind zudem wichtig für die Kommunikation. Wenn Säuglinge während des Miteinanders berührt werden, dann lächeln und lautieren sie mehr und weinen weniger als Säuglinge, die nicht berührt werden. Auch als Erwachsene berühren wir uns mitunter, während wir kommunizieren. Mit unseren Berührungen können wir dem anderen etwas mitteilen oder Einfluss auf den anderen nehmen. Unbewusst oder willentlich, positiv oder negativ. Wir streicheln sanft, wenn wir beruhigen oder Gefühle der Zuneigung und Liebe vermitteln wollen, wir legen die Hand auf den Arm, wenn wir beschwichtigen oder die Aufmerksamkeit des anderen einfangen wollen, wir stoppen oder schieben sanft, wenn wir das Verhalten des anderen lenken, etwa das Kind von einem Schlenker auf die Straße abhalten wollen (Suvilehto et al. 2023).

Berührungen können aber noch mehr. Sie können auch unsere Einstellung zu Menschen beeinflussen, Distanzen abbauen und unsere Hilfsbereitschaft fördern.

IM DETAIL: Kurze, oft unbemerkte körperliche Berührungen können mit sich bringen, dass das berührte Gegenüber den Berührenden oder auch dessen Umfeld besser bewertet. Man spricht hier auch vom Midas-Effekt. Es zeigte sich beispielsweise, dass Kellnerinnen, die ihre Gäste an der Hand oder an der Schulter berühren, mehr Trinkgeld erhalten. Ebenso wurden Bibliotheken, in denen Studenten von den dortigen Angestellten zufällig und unbemerkt berührt wurden, besser beurteilt als andere. Und auch das Verkaufspersonal in Autohäusern wurde nach Berührungen positiver bewertet. Sogar die Hilfsbereitschaft wird erhöht: Man ist nach kurzen Berührungen eher bereit, eine vom anderen verlorene Münze zurückzugeben oder an einer Befragung im Einkaufszentrum teilzunehmen. Ebenso ist die Bereitschaft von Schülern, sich freiwillig für eine Tafelaufgabe zu melden, erhöht, und Busfahrer sind eher bereit, Fahrgäste umsonst mitzunehmen, wenn sie bei der Bitte darum kurz berührt werden (Gallace und Spence 2010).

Über all diese Wirkungen sind Berührungen für den Zusammenhalt unserer Gesellschaft von großer Bedeutung. Sie fördern, dass wir einander zugewandt sind und uns gegenseitig helfen. Nun wollen wir wieder auf die Biologie schauen. Noch nicht geklärt haben wir nämlich, warum Berührungen so schön sind, warum sie uns beeinflussen und warum sie unsere Verbundenheit erhöhen – was passiert dabei im Gehirn?

Berührungen stimulieren das soziale Gehirn

Berührungen beruhigen uns. Wenn ein Säugling schreit, nehmen wir ihn hoch, streicheln ihm sanft über die Stirn. Wir nehmen das ältere Kind in den Arm, wenn es traurig oder gestresst ist. Den Partner und die Freundin auch. Und wenn wir selbst belastet sind, dann freuen auch wir uns über eine Umarmung. Sie tröstet uns, beruhigt uns. Werden wir berührt, als Neugeborene, als Kinder oder als Erwachsene, dann wird unser Stresssystem heruntergefahren – wir beruhigen uns. Unsere Herzfrequenz sinkt, und der Blutdruck auch.

Berührungen wirken der körperlichen Stressreaktion entgegen und verringern zudem Angst und Schmerz. Genau wie das Oxytocin. Nicht überraschend hat sich gezeigt, dass Oxytocin daran beteiligt ist, diese Wirkung zu vermitteln. Berührungen führen zu einer Oxytocinfreisetzung und diese hemmt die Stressreaktion.

Berührungen sind ein Schalter für die Oxytocinfreisetzung. Tap – und los geht's. Ganz mechanisch. Sogar das Kabel, das das Signal aus der berührten Haut ins Gehirn leitet, ist bereits identifiziert: Wenn wir in den behaarten Bereichen unseres Körpers berührt werden, oder sagen wir besser, in den Bereichen, die eigentlich behaart wären, wären wir ein Affe oder ein bestimmter Typus Mann, dann werden durch die Stimulation der Haut bestimmte Rezeptoren in der Haut stimuliert, die sogenannten C-taktilen Afferenzen. Diese Rezeptoren sprechen vor allem auf langsame Berührungen einer Geschwindigkeit von drei Zentimetern die Sekunde an und leiten das Signal über ihre Fasern an das Gehirn weiter. Dort kurbelt es die Oxytocinfreisetzung an, was wiederum Stress, Angst und Schmerz verringert und dadurch unsere Gesundheit fördert.

FÜR INTERESSIERTE: Die sogenannten C-taktilen Afferenzen reagieren am stärksten auf langsame Berührungen, die einer warmen sozialen Liebkosung ähneln und als angenehm empfunden werden. Werden diese Nervenfasern durch Berührungen stimuliert, dann wird das Signal von der Haut über das Rückenmark und den tief im Gehirn gelegenen Thalamus zum insulären Cortex geleitet, einem auf Höhe der Ohren gelegenen Bereich der Hirnrinde. Dieser Bereich scheint daran beteiligt zu sein, dass wir die sanfte

Berührung als solche spüren und wertschätzen (Suvilehto et al. 2023). Die Stimulation der C-taktilen Afferenzen fühlt sich nicht nur schön an, sondern verringert auch unseren Schmerz: Sowohl die subjektive Wahrnehmung als auch die neuronale Reaktion auf experimentell induzierten Hitzeschmerz sind geringer, wenn die Person gleichzeitig mit einer für die C-taktilen Rezeptoren optimalen Geschwindigkeit gestreichelt wird, als wenn keine Berührung oder eine Berührung mit einer anderen Geschwindigkeit stattfindet (für eine Übersicht siehe Croy et al. 2022).
In Studien wurde zudem nachgewiesen, dass die C-taktilen Afferenzen auch die Oxytocinfreisetzung stimulieren. Sie leiten ihr Signal bereits vor Erreichen des Thalamus an tiefgelegene Hirnbereiche weiter, so etwa an den Nucleus Tractus Solitarius und an das zentrale Höhlengrau. Diese Bereiche sind wiederum mit dem Oxytocin produzierenden Neuronen im Hypothalamus verbunden. Werden Menschen also berührt, dann stellen die C-taktilen Afferenzen eine Verbindung zum Oxytocinsystem her. Oxytocin kann freigesetzt werden und seine Wirkungen ausüben. Das Oxytocin kann die Aktivität des Stressastes unseres autonomen Nervensystems, des sympathischen Nervensystems, verringern, die Aktivität des beruhigenden parasympathischen Nervensystems erhöhen und über weitere Verbindungen die Herzfrequenz sowie Angst und Schmerz verringern. Durch die Verringerung des inneren Stresses kann die wiederholte Aktivierung dieser C-taktilen Afferenzen die Gesundheit fördern (Uvnäs-Moberg und Peterson 2022).
Wir sollten uns mehr berühren!

Wir können also, wenn wir uns gegenseitig mit einer Geschwindigkeit von 3 Zentimetern die Sekunde über die Haut streicheln, beim anderen eine Oxytocinfreisetzung auslösen und hierüber dazu beitragen, dass der andere sich wohlfühlt und gesund bleibt. Bevor nun einer auf die Idee kommt, für das abendliche zärtliche Streicheln auf dem Sofa das Smartphone bereitzulegen, um die Stoppuhrfunktion zu nutzen: Wir neigen intuitiv dazu, uns in genau der richtigen Geschwindigkeit zu streicheln, um die C-taktilen Afferenzen zu stimulieren.

Berührungen, die mit der von den C-taktilen Afferenzen bevorzugten Geschwindigkeit durchgeführt werden, können auch beeinflussen, wie sympathisch wir Menschen finden.

AUS DER FORSCHUNG: In einer britischen Studie wurden den Versuchspersonen Fotos von ihnen unbekannten Gesichtern gezeigt. Gleichzeitig wurden sie von einem Roboter am Unterarm berührt. Diejenigen Gesichter, bei deren Präsentation der Roboter eine optimale Geschwindigkeit von drei Zentimetern pro Sekunde erzeugte, wurden anschließend als sympathischer eingestuft als die Gesichter, deren Präsentation von einer schnelleren Berührung von 30 Zentimetern pro Sekunde begleitet wurde. Darüber hinaus löste die langsame Berührung eine signifikant stärkere Verlangsamung der Herzfrequenz aus (Pawling et al. 2017).

Die Studie zeigt nicht nur, dass auch Roboterberührungen wirksam sind, sondern auch, dass es wirklich die Geschwindigkeit ist, die hier den Unterschied macht: Langsame Berührungen lassen uns das Gegenüber sympathisch finden. Umgekehrt gilt auch, dass die Sympathie, die wir für eine Person haben, beeinflusst, wie schnell wir berühren. Je näher uns ein Mensch ist, je attraktiver und sympathischer wir ihn einstufen, desto langsamer streicheln wir ihn.

Ebenso wichtig: Unser individuelles Stresslevel. Wenn wir

gestresst sind, dann streicheln wir schneller. Dies wurde beispielsweise bei Müttern gezeigt, die ihre Säuglinge streicheln.

AUS DER FORSCHUNG: Die Geschwindigkeit, mit der die Mütter ihr Kind streichelten, schien durch ihre Herzfrequenz beeinflusst zu werden. Die Forscherinnen schließen daraus, dass der eigene Herzschlag als rhythmisches Muster für die Streichelgeschwindigkeit dient: Ein interner Schrittmacher treibt das intuitive Streicheln an. Wenn eine Mutter gestresst ist, dann hat sie eine höhere Herzfrequenz. Sie könnte durch den Rhythmus ihres eigenen Herzschlags angetrieben werden, ihr Kind schneller zu streicheln als eine Mutter mit einer niedrigeren Herzfrequenz. Dies entspricht klinischen Beobachtungen in einer Mutter-Kind-Klinik: Stark gestresste Mütter streicheln ihr Kind sehr schnell, und dieses schnelle Streicheln verhindert oft eine effektive Beruhigung des Kindes. Den Müttern wird dann geraten, ihr Kind ruhiger zu streicheln. Interessant war in der Studie auch, dass die jeweiligen Streichelgeschwindigkeiten über einen Zeitraum von fünf Monaten stabil waren und eine individuelle Eigenschaft der Mütter darzustellen schienen (Bytomski et al. 2020).

Eine Seminarteilnehmerin berichtete mir einmal, sie würde abends vor dem Einschlafen ihre Tochter streicheln und manchmal würde ihre Tochter dies mit den Worten kommentieren: »Streichle doch nicht so genervt, Mama!«. In diesem Fall dürfte die Geschwindigkeit ebenfalls ein wenig zu hoch gewesen sein.

Wenn wir also im entspannten Zustand einen Menschen streicheln, dann streicheln wir automatisch in einer Geschwindigkeit, die den Mechanismus aus C-taktilen Afferenzen und Oxytocinfreisetzung effizient anwirft und den anderen optimal beruhigt. Auch hier coregulieren wir: Wir übertragen unseren eigenen Zustand (Ruhe) durch unser Streicheln auf einen anderen Menschen.

Wenn wir aber selbst gestresst sind, dann streicheln wir so, dass das weniger gut gelingt. Was zeigt uns das? Es macht uns deutlich, dass wir uns erst einmal selbst beruhigen müssen, bevor wir andere beruhigen können.

Wir berühren und werden berührt, wir synchronisieren uns und schütten Oxytocin aus. Nicht überraschend wurden in Studien zahlreiche langfristige positive Auswirkungen von Berührungen gefunden, auf Kinder und auch auf Erwachsene.

Berührungen haben langfristige Auswirkungen

In meiner Kindheit war es normal für mich, dass man durch Handauflegen heilen kann. Mein Vater konnte es, und Kinder aus der Nachbarschaft kamen zu uns und ließen sich ihre Hautprobleme wegzaubern. Meine Eltern waren keineswegs der Schulmedizin abgeneigt, bei Halsschmerzen gab es eine Halsschmerztablette oder gerne auch ein Antibiotikum, bei Hautproblemen gab es die Hand. Das Handauflegen gehörte einfach dazu.

Berührungen können helfen und Berührungen können heilen. Berührungen haben einen Einfluss auf uns, der über den Moment hinaus geht.

Dies beginnt unmittelbar nach der Geburt. Wenn Frühgeborene im Rahmen der Känguru-Methode den Eltern auf die Brust gelegt werden, dann fördert der frühe Haut-zu-Haut-Kontakt die soziale und auch die kognitive Entwicklung des Kindes. Es entwickelt sich besser. Und auch den Eltern tut der Kontakt gut, so entstehen bei Müttern daraufhin seltener Depressionen.

Erste Befunde über den langfristigen positiven Einfluss von Berührungen in der Säuglingszeit gab es 1965, als eine Gruppe von Säuglingen in einem New Yorker Waisenhaus zehn Wochen lang zusätzlich zu den normalen Prozeduren 20 Minuten pro Tag berührt wurden. Damals war es ein überraschender Befund: Die berührten Kinder schnitten in späteren Tests zur Beurteilung ihres Verhaltens und ihrer kognitiven Entwicklung besser ab als die nicht zusätzlich berührten Kinder. Damals interessant: Eine zusätzliche verbale Stimulation hatte nicht diesen Erfolg (Casler 1965).

Seitdem belegten viele Studien, dass sich Säuglinge, Kleinkinder und ältere Kinder, die viel berührt werden, besser entwickeln als nur wenig berührte Kinder. Wenn Mütter ihre Kinder zärtlich berühren, dann erhöht dies beispielsweise die neuronale Synchronität von Mutter und Kind, aber auch die kindliche Neigung, die Umwelt zu erkunden. Zudem orientieren sich die Kinder mehr an sozialen Dingen, an Menschen, ihren Gesichtern, ihren Stimmen. Ebenso sind Hirnbereiche, die für die Verarbeitung sozialer Reize wichtig sind, aktiver, wenn Kinder viel gestreichelt werden. Man nimmt an, dass Berührungserfahrungen die Entwicklung des sozialen Gehirns fördern.

In einer Reihe weiterer Studien wurden Kinder untersucht, die eine Baby- oder Kindermassage erhalten hatten. Auch diese Massagen beeinflussten die Kinder positiv. Sie wirkten sich positiv auf das soziale Verhalten des Kindes und auch auf seine Bindung zu den Eltern aus.

Inzwischen weiß man, dass Berührungen auch die Verschaltung wichtiger Hirnstrukturen und die Genaktivität beeinflussen.

AUS DER FORSCHUNG: In einer Studie der Universitäten in Leipzig und Singapur zeigte sich, dass bei fünfjährigen

Kindern, die viel von ihren Müttern berührt werden, Hirnregionen, die mit sozialen Prozessen wie dem Mentalisieren betraut sind, stärker vernetzt sind als bei weniger berührten Kindern. Die Forscher nehmen an, dass die frühen Berührungserfahrungen das sich entwickelnde soziale Gehirn formen (Brauer et al. 2016). Andere Studien untersuchten die Auswirkungen mütterlicher Berührungen auf den epigenetischen Zustand von Genen und konnten auch hier einen langfristigen Einfluss belegen (für eine Übersicht siehe Wigley et al. 2022).

Auch bei Erwachsenen wurden zahlreiche positive Auswirkungen von Berührungen gefunden. Sie können beispielsweise Gefühle von Einsamkeit und sozialer Ausgrenzung vermindern. Auch Massagen können helfen, sie lösen nicht nur Muskelverspannungen, sondern kurbeln beispielsweise als Rückenmassagen einer Dauer von 15 Minuten die Oxytocinfreisetzung an und senken die Stresshormonfreisetzung. Fußmassagen können ebenfalls eine Oxytocinfreisetzung auslösen. Dies geschieht selbst dann, wenn sie maschinell durchgeführt werden, allerdings in einem geringeren Ausmaß (Morhenn et al. 2012; Li et al. 2019).

Viele weitere Forscher finden einen positiven Effekt von Massagen. Deutsche Wissenschaftler verglichen die Auswirkungen einer vierwöchigen, speziell entwickelten Massagetherapie mit den Auswirkungen einer ebenso langen Behandlung mit dem Entspannungsverfahren der progressiven Muskelentspannung bei Patienten mit Depressionen. Ihre Ergebnisse wiesen darauf hin, dass die Massagetherapie deutlich wirksamer in der Behandlung der depressiven Erkrankung als das Entspannungsverfahren war.

IM DETAIL: Die Forscherinnen beschreiben, dass die Teilnehmer der Massagegruppe in den Abschlussgesprächen häufig das Gefühl äußerten, »angenommen« zu sein, sie zitieren eine Patientin:

»Ich habe beim ersten Mal viel geweint. [...] So eine liebevolle Berührung habe ich noch nie erlebt. Bei weiteren Behandlungen lockerte ich mich völlig auf. [...] Wegen der Depression konnte ich nicht zulassen, dass man mich berührt ... Meine Schale ist weicher geworden, mein Herz hat sich geöffnet.« (Arnold et al. 2020, S. 12)

Die Wissenschaftlerinnen zitieren den klinischen Psychologen C. A. Moyer, der eine Metaanalyse von Studien über die Auswirkungen der Massagetherapie bei Depressionen durchgeführt hat: »Die Feststellung, dass die Massagetherapie eine Wirkung auf Angst und Depression hat, die ähnlich groß ist wie die Wirkung, die man von einer Psychotherapie erwarten würde, legt die Möglichkeit nahe, dass diese verschiedenen Behandlungen ähnlicher sind als bisher angenommen.« (Arnold et al. 2020, S. 13)

Massagen können hiernach auch therapeutisch genutzt werden, um chronischen Stress, aber auch um Angststörungen oder Depressionen zu behandeln. Eine Gruppe internationaler Wissenschaftler um den deutschen Arzt Bruno Müller-Oerlinghausen kritisiert entsprechend auch, dass professionelle Berührungstherapien noch immer nicht ausreichend zur Anwendung kommen. Und dies, obwohl die Wirksamkeit von Massagen in vielen Fachrichtungen, in der Psychiatrie, aber auch in der Neonatologie, Pädiatrie, Schmerzmedizin, Onkologie und Geriatrie hinreichend belegt wurde – die antidepressive, anxiolytische sowie analgetische Wirksamkeit. Sie schlagen eine neue Fachdisziplin der »Berührungsmedizin« vor (Mueller-Oerlinghausen et al. 2022).

Berührungen sind nicht gleich Berührungen. Sie können uns als ein sanftes Streicheln über den Oberarm begegnen und hierüber unsere C-taktilen Afferenzen stimulieren. Sie können uns aber auch in Form einer Umarmung erreichen. Auch Umarmungen sind gesund! Frauen, die berichten, häufig von ihrem Partner umarmt zu werden, haben beispielsweise eine höhere Oxytocinfreisetzung und reagieren auf eine Stresssituation mit einer geringeren Herzfrequenz – ein Zeichen dafür, dass sie innerlich weniger gestresst sind. Auch in einer Studie, in der sich Frauen und Männer und eine nonbinäre Person umarmen durften, wurde dieses Ergebnis bestätigt: Umarmungen können die Stresshormonfreisetzung reduzieren.

Mitunter können Worte genauso schön sein wie Berührungen. Sie berühren ohne physischen Kontakt. Worte, Gesten, Zeichnungen, Musik: Wir können auch innerlich berühren und berührt werden. Aber auch, wenn es durchaus möglich ist, einander ohne physischen Kontakt zu berühren, so ist dies doch mitunter schwieriger. Die richtigen Worte zu finden, sie über die Lippen zu bringen, ohne dass es unangenehm oder anbiedernd ist. Da ist es manchmal leichter, den anderen einfach zu umarmen oder ihn kurz zu berühren.

Wenn Berührungen so guttun, dann liegt nahe, dass ein Zuwenig an Berührungen psychische Erkrankungen fördert. Dies ist jedoch nicht einfach zu untersuchen. Es zeigt sich zwar, dass Menschen, die in der frühen Kindheit vernachlässigt und entsprechend weniger berührt wurden, im späteren Leben ein höheres Risiko für psychische Erkrankungen aufweisen (siehe Strüber 2019). Es ist jedoch nicht möglich, im Nachhinein zu untersuchen, ob es wirklich die fehlenden Berührungen waren, die die Entwicklung ungünstig beeinflusst haben, oder vielleicht auch andere Aspekte, etwa die fehlende elterliche Einfühlung. Auch Säuglinge von depressiven Müttern scheinen unter einem Mangel an Berührungen zu leiden. Sie berühren sich häufig mehr als andere selbst, scheinbar, um die selteneren positiven Berührungen ihrer Mütter zu kompensieren. Dies gilt vor allem in Stresssituationen – als ob sie sich selbst mit ihren eigenen Berührungen beruhigen wollten. Wenn depressive Mütter hingegen angehalten werden, ihre Kinder mehr zu berühren, sie etwa zu massieren, dann tut dies sowohl den Kindern als auch den Müttern gut. Säuglinge depressiver Mütter nahmen beispielsweise nach einer sechswöchigen Massagetherapie im Vergleich zu Kindern, die in einem Stuhl geschaukelt wurden, mehr Gewicht zu, waren kontaktfreudiger, leichter zu beruhigen und hatten eine geringere Stresshormonfreisetzung. Die Mütter, die ihre Kinder massiert hatten, profitierten ebenfalls von den zusätzlichen Berührungen. Sie berührten auch im Anschluss ihre Kinder mehr liebevoll, waren sensibler und weniger depressiv (Field et al. 2010). Das klingt doch sehr vielversprechend, finde ich. Und ich frage mich – wie so oft – warum diese Informationen nicht allgemein bekannt sind. Sie könnten so viel helfen!

Zurück zum Zuwenig an Berührungen: Hinweise darauf, dass ein Mangel an Berührungen problematisch ist, ergeben sich auch aus Studien, die während der Pandemie durchgeführt wurden. Viele Menschen waren während der Pandemie im Hinblick auf Berührungen unterversorgt. Studien zeigen nun, dass dieser Mangel Gefühle der Einsamkeit, eine verminderte psychische Gesundheit und ein starkes Verlangen nach Berührungen ausgelöst hat. Einige dieser Studien werde ich in einem späteren Kapitel vorstellen (Kapitel 14).

Berührungen im Fokus der Forschung

Das Thema Berührungen wird in der Wissenschaft gegenwärtig intensiv beforscht und ich könnte noch viele Seiten mit interessanten Studien befüllen.

Es könnte darum gehen, dass auch das Streicheln von Hunden mit einer Oxytocinfreisetzung einhergeht, beim Menschen und beim Hund, und dieses Miteinander mit einem Hund auch ein Weg ist, über den Kinder, die nach frühen negativen Erfahrungen oder aufgrund einer Autismus-Spektrum-Störung Berührungen weniger gut ertragen, lernen können, ihre sozialen Fähigkeiten auszubauen. Ich könnte ergänzen, dass auch das Streicheln von Katzen mit einer Oxytocinfreisetzung einhergeht, dass die Freisetzung aber sinkt, wenn die Katze aggressiv wird – was mich nicht wundert. Oder dass auch das Miteinander mit Pferden das Potenzial hat, Ängste, Stress, Aggressionen und Depressionen zu reduzieren und außerdem zu einer Verbesserung sozialer Fähigkeiten beitragen kann.

Ebenso könnte ich von Kuschelpartys berichten, privaten Feiern, auf denen gemeinsam mit Fremden ohne sexuelle Motivation das Bedürfnis nach Nähe und Geborgenheit gestillt wird, oder auch von digitalen Hug-T-Shirts.

Eine wichtige Forschungslinie möchte ich noch erwähnen. Sie schaut nämlich darauf, ob es uns auch hilft, wenn wir uns selbst berühren. Wir machen dies ständig – Studien zufolge im Durchschnitt fünfzig Mal pro Stunde. Und auch diese Selbstberührungen haben wichtige Funktionen, wie die deutsche Wissenschaftlerin und Sachbuchautorin Rebecca Böhme und ihr schwedischer Kollege Håkan Olausson (2022) schreiben. Eine dieser Funktionen ist die Schmerzhemmung: Wenn wir uns stoßen, reiben wir intuitiv die schmerzhafte Stelle.

Selbstberührungen können uns aber auch aktivieren, wenn wir schläfrig sind und eine kognitiv anstrengende Aufgabe bewältigen müssen. Sie unterstützen uns dann darin, uns zu konzentrieren und zu fokussieren. Sie können uns auch helfen, uns zu beruhigen, wenn wir gestresst sind. Vermutlich ist hier auch das Oxytocin beteiligt – schließlich wird es auch bei Babys infolge selbstberuhigenden Daumenlutschens freigesetzt.

In Kapitel 19 wird es in einem Zusammenhang mit der Pflege hilfsbedürftiger Menschen noch einmal um Berührungen gehen. Dann sind auch Berührungen durch Roboter Thema. Auch dies hat Potenzial. Ob wir das gut finden, ist ein anderes Thema.

8 Die Gruppe im Miteinander – vorbereitet auf Abgrenzung?

Menschen neigen dazu, Gruppen zu bilden. Das ist bekannt. Ein Blick auf einen Schulhof oder die Bushaltestelle gegenüber der Schule ist ausreichend. Kleine Grüppchen stehen zusammen, ihre Gruppenzugehörigkeit durch Kleidung und Haltung kaum übersehbar.

Diese Neigung, sich zusammenzutun und sich an Personen zu orientieren, die einem ähnlich sind, entsteht bereits im Kindesalter. Wir bilden mit ähnlichen Menschen Gruppen, fühlen uns in ihnen wohl und aufgehoben. Wir empfinden Empathie für die anderen in unserer Gruppe, fühlen mit ihnen, wenn es ihnen nicht gut geht. Und wir neigen dazu, andere auszugrenzen. Leider. Schauen wir uns das einmal an.

Die Gruppe als Empfänger von Empathie

Täglich erreichen uns über die Zeitung, über das Smartphone oder auch über das Fernsehen zahlreiche Nachrichten über die gegenwärtigen Kriege, Berichte über viele Kriegstote. Weitere Schlagzeilen: 40 Verletzte bei einem Busunglück in Asien. Acht Tote bei einem Schusswechsel in Nordamerika. Wir blättern weiter. Oder scrollen weiter. Es ist schlimm, was in der Welt passiert. Es geht uns nahe. Aber irgendwie ist unsere Reaktion oberflächlich, kognitiv, wir reflektieren denkend, wie leid uns die Menschen tun, aber die Nachrichten erreichen nicht immer unser Herz.

Wir hören ein Martinshorn. Der Wagen kommt aus Richtung der Schule unserer Kinder. Was ist da passiert? Unser Kind? Dieser erste Gedanke löst sich nach wenigen Millisekunden in Erleichterung auf. Unser Kind hat erst zur dritten Stunde Unterricht und liegt noch im Bett. Freunde unseres Kindes? Ein Unfall auf dem Schulhof? Vielleicht der immer so übermütige und wilde beste Freund des Sohnes? Unser Herz schlägt nun ein wenig schneller, wir werden nervös. Schicken einer Freundin eine fragende WhatsApp, sie wohnt gegenüber der Schule. Sie hat nichts gehört und gesehen, berichtet: Alles ruhig. Also doch irgendjemand Fremdes im Krankenwagen. Gott sei Dank. Menschen sind alle gleich wichtig. Aber sie sind es nicht für uns.

Uns sind diejenigen wichtig, mit denen wir verbunden sind, ihnen gegenüber fühlen wir mit. Das ist so weit nicht überraschend. Natürlich sind uns die Menschen, an die wir gebunden sind, wichtiger als andere. Aber wir dehnen unser Mitgefühl auch auf Fremde aus, die uns nähergebracht werden, die wir aber nicht persönlich kennen. Auch wenn die uns unbekannte Mutter des Freundes des eigenen Sohnes einen Autounfall hatte, leiden wir von Herzen mit. Nicht aber unbedingt, wenn wir in der Zeitung lesen, dass jemand anderes einen Autounfall hatte. Es sei denn, dieser Jemand ist uns aus den Medien vertraut, auch dann fühlen wir mit ihm. Sobald wir uns aufgrund von Bildern, Interviews oder Erzählungen mit anderen Menschen ein wenig verbunden fühlen, leiden wir mit ihnen, sind an ihrem Schicksal interessiert. Auch diejenigen, denen wir in den sozialen Medien folgen, sind uns nahe genug, dass wir Empathie für sie empfinden, mit ihnen mitleiden, wenn es ihnen schlecht geht, und uns für sie freuen, wenn es ihnen gut geht.

Wenn wir uns mit anderen verbunden fühlen, wenn sie zu unserer eigenen Gruppe gehören, dann fühlen wir mit. Gehören sie nicht dazu, dann eher nicht. Gehören sie gar zu einer gegnerischen Gruppe, zu einer Gruppe von Menschen, mit denen wir in einem Wettbewerb oder einem Konflikt stehen, dann können die Schmerzen der anderen uns sogar zur Freude anregen. Und nein, diese Erkenntnis ist nicht durch meine eigenen Erfahrungen inspiriert, sondern durch wissenschaftliche Befunde. Das schadenfrohe Verhalten betrifft nicht nur gefühlskalte Einzelfälle, sondern wird auch in Experimenten beobachtet, in denen an größeren Stichproben menschliche Reaktionen untersucht werden. So etwa in Experimenten mit Fußballfans. Von Schmerzen betroffene Mitglieder des eigenen Vereins werden mit Empathie bedacht, leidende Fans des gegnerischen Vereins sind Ziel von Schadenfreude.

AUS DER FORSCHUNG: Die Fußballfans lagen im Hirnscanner und schauten Bilder an, auf denen Personen Schmerzen erlitten, beispielsweise einen Nadelstich in die Hand erhielten oder sich den Fuß in der Tür einklemmten. Wurde den Fußballfans vermittelt, dass die an Schmerzen leidende Person ein Mitglied ihres favorisierten Vereins war, dann verspürten die Fans Empathie. Interessant war vor allem, was passierte, wenn die Fans die Person für ein Mitglied des gegnerischen Vereins hielten: Ihr Belohnungszentrums im Gehirn war aktiv – verbunden mit einem Gefühl der Schadenfreude.[1]

Wir fühlen mit den Mitgliedern unserer eigenen Gruppe mit. Ihre Schmerzen sind unsere Schmerzen. Neurowissenschaftler glauben, dass wir eine automatische Neigung haben, mit anderen mitzuschwingen, mit ihnen mitzufühlen und mitzuleiden, dass diese automatische Neigung aber in der Begegnung mit gegnerischen Personen blockiert wird.

AUS DER FORSCHUNG: Normalerweise werden in Situationen, in denen wir sehen, dass andere an Schmerzen leiden, automatisch diejenigen Hirnbereiche aktiviert, die auch dann aktiv sind, wenn wir selbst Schmerzen haben, und in denen auch die Spiegelneuronen sitzen (siehe Kapitel 5). Ein im Hirnscanner durchgeführtes Experiment, in dem Mitglieder gegnerischer Gruppen Bilder von schmerzleidenden Personen sahen, zeigt, dass diese Hirnreaktion unabhängig davon auftritt, welcher Gruppe die schmerzleidende Person angehört. Handelt es sich aber um Mitglieder der eigenen Gruppe, und eben auch nur dann, kommt es 0,5 bis 1,5 Sekunden später zu einer weiteren Reaktion in diesem Hirnbereich – eine Reaktion, die Freund von Feind unterscheidet. Die Wissenschaftler nehmen aufgrund weiterer Analysen an, dass Kontrollmechanismen des Gehirns diese normale Reaktion des Gehirns auf den Schmerz anderer Menschen blockieren, wenn die anderen der gegnerischen Gruppe angehören (siehe Levy et al. 2016).

Die Empathie wird abgestellt. Schalter aus. Ein Mechanismus, der diesen Befunden zufolge in uns Menschen verankert sein könnte. Das erklärt vieles, wie ich finde. Nicht nur, wie es einigen Menschen gelingen kann, in Situationen des Kampfes und des Krieges andere zu verletzen, es macht auch deutlich, warum ein Mensch gleichzeitig ein liebevoller Elternteil und ein skrupelloser Täter sein kann. Diese Fragen habe ich mir schon häufig gestellt.

EXKURS: Natürlich gehört mehr dazu, wenn Menschen zu Tätern werden, wenn sie sich vorstellen, dem anderen zu schaden oder dies tatsächlich tun, und auch, wenn Menschen sich angesichts des Leids anderer zu Schadenfreude hinreißen lassen. Die Neurobiologie von Empathie und Aggressionen ist komplex. Für unsere jeweilige Reaktion ist beispielsweise wichtig, ob wir das Gegenüber als Bedrohung unserer Sicherheit empfinden und ob die individuelle Reaktivität unserer Amygdala als Hirnstruktur, die für das Erkennen von Bedrohungen zuständig ist, uns mit einer hohen Bedrohungsempfindlichkeit ausstattet oder nicht. All das beeinflusst ebenfalls, wie wir auf andere reagieren. Dennoch ist der Befund, dass wir unsere Empathie in der Begegnung mit Menschen einer gegnerischen Gruppe abschalten können, eine relevante Erkenntnis über die Natur des Menschen.

Sobald wir Zusammengehörigkeit erleben, begleitet es uns, das Gefühl der Empathie. Das Gefühl der Gruppenzugehörigkeit kann sich, wie bereits angedeutet, auch auf Menschen erstrecken, denen wir noch nie begegnet sind. Wir fühlen beispielsweise mit Menschen der eigenen geografischen Zugehörigkeit eher mit als mit anderen – auch wenn wir sie persönlich gar nicht kennen und entsprechend auch keine Bindung aufgebaut haben. In einer Studie der Universität Peking wurden chinesischen Versuchsteilnehmern Videos von asiatisch und nicht-asiatisch aussehenden Menschen gezeigt, die den Schmerz eines Nadelstichs in die Wange erfuhren. Die Versuchsteilnehmer reagierten mit einer stärkeren neuronalen Aktivität auf asiatische Leidende als auf schmerzgeplagte nicht-asiatische Menschen (Zhou und Han 2021).

Wir fühlen mit den Mitgliedern unserer eigenen Gruppe

mit – mit denen unserer Familie, unseres Freundeskreises, unserer Fußballmannschaft, unseres Kulturkreises. Anderen gegenüber neigen wir bisweilen zu weniger feinem Verhalten. Wir sind nicht nur weniger empathisch, sondern auch weniger vertrauensvoll – und wir synchronisieren auch weniger mit ihnen.

Die Gruppe als Einheit: Zusammenhalt, Konflikt und Vorurteile

Wir fühlen uns den Menschen unserer Gruppe verbunden. In der Frage, wer denn dazugehört, sind wir bisweilen flexibel. Es muss nicht eine langfristig gewachsene Gruppe sein, eine Familie, ein Freundeskreis, eine Fußballmannschaft, der man sich verbunden fühlt, sondern kann auch eine willkürlich definierte Gruppe sein.

Menschen neigen auch dann, wenn sie willkürlich einer Gruppe zugeordnet werden, zu einer positiven Einstellung gegenüber der eigenen Gruppe und einer negativen Einstellung gegenüber anderen Gruppen. Der Zusammenhalt der Menschen, die willkürlich in Gruppen eingeordnet werden, wird gestärkt, wenn sie angewiesen werden, sich synchron zu bewegen. Wir erinnern uns an Kapitel 3, dort hieß es, dass dann, wenn Menschen aufgefordert werden, sich synchron mit anderen zu bewegen, etwa zu tanzen oder im Gleichklang zu gehen, Gefühle der Zusammengehörigkeit und der sozialen Verbundenheit gestärkt werden – selbst dann, wenn die Menschen sich zuvor gar nicht gekannt hatten. Kanadische Wissenschaftler schreiben: »*Die Synchronisation von Bewegungen mit anderen scheint eine kollektive soziale Identität zu fördern, was zu einer verstärkten Zusammenarbeit innerhalb einer Gruppe führt.*« (Good et al. 2017, S. 1)

Bei mir selbst rufen diese Worte sogleich Assoziationen hervor. Fotos marschierender Einheiten, Bilder von tausenden Menschen, salutierend vor dem Autokraten, Sprechchöre. Der Umstand, dass uns die Synchronität unserer Handlungen zu Gruppen zusammenbindet, dürfte, wie bereits in Kapitel 3 angedeutet, bisweilen auch manipulativ genutzt werden, um Menschen dazu zu bringen, Zusammengehörigkeit zu empfinden, um gemeinsam ein Ziel zu verfolgen.

In den eben erwähnten Studien führte die Synchronität des Verhaltens zu einer Verbundenheit. Umgekehrt scheint aber auch das Gefühl der Zusammengehörigkeit die Synchronität der Gehirne verstärken zu können – begleitet von Gefühlen der Feindseligkeit gegenüber Mitgliedern der anderen Gruppe – die Gruppe grenzt sich ab.

AUS DER FORSCHUNG: In einer Studie, die unter Beteiligung niederländischer Psychologen an der Universität Peking durchgeführt wurde, wurden die Teilnehmenden in Dreiergruppen eingeteilt und angewiesen, gegeneinander in einem Finanzspiel anzutreten. Dabei wurde die Hirnaktivität mit funktioneller Nahinfrarotspektroskopie gemessen. Einige Gruppen hatten zuvor eine bindungsfördernde Maßnahme durchlaufen: Sie waren angewiesen worden sich einige Minuten lang über persönliche Vorlieben zu unterhalten, und sie trugen zudem Westen gleicher Farbe. Während des Spiels konnte bei den Mitgliedern dieser Gruppen eine hohe Synchronität in der Aktivität bestimmter Hirnbereiche gemessen werden.

Interessanterweise scheint diese Synchronität jedoch nicht nur das Miteinander innerhalb der Gruppe widerzuspiegeln, sondern auch die Abgrenzung zur anderen Gruppe, denn die Synchronität war umso stärker, je feindseliger die Gruppe der anderen Gruppe gegenüber eingestellt war.

> Die Wissenschaftler schließen aus ihren Ergebnissen, dass die gruppeninterne Synchronität erklären kann, wie die Bindung innerhalb einer Gruppe zu impulsiver und kollektiver Feindseligkeit gegenüber Außenstehenden führen kann (Yang et al. 2020).

Erschreckend. Wir bekommen farbige Westen angezogen, synchronisieren uns mit den anderen Westenträgern und schließen andere aus. Eigentlich hätte ich dem Menschen ein differenzierteres Verhalten zugetraut. Auf der anderen Seite erklärt dies das eine oder andere Verhalten, nicht nur das von Kindern auf dem Schulhof.

In den vergangenen Kapiteln ging es darum, dass es der Stoff Oxytocin ist, der uns motiviert, uns auf andere Menschen einzulassen, der dafür sorgt, dass unsere Aufmerksamkeit auf die Signale anderer ausgerichtet ist und uns hilft, im Miteinander mit anderen entspannen und uns regulieren zu können. Sollten wir also allesamt eine Dosis Nasenspray zu uns nehmen oder den Stoff gar ins Trinkwasser geben, damit wir Menschen auch über unsere jeweilige Kleingruppe hinaus sozial sind, damit wir alle miteinander in einem harmonischen Frieden leben? Von wegen. Irrtum! Denn Oxytocin schürt leider auch Schadenfreude, Ausgrenzung und Vorurteile.

Erste Studien, die einen entsprechenden Zusammenhang andeuteten, verursachten viel Verwirrung in der wissenschaftlichen Gemeinschaft. Oxytocin gilt doch als »lieber« Stoff – und nun so was?

Inzwischen konnten verschiedene Untersuchungen zeigen, dass unser Bindungs- und Sozialhormon nicht grundsätzlich das Miteinander fördert, sondern vor allem das Miteinander innerhalb von Gruppen. Der Mensch als Gruppentier. Problem: Sobald es Gruppen gibt, denen man angehören kann, gibt es auch Menschen, die ihnen nicht angehören. Außenseiter. Oder Angehörige anderer Gruppen.

Es scheint zu den Funktionen des Oxytocins zu gehören, das Miteinander innerhalb der jeweiligen Gruppen zu stärken – ebenso wie die Abgrenzung nach außen. Oxytocin fördert nicht nur den Zusammenhalt von Gruppen, es fördert auch den Ausschluss von Menschen, die nicht zu dieser Gruppe gehören. In der Wissenschaft spricht man hier von der Ingroup und der Outgroup.

Der Verhaltensforscher Carsten De Dreu zeigte dies in seinen Studien. Sie machten deutlich, dass Oxytocin die Bevorzugung der eigenen Gruppe und das Vertrauen und die Zusammenarbeit innerhalb der Gruppe fördert, gleichzeitig aber auch die Nicht-Kooperation mit der Outgroup anregt, wenn diese eine unmittelbare Bedrohung für die eigene Gruppe darstellt.

Der Forscher stellt auch einen Bezug zu Gruppenkonflikten her. Konflikte zwischen Gruppen gehören zu den größten Problemen der menschlichen Gesellschaft und führen zu Phänomenen wie Vorurteilen, Terrorismus und Kriegen. Menschen opfern sich auf, um zum Wohlergehen der eigenen Gruppe beizutragen und um gegen konkurrierende Außengruppen vorzugehen. Oxytocin könnte – so De Dreu – indirekt zu diesen Konflikten beitragen: Die Bevorzugung der eigenen Gruppe und die Abwertung der Outgroup führt dazu, dass Mitglieder der eigenen Gruppe besser behandelt werden. Die ungerechte Behandlung wiederum weckt negative Emotionen, gewaltsame Proteste und Aggressionen bei den benachteiligten und ausgegrenzten Personen. Oxytocin würde hiernach durch die Förderung der gruppeninternen Bevorzugung eine Kettenreaktion auslösen, die zu intensiven Konflikten zwischen den Gruppen führt (De Dreu et al 2012). Unser Sozialhormon als Konflikthormon.

Carsten de Dreu und seine Kollegin Mariska Kret (2016) mutmaßen, dass Menschen biologisch darauf vorbereitet sind, andere Menschen schnell als Mitglieder der eigenen Gruppe zu identifizieren und zu mögen, sich in die Mitglieder der eigenen Gruppe einzufühlen, Vertrauen und Zusammenarbeit auszuweiten, Gruppennormen und kulturelle Praktiken einzuhalten – und die eigene Gruppe aggressiv gegen Bedrohungen von außen zu schützen. Und dass der Stoff Oxytocin Menschen eben dazu motiviert und befähigt – auch wenn dies mitunter zu Diskriminierung zwischen Gruppen und manchmal zu Aggression gegen bedrohliche Mitglieder von anderen Gruppen führen kann.

In einer aktuellen Veröffentlichung präsentieren De Dreu und Kollegen Forschungsergebnisse, die nahelegen, dass eine wirtschaftliche und sogar klimatische Unvorhersehbarkeit der Umwelt und das Erleben von Stress Gruppen zusammenschweißen und deren Bereitschaft fördern kann, andere Gruppen anzugreifen. Eine nicht ganz unwichtige Annahme vor dem Hintergrund der Geschehnisse unserer heutigen Zeit!

IM DETAIL: Die Wissenschaftler deuten Experimente dahingehend, dass Menschen dann, wenn ihre Umwelt unvorhersehbar ist und sie sich gestresst fühlen, mehr zu den Bemühungen ihrer Gruppe beitragen, andere Gruppen anzugreifen. Ihre komplexe Untersuchung legt zudem nahe, dass Gruppen auf unvorhersehbare Umgebungen präventiv reagieren, indem sie einen Konflikt mit einer anderen Gruppe auslösen – und nicht abwarten, bis die andere Gruppe dies tut. Die Psychologen suchen Bezüge in der politischen Geschichte und weisen darauf hin, dass auch Staaten mehr Kriege führen, wenn ihr wirtschaftliches und klimatisches Umfeld vor dem Konflikt unbeständig und unvorhersehbar war. Sie schließen daraus, dass Veränderungen des natürlichen und wirtschaftlichen Umfelds eine Ursache für Aggressionen in Richtung der konkurrierenden Gruppe sein können und gutartige Beziehungen zwischen Gruppen mitunter in Gewalt umwandeln (De Dreu et al. 2022).

Ob uns dies gefällt oder nicht, es scheint eine charakteristische menschliche Eigenschaft zu sein, uns zu Gruppen zusammenschließen und innerhalb dieser Gruppe Empathie und Vertrauen zu empfinden, gleichzeitig jedoch die Empathie gegenüber Nicht-Mitgliedern der Gruppe abzuschalten, diese anderen auszugrenzen und die Gruppe unter Umständen mit Gewalt zu verteidigen. Die gesellschaftliche Bedeutung dieser Feststellung ist immens.

Es mag zudem überraschen, dass das »liebe« neurobiologische System, das uns Miteinander genießen und Verbundenheit spüren lässt, unsere psychische und körperliche Gesundheit fördert und unser soziales Miteinander geschmeidig gestaltet, das gleiche System ist, das auch die Grundlage für Gruppenkonflikte, Vorurteile und kulturelle Diskriminierung bildet.

Auch die Synchronität als ein Prozess des Miteinanders kann Ausgrenzung fördern. In einer israelischen Studie wurde die Gehirnaktivität Jugendlicher in der Reaktion auf Schmerzen anderer untersucht. Es zeigte sich auch in dieser Studie, dass bei der Beobachtung von Schmerzen von Mitgliedern einer gegnerischen Gruppe die Empathie abgeschaltet wird. Es zeigte sich jedoch auch, dass diese Abschaltung entweder mit einer erhöhten Oxytocinfreisetzung oder einer verstärkten Synchronisation zwischen den Mitgliedern der eigenen Gruppe einhergeht.

AUS DER FORSCHUNG: Diese Studie hat einen aktuellen Bezug, obwohl sie bereits im Jahr 2016 durchgeführt wurde. In dieser Studie wurde bei jüdisch-israelischen und arabisch-palästinensischen Jugendlichen die Reaktion des Gehirns auf den Schmerz anderer untersucht. Die Jugendlichen sahen in diesem Experiment Fotos, auf denen schmerzhafte Situationen dargestellt wurden, sie sahen etwa einen Finger am Bügeleisen oder an einer Säge und bekamen dazu die Information, ob es sich dabei um eine Person ihrer eigenen Gruppe oder der anderen handelte.

Die Studie lieferte eine ganze Reihe von Erkenntnissen. Zum einen zeigte eine Untersuchung im Hirnscanner, dass die Gehirne der Jugendlichen stärker auf den Schmerz der eigenen Gruppenmitglieder reagierten als auf den der anderen. Hier geht es speziell um einen Bereich des sogenannten somatosensorischen Cortex, von dem man weiß, dass er bei Beobachtung von Schmerzen anderer aktiv ist und für das empathische Mitleiden verantwortlich ist. Für die Aktivität dieses Hirnbereichs galt: Je feindseliger die Jugendlichen sich in der Interaktion mit der anderen Gruppe verhielten und je kompromissloser ihre Haltung gegenüber dem Konflikt der Gruppierungen war, desto ausgeprägter war der Unterschied der Hirnaktivität in der Reaktion auf die Schmerzen der eigenen Gruppe und der anderen.

Bei den jüdisch-israelischen Jugendlichen zeigte sich zudem: Je höher der Oxytocinspiegel, desto spezifischer reagierte das Gehirn nur auf die eigene Gruppe und desto mehr wurde die empathische Reaktion im Hinblick auf die anderen abgeschaltet. Das Oxytocin schien die Voreingenommenheit gegenüber der Outgroup zu verstärken.

Bei den arabisch-palästinensischen Teilnehmern war die Synchronität an die Voreingenommenheit gekoppelt: Je aus-

geprägter die Synchronität der Gehirne von Mitgliedern dieser Gruppe, desto spezifischer reagierten ihre Gehirne auf die eigene Gruppe und desto weniger reagierten sie auf den Schmerz von Mitgliedern der Outgroup.
Warum bei der einen Gruppe das Oxytocin und der anderen die Synchronität im Vordergrund stand, konnte in dieser Studie nicht geklärt werden. Vielleicht, so spekulierten die Forscher, sei dies in der unterschiedlichen Sozialisation von Menschen in der kollektivistischen arabisch-palästinensisch und der eher individualistischen jüdisch-israelischen Gesellschaft begründet (Levy et al. 2016).

Wir neigen dazu, Menschen in die Kategorien »wir« und »sie« einzuteilen. Das Oxytocin und die Synchronität fördern Empathie, Kooperation und Zusammenhalt innerhalb der eigenen Gruppe und gleichzeitig eine Abgrenzung von der anderen Gruppe, mitunter verbunden mit Feindseligkeit, Aggressionen und Konflikten. Neben Gruppenkonflikten kann ein solcher Mechanismus auch eine kulturelle Diskriminierung hervorbringen. Insbesondere Minderheiten dürften aufgrund dieser Neigung des Menschen von einer sozialen Ausgrenzung, von Vorurteilen und einem eingeschränkten Zugang zur Chancengleichheit betroffen sein.

Schauen wir uns die Bildung von Vorurteilen, Ausgrenzung und Diskriminierung einmal genauer an. Vorurteile mögen wir nicht. Sie sind böse. Definiert wird das Vorurteil als *»eine negative oder positive Haltung gegenüber Personen, Gruppen, Objekten oder Sachverhalten, die weniger auf direkter Erfahrung als vielmehr auf Generalisierung beruht«*.[2] Aus der Perspektive des Gehirns sind Vorurteile nicht böse. Das Gehirn braucht Vorurteile, sie sind biologisch gewollt. Hätte das Gehirn keine Tendenz, Vorurteile zu bilden, keine Neigung zu generalisieren, müsste es in jeder Situation die Eigenschaften einer Person neu analysieren. Kann mir der Mensch, der mir mitten in der Nacht mit dunkler Jacke, unrasiert und offensichtlich auf Droge entgegenkommt, gefährlich werden? Vertraue ich darauf, dass der Fahrer eines schwarzen SUVs, der sich zügig dem Kreisverkehr nähert, mir wie vorgesehen die Vorfahrt in den Kreisverkehr gewährt? Unsere Gehirne benötigen Schubladen, um schnell – nach bestem Wissen und Gewissen – entscheiden zu können. Auch wenn die sich daraus ergebende Entscheidung nicht immer richtig ist. Vielleicht ist der unrasierte Kerl der liebste Mensch der Welt und verdient mein Mitgefühl angesichts seines Drogenproblems – lasse ich es aber auf ein Kennenlerngespräch ankommen, ist es möglicherweise zu spät. Dies denkt sich das Gehirn, sortiert den Menschen in die Schublade »potenziell gefährlich« ein und hält uns an, vorsichtshalber die Straßenseite zu wechseln. Und auch im Kreisverkehr gehen wir auf Nummer sicher.

Das Gehirn benötigt Vorurteile, um in unserer komplexen Welt navigieren zu können. Es braucht Schubladen, um seine Welt zu ordnen, genauso wie wir Schubladen und Fächer brauchen, um unseren Kleiderschrank zu ordnen.

IM DETAIL: Unsere Welt verändert sich ständig. Um in ihr navigieren zu können, benötigen wir Kategorien. In der Sozialpsychologie geht man davon aus, dass die menschliche Tendenz zu kategorisieren und zu verallgemeinern erklären kann, warum wir Vorurteile bilden. »Kategorisieren bedeutet, Dinge nach bestimmten Merkmalen (zum Beispiel Farbe) zu sortieren und andere (zum Beispiel Form) zu vernachlässigen. Die Auswahl nach bestimmten Aspekten und die Vernachlässigung anderer, möglicherweise relevanter Aspekte ist ein Beispiel für Vorurteile, die zu einer falschen Sortierung führen können.« (Tobena et al. 1999, S. 1052,

> von der Autorin übersetzt). Die Wissenschaft zeigt: Nicht nur menschliche Gehirne arbeiten so, auch Tauben haben Vorurteile. Auch sie konstruieren Kategorien wie »Baum« und »Gesichter« und verallgemeinern sie, ignorieren große Variationen im Kontext. Und sogar künstliche Intelligenz arbeitet mit Vorurteilen, um die Welt zu sortieren (Tobena et al. 1999, S. 1052).

Das Gehirn benötigt Vorurteile, entsprechend haben Menschen immer welche. Selbst wenn wir es zu unserem Lebensinhalt gemacht haben, gegen Vorurteile und Diskriminierung zu kämpfen, sind sie Teil von uns. Ob dies bedeutet, dass wir in Reichtum lebenden Menschen, Menschen mit SUVs oder generell Autofahrern bestimmte Eigenschaften unterstellen, oder auch Fahrradfahrern, Männern, Frauen, Jungen, Alten oder gleich den alten weißen Männern – es sind immer Vorurteile, denn jeder einzelne innerhalb der Gruppen ist immer individuell unterschiedlich und muss nicht die Merkmale haben, die der Gruppe zugeschrieben werden.

Die Eigenschaft, mit Vorurteilen die Welt zu kategorisieren ist typisch menschlich. Problematisch wird es jedoch, wenn Vorurteile diskriminierendes Verhalten bedingen und dazu führen, dass wir uns anderen Menschen gegenüber unangemessen verhalten. Oder wenn es nicht ausschließlich um die eigenen Vorurteile geht, sondern wenn sich Gruppen auf Vorurteile gegenüber Mitgliedern anderer Gruppen einigen. Wenn es heißt, Angehörige der einen Gruppe seien dümmer, fauler, verschlagener, hinterlistiger oder kaltblütiger als andere. Etwa aufgrund ihres Geschlechts, ihrer Hautfarbe, ihrer Religion, ihres Autos oder der Marke ihrer Winterjacke.

Entsprechend ist für manche die Feststellung, dass wir zu Vorurteilen neigen, auch sehr befremdlich: Spielt dies nicht der politischen Rechten zu, erhält diese damit nicht die Rechtfertigung für rassistische Praktiken? Nein! Denn wenn wir unsere Vorurteile erkennen, wenn wir wissen, wie sie entstehen, und wenn wir ihre eingeschränkte Gültigkeit reflektieren, dann können wir uns vor ihrer Macht über unser Verhalten schützen.

Dieser Ansatz dürfte besser geeignet sein, Intoleranz, Ausgrenzung und Diskriminierung zu vermeiden, als eine ignorante Verneinung unserer Neigung zur Kategorisierung und Verallgemeinerung: Vorurteile sind für unser Gehirn gut und notwendig, aber wir sollten uns bewusst sein, sollten reflektieren, dass unsere schnellen Einschätzungen Vorurteile sind und dass es ebenso gut sein kann, dass die betreffenden Menschen ganz anders sind, als wir glauben. So kann es sein, dass sie nicht in die für sie ausgewählte Schublade hineingehören, dass etwa ein Deutscher oder ein Tscheche kein Bier mag, obwohl Statistiken eine solche Schublade rechtfertigen würden. Oder dass die Schublade aus nicht nachvollziehbaren Gründen mit falschen Attributen versehen worden ist, etwa Professoren keineswegs im Schnitt zerstreuter sind als andere Menschen.

Nicht nur die bewusste Reflexion der Vorurteile kann uns helfen, eine differenziertere und realistischere Einschätzung unserer Mitmenschen zu gewinnen und einer möglichen Neigung zur Ausgrenzung entgegenzuwirken, sondern auch die persönliche Begegnung mit Menschen anderer Gruppen. Diese Schlussfolgerung mag trivial erscheinen, ist jedoch nicht unwichtig – insbesondere in heutigen Zeiten, in denen Vorurteile oft nicht auf eigenen Erfahrungen mit Mitgliedern der betreffenden Gruppen beruhen, sondern durch Medien entstehen.

Vor allem dann, wenn wir die Gelegenheit haben, mit Mitgliedern anderer Gruppen eine Synchronität aufzubauen, etwa weil wir spazieren gehen, gemeinsam tanzen oder im

Chor singen, könnte dies Vorurteile abbauen und unsere gegenseitige Empathie und unser Verständnis füreinander fördern.

In Kapitel 3 habe ich zusammengefasst, dass sich Menschen, wenn sie sich in Experimenten synchron bewegen, verbundener fühlen. In Studien wurde gezeigt, dass dann, wenn *unterschiedliche* Gruppen *gemeinsam* synchrone Bewegungen durchführen, dies auch die gruppenübergreifende Verbundenheit fördern kann. Die verschiedenen Gruppen verstehen sich besser und fühlen einen Zusammenhalt. Und auch Vorurteile können darüber abgebaut werden. Wir können uns an eine in Kapitel 3 vorgestellte Studie erinnern: Forscher zeigten, dass ein koordiniertes Gehen im Gleichschritt zu einem Abbau von Vorurteilen gegenüber Mitgliedern der sozialen Gruppe der Roma führt.

Selbst die Vorstellung, im Gleichschritt mit Mitgliedern einer (fremden) Minderheitengruppe zu gehen, scheint die eigene Einstellung gegenüber diesen Personen verändern zu können.

AUS DER FORSCHUNG: In diesem Experiment wurden britische Versuchspersonen angehalten, sich vorzustellen, mit Zugezogenen aus dem Nahen Osten, die derzeit in Europa leben, im Gleichschritt zu gehen. Diese Vorstellung ging mit einer im Anschluss erhöhten Empathie für die Mitglieder der Minderheitengruppe und ebenso mit verminderten negativen Einstellungen dieser Gruppe gegenüber einher (Atherton und Cross 2020).

Das synchrone Miteinander mit anderen könnte uns helfen, Vorurteile abzubauen und der Ausgrenzung anderer entgegenzuwirken. Was machen wir mit dieser Information? Sicher können wir nicht mit Tanzkursen den Weltfrieden verbessern.

Vielleicht können wir aber mit gemeinsamen Bewegungsspielen, Tanzen oder Singen das Miteinander verschiedener Kulturen in Kinder- oder Jugendgruppen, in der Krippe, der Kita oder der Schule verbessern und somit ein wenig zu einem harmonischeren Miteinander der Kulturen beitragen.

9 Gesund im Miteinander – Oxytocin als »Medizin der Natur«

Wenn es uns nicht gut geht, dann ist uns oft nach Gesellschaft. Wir wollen nicht allein sein. Bei Kindern ist die Angelegenheit recht simpel. Sie zeigen mit Reaktionen, die man »Bindungsverhalten« nennt, dass sie Miteinander brauchen. Sie suchen die Nähe, wollen auf den Arm, auf den Schoß, ins elterliche Bett oder weinen. Dies ist eine automatische Reaktion, fest verankert im Programm Mensch. Erwachsene Menschen mögen sich im Hinblick darauf, ob sie ihre Grippe lieber allein auskurieren oder jemanden an ihrer Seite haben wollen, unterscheiden. Doch auch sie zeigen mitunter Bindungsverhalten, auch wenn sie nicht auf den Schoß wollen. Sie schicken WhatsApp-Nachrichten mit Schnief-Emojis, posten Fotos ihres Gipsbeines oder rufen Freunde oder Verwandte an und erzählen von ihren Problemen. Als mich selbst kürzlich das Norovirus in einer fremden Stadt erwischt hat, und ich in der Nacht völlig ausgelaugt auf dem Fußboden eines mir fremden Badezimmers hockte, wünschte ich mir neben einem Aufhören der Übelkeit kaum etwas mehr als jemanden, der mich kurz in die Arme nimmt und mir sagt, dass alles wieder gut werde.

Das Miteinander mit anderen kann uns nicht nur kurzfristig etwas subjektiv verspürte Erleichterung verschaffen, sondern hat auch *langfristige* Wirkungen auf unseren Organismus. Es erhöht die Wahrscheinlichkeit, dass wir gesund bleiben, und fördert die Heilung, wenn wir krank sind.

In der Wissenschaft gibt es zahlreiche Belege dafür, dass soziales Miteinander die Genesung von Patienten beschleunigt und verstärkt, beispielsweise im Hinblick auf Krebs, Herz-Kreislauferkrankungen, Schlaganfall, Atherosklerose und anderen chronischen Krankheiten mit einer entzündlichen Komponente. Und auch das Immunsystem profitiert von den physiologischen Auswirkungen des Miteinanders. Im Gegensatz dazu können sich soziale Isolation und Einsamkeit nachteilig auf die psychische und physische Gesundheit auswirken. Die entsprechende Bewertung des sozialen Umfelds der Patienten wird zwar noch nicht als gängige Praxis angesehen, setzt sich aber in Krankenhäusern und Kliniken weltweit immer mehr durch (Karelina und DeVries 2011).

Die Wissenschaft findet ebenfalls zunehmend Interesse daran, die zugrunde liegenden Mechanismen zu erforschen. In einer Metaanalyse, in der Daten von 308 849 Personen ausgewertet wurden, zeigte sich, dass Personen mit angemessenen sozialen Beziehungen eine um 50 Prozent höhere Überlebenswahrscheinlichkeit haben als Personen mit unzureichenden sozialen Beziehungen. Die Beziehungen schützen in etwa genauso sehr vor einer frühen Sterblichkeit wie das Aufgeben des Rauchens. Andersherum betrachtet ist das Risiko, das sich aus dem schmerzlichen Fehlen sozialer Beziehungen, also aus der Einsamkeit ergibt, groß. Es übertrifft in seiner Größe viele andere Risikofaktoren, die normalerweise für eine erhöhte Sterblichkeit verantwortlich gemacht werden, etwa Fettleibigkeit, Ernährung, körperliche Inaktivität, Luftverschmutzung oder Alkoholkonsum (Holt-Lundstad et al. 2010).

Aber warum ist das so? Was macht das soziale Miteinander mit dem Körper, dass es ihm so guttut? Auch hier ist wieder die Freisetzung von Oxytocin von Bedeutung.

Gesund durch Oxytocin

Oxytocin wirkt nicht nur, wie schon angedeutet stresshemmend, sondern auch antientzündlich. Chronische Entzündungen gelten als wichtiger Risikofaktor für einen Schlaganfall und für Herz-Kreislauf-Erkrankungen sowie für viele Krebsarten, für die Alzheimer-Erkrankung und für schwere Depressionen. Beide Wirkungen, die stresshemmende und auch die antientzündliche, scheinen daran beteiligt zu sein, dass sich soziale Erfahrungen positiv auf unsere körperliche Gesundheit auswirken können. Oxytocin gilt als das körpereigene Signal, das soziale Erfahrungen in eine veränderte Physiologie umwandelt.

Der gesundheitsfördernde Einfluss von Oxytocin wurde auch im Tiermodell überprüft: Nagetiere, die sich gemeinsam mit anderen von einem Schlaganfall erholen dürfen, genesen besser. Und es wurde demonstriert, dass es tatsächlich das Oxytocin ist, dass diesen Effekt vermittelt.

AUS DER FORSCHUNG: Es zeigte sich in diesen Studien, dass sich Nagetiere besser von einem Schlaganfall erholten, wenn sie in sozialen Gruppen gehalten wurden – im Vergleich mit isolierten Tieren. Sie überlebten mit größerer Wahrscheinlichkeit, hatten geringere Gewebeschäden, wiesen weniger Ödeme auf, hatten geringere funktionelle Beeinträchtigungen der Gliedmaßen und zeigten eine bessere Gesamtmobilität.
Durch zusätzliche Experimente zeigte sich, dass die Wirkung der sozialen Unterbringung durch Oxytocin vermittelt wird:
(1) Wenn die sozial isolierten Tiere Oxytocin verabreicht bekamen, hatten sie ebenfalls weniger Gewebeschäden, erholten sich also ebenso gut.

(2) Wenn bei den sozial gehaltenen Tieren die Wirkung des Oxytocins durch eine Blockade des Oxytocinrezeptors verhindert wurde, dann funktionierte der Mechanismus nicht: Das soziale Miteinander schützte nicht vor den langfristigen Folgen des Schlaganfalls (Karelina und DeVries 2011).

US-amerikanische Wissenschaftler um die Verhaltensbiologin Sue Carter (2020) gehen so weit, Oxytocin als »Medizin der Natur« zu bezeichnen. Sie fassen zahlreiche Forschungsergebnisse zusammen, denen zufolge Oxytocin nicht nur Stress und Entzündungen entgegenwirken kann, sondern auch antioxidativ und appetitregulierend wirkt und das Immunsystem stärkt. Sie argumentieren, dass Oxytocin uns deshalb im Hinblick auf zahlreiche Erkrankungen präventiv helfen könne, gesund zu bleiben, aber auch therapeutisch nützlich sei und die Heilung von Erkrankungen begünstige. Neben der beschriebenen besseren Erholung nach einem Schlaganfall, sind auch die Erkenntnisse in Bezug auf Herz-Kreislauferkrankungen, Krebs, Stoffwechselstörungen, Infektionen, Wundheilung und viele weitere Erkrankungen vielversprechend – wenngleich noch viel geforscht werden muss, denn einige Ergebnisse sind noch nicht so eindeutig, etwa im Hinblick auf Krebs.

Das Potenzial von Oxytocin für unsere Gesundheit gilt sowohl für die körperliche als auch für die psychische Gesundheit. Im Hinblick auf die psychische Gesundheit zeigen Forschungsergebnisse beispielsweise, dass eine Verabreichung von Oxytocin per Nasenspray die subjektive Angst und Nervosität bei Menschen mit einer posttraumatischen Belastungsstörung reduzieren kann (Koch et al. 2016). Bei Menschen mit einer Borderline-Persönlichkeitsstörung kann es wiederum deren erhöhte Bedrohungsempfindlichkeit vermindern und auch deren Neigung zu zwischenmenschlichen Konflikten beeinflussen (Schneider et al. 2020). Auch reaktive Aggressionen können möglicherweise durch Oxytocin vermindert werden – und zwar über eine Verminderung der Empfindlichkeit der Amygdala.

AUS DER FORSCHUNG: Die Amygdala, zu deren Funktionen es gehört, Bedrohungen und Provokationen zu erkennen, reagiert bei Menschen, die zu Aggressionen neigen, tendenziell stärker auf Bilder wütender Gesichter. Sie könnte eine Art »Bedrohungsdetektor« darstellen und bei einer erhöhten Empfindlichkeit reaktive Aggressionen begünstigen.
In einer Reihe von psychischen Störungen, und auch bei den in einer aktuellen Studie untersuchten Personen mit einer antisozialen Persönlichkeitsstörung, konnte die Verabreichung von Oxytocin die wutbedingte Amygdala-Reaktivität dämpfen. Oxytocin senkte die Reaktion der rechten Amygdala auf die wütenden Gesichter auf ein Maß, dass dem Normalzustand (ohne Oxytocin) von nicht erkrankten Versuchspersonen entsprach. Auch wenn in diesem Laborexperiment nicht untersucht wurde, ob die Menschen tatsächlich weniger aggressiv waren, deuten diese Ergebnisse daraufhin, dass hier ein Ansatz für eine erfolgreiche Behandlung reaktiver Aggression gegeben sein könnte (Jeung-Maarse et al. 2023).

Viele weitere Studien fanden Auswirkungen der Verabreichung von Oxytocin auf die Symptomatik psychischer Erkrankungen. In einigen dieser Studien wurde das Oxytocin einmalig gegeben, in anderen regelmäßig. In einigen wurde Oxytocin therapiebegleitend eingesetzt, in anderen nicht. Die Ergebnisse sind bisweilen kontrovers, einige aktuelle Studien stimmen jedoch optimistisch, so etwa im Hinblick auf Depressionen. Wenngleich die Datenlage auch hier noch nicht eindeutig ist, konnten kürzlich erschienene Studien belegen, dass eine vierwöchige therapiebegleitende Oxytocinverabreichung einen positiven Effekt für depressive Patienten hat (Grossmann-Giron et al. 2023; Maoz et al. 2024). Die Uneinheitlichkeit der Ergebnisse mag zum einen daran liegen, dass die Wirkung des Oxytocins auch immer davon abhängt, wie viele Bindungsstellen vorhanden sind und zum anderen daran, dass psychische Erkrankungen wie Depressionen im Hinblick auf die Oxytocinfreisetzung mitunter heterogen sind. Hier muss noch viel geforscht werden!

Auch in der Autismus-Spektrum-Störung ist das Oxytocinsystem beeinträchtigt, und auch in der Therapie dieser Störung könnten Betroffene von einer Oxytocingabe profitieren.

AUS DER FORSCHUNG: In einer Metaanalyse wurden Kernsymptome dieser Störung in den Fokus genommen, etwa die verringerte soziale Kompetenz, eingeschränkte Interessen und wiederholte stereotype Verhaltensweisen. Es zeigte sich, dass eine sechswöchige Behandlung autistischer Kinder mit Oxytocin-Nasenspray eine leichte Verbesserung dieser Kernsymptome mit sich brachte und diese Verbesserung auch noch bei der Nachuntersuchung sechs Monate später gegeben war. Allerdings ist die Forschung noch nicht so weit, dass Oxytocin auch tatsächlich therapeutisch eingesetzt werden kann. Hier müssen noch viele weitere Daten erhoben werden (Hu et al. 2023).

Ebenfalls spannend ist die Placeboforschung, denn auch die Wirkung der Verabreichung von Placebos wird mit Oxytocin und auch mit den oben beschriebenen Opioiden in Verbindung gebracht, unabhängig davon, ob es um körperliche Erkrankungen oder psychische Störungen geht. Werden Patienten mit einem Placebo behandelt, also einem Arzneimittel ohne pharmakologischen Wirkstoff, tritt häufig eine signifikante klinische Verbesserung ein, begleitet von messbaren physiologischen Veränderungen. Etwa bei Schmerzen: Bekommt man ein wirkstofffreies angebliches Schmerzmittel, dann scheint die Erwartung einer Schmerzlinderung eine Freisetzung von Endorphinen auszulösen, die ihrerseits die Schmerzen vermindert.

Die Verbindung zum Oxytocin zeigte sich zufällig. Wissenschaftler der kalifornischen Stanford University haben als »Nebeneffekt« in einer ihrer Studien beobachtet, dass Kinder mit einer Autismus-Spektrum-Störung, die als Kontrollgruppe mit Placebo behandelt worden waren, ihre sozialen Fähigkeiten verbesserten. Überraschenderweise fiel diese Verbesserung mit einem Anstieg der Freisetzung körpereigenen Oxytocins zusammen. Diese Ergebnisse inspirierten die Forscher zu grundsätzlichen Annahmen über die Wirkung von Placebos. Ihnen zufolge könnte es die soziale Verbundenheit zwischen Patienten und Klinikern sein, die eine Oxytocinfreisetzung mit sich bringt und darüber die Gesundheit fördert.

Diese Annahme passt gut zu Ergebnissen anderer Wissenschaftler, denen zufolge der Placeboeffekt durch Kliniker gefördert wird, die im Miteinander mit Patienten Wärme und Kompetenz ausstrahlen. Auch in anderen Interventionen, in denen es zu einer Verbundenheit von Therapeuten und Patienten kommt, könnte den Forschern zufolge Oxytocin dem Behandlungserfolg zugrunde liegen (Itskovich et al. 2022).

In Kapitel 17 werde ich noch einmal auf die Bedeutung des Miteinanders für die Placebowirkung zurückkommen. In Kapitel 19 wird es zudem darum gehen, dass Oxytocin oder mehr Miteinander auch das Demenzrisiko senken können.

Alles biologisch. Unser soziales Gehirn braucht Miteinander, um gesund zu bleiben und gesund zu werden.

Gesund durch Oxytocin: noch ein weiter Weg

Oxytocin hat also Potenzial im Hinblick auf die Prävention und die Behandlung körperlicher und psychischer Erkrankungen. Nun könnte man meinen, ein Allheilmittel gefunden zu haben. Oxytocin für alle, und wir bleiben für immer gesund. Wenn das nur so einfach wäre. Dass Oxytocin nicht in das Trinkwasser gehört, habe ich bereits angedeutet. Auch die Wissenschaftler um Sue Carter, denen zufolge Oxytocin die Rolle einer »Medizin der Natur« zukommen könnte, schränken ein, dass die Eigenschaften des Oxytocinmoleküls und seiner Rezeptoren sowie seine Beziehung zum Stoff Vasopressin zu großen Herausforderungen für seine Verwendung als Medikament führen können. Der Weg von der Wissenschaft zur wirkungsvollen Therapie ist noch ein weiter.

FÜR INTERESSIERTE: Erinnern wir uns an Kapitel 4 – Oxytocin wirkt nicht bei jedem Menschen gleich. Seine Wirkung ist abhängig davon ist, wie viel von dem Stoff freigesetzt wird, aber auch davon, wie viele Rezeptoren vorhanden sind. Dies wiederum wird durch Erfahrungen beeinflusst; sie wirken über einen epigenetischen Mechanismus darauf ein, wie viele der Rezeptoren ausgebildet werden. So richtig kompliziert wird es, wenn man auch noch den Stoff Vasopressin in die Überlegungen einbezieht. Denn dieser Stoff hat zum Teil gegenteilige Wirkungen und fördert die Stresshormonfreisetzung und die Aggressivität. Oxytocin kann auch an dessen Rezeptoren binden und hierüber dessen Wirkungen nachahmen. Die Wahrscheinlichkeit, dass dies geschieht, ist insbesondere dann hoch, wenn frühe Erfahrungen die Ausbildung der Oxytocinrezeptoren vermindern und die Vasopressinrezeptoren hingegen hochregulieren, wenn also das Vasopressinsystem besonders empfindlich ist. Dann könnte Oxytocin auch gegenteilige Wirkungen haben.

Das macht es also schwierig, Oxytocin als Medikament einzusetzen. Ebenso würde die Verwendung von Oxytocin als Arzneimittel auch die Beachtung möglicher körperlicher Nebenwirkungen bei längerer Exposition erfordern.

Ein weiterer wichtiger Umstand, der eine Verwendung von Oxytocin als Medikament erschwert, ist, dass dessen Freisetzungsmodus im Körper des Menschen noch nicht nachgeahmt werden kann.

IM DETAIL: Aus der Untersuchung der Wirkung in der Gebärmutter – dort fördert Oxytocin unter der Geburt die Wehen – weiß man, dass synthetisch verabreichtes Oxytocin dazu führt, dass die Oxytocinrezeptoren durch das körperfremde Oxytocin an Empfindlichkeit einbüßen und nicht mehr richtig auf den körpereigenen Stoff reagieren. Beim körpereigenen Oxytocin scheint es dessen pulsartige Freisetzung zu sein, die eine solche Desensitivierung verhindert.

Das Oxytocin-Nasenspray ist hiernach noch keine Wunderwaffe zur Prävention und Behandlung körperlicher und psychischer Erkrankungen. Wir wissen aber aus den vergangenen Kapiteln sehr gut, wie wir an den Stoff kommen: Berührungen, Umarmungen, Synchronität – all dies löst zuverlässig eine Oxytocinfreisetzung aus. Es ist das soziale Miteinander, das wir brauchen. Das Miteinander hilft uns, gesund zu bleiben und zu werden.

Im Umkehrschluss kann ein Zuwenig an Oxytocin die Entstehung oder das Fortschreiten vieler Erkrankungen begünstigen. Dies kann geschehen, wenn entweder das körpereigene Oxytocinsystem gestört ist, wenn beispielsweise aufgrund früher traumatischer Erfahrungen das Gen für den Oxytocinrezeptor vermehrt epigenetisch abgeschaltet ist, oder auch, wenn Menschen zu wenig soziales Miteinander erleben, zu wenig soziale Unterstützung erfahren. Dann, wenn Menschen einsam sind.

Einsamkeit ist das intensive Bedürfnis nach Nähe, nach Oxytocin. Genauso wie ein Gefühl des Hungers uns vermittelt, dass unser Körper Nahrung braucht, signalisiert das Gefühl der Einsamkeit, dass unser Körper soziales Miteinander und Oxytocin braucht.

Das intensive und vertraute Miteinander ist deshalb keineswegs ein »Nice-to-have-Goodie«, auf das man auch verzichten kann, sondern ein essenzielles und überlebenswichtiges menschliches Bedürfnis. Dies gilt auch für diejenigen, die es sich abgewöhnt haben, dieses Bedürfnis zu spüren, die das Bedürfnis abwehren, möglicherweise begleitet von einer Oxytocin-Unterfunktion. Auch diese Menschen brauchen Oxytocin. Und vermutlich können therapeutische Maßnahmen helfen, ihnen einen Zugang zu ihrem inneren Bedürfnis zu verschaffen.

ZWEITER TEIL

IN WELCHEN LEBENSBEREICHEN UNSER GEHIRN DAS MITEINANDER BRAUCHT

Die Reise durch die Welt der wissenschaftlichen Erkenntnisse hat gezeigt: Miteinander ist nicht nur gut, weil es sich gut anfühlt, nein, Miteinander ist gut, weil es unseren Zusammenhalt, unsere Kooperation, unsere Empathie und unsere körperliche und psychische Gesundheit fördert. Es ist deshalb von überaus wichtiger Bedeutung, dass wir dieses Miteinander auch leben, es nicht vernachlässigen, es in unseren Alltag integrieren. Dass wir wertvolle Zeit mit anderen Menschen verbringen, im privaten, aber auch im beruflichen Alltag.

Grundsätzlich gilt hierbei: Miteinander fördert Miteinander. Wenn wir anderen nahe sind, wenn wir uns berühren und vertrauensvoll miteinander agieren, dann schütten wir Oxytocin aus, wir synchronisieren und all dies fördert wiederum unsere Fähigkeit und unsere Neigung, Miteinander aufzubauen.

Miteinander, Nähe und Oxytocin sind insbesondere in der frühen Kindheit wichtig, denn in dieser Zeit wird unsere Biochemie des Miteinanders geprägt – über epigenetische Mechanismen wird beeinflusst, wie das Oxytocinsystem langfristig funktioniert, wie es im späteren Miteinander mit anderen angeregt wird und uns erlaubt, in unserer sozialen Umwelt zu navigieren und uns weiterzuentwickeln. Zudem versorgt das frühe Miteinander das Kind mit Ruhe – seine Stresshormonfreisetzung wird verringert. Dies erlaubt dem Kind, entspannt seine Umwelt zu erkunden, effizient von ihr zu lernen und sich so eine hohe soziale und kognitive Kompetenz aufzubauen.

Eine gute Entwicklung des Oxytocinsystems und der übrigen Biochemie des Miteinanders nimmt bereits unter der Geburt seinen Anfang und wird durch die Erfahrungen des Miteinanders während der ersten Lebensjahre erheblich beeinflusst. Aber auch in der Mitte des Lebens begleitet uns das Oxytocin. Nähe und Miteinander können uns helfen, unseren Kindern fürsorgliche Eltern zu sein, vertrauensvolle Freundschaften aufrechtzuerhalten, erfüllende Partnerschaften zu erleben, gute Ergebnisse im Beruf zu erzielen und eine hohe psychische und körperliche Gesundheit aufrechtzuerhalten. Im letzten Lebensdrittel ist es umso mehr die medizinische Wirkung, die schützende und heilende Wirkung des Oxytocins, die von großer Bedeutung ist. Wir als Gesellschaft sollten die Rahmenbedingungen dafür schaffen, dass Menschen von all diesen Wirkungen des Oxytocins profitieren können, in der Kindheit, in der Mitte des Lebens und im Alter.

Darum soll es nun im zweiten Teil des Buches gehen. Ich werde in einer annähernd chronologischen Abfolge skizzieren, welche Rolle das Miteinander in den jeweiligen Lebensbereichen spielen kann, werde uns aber auch die Realität vergegenwärtigen und fragen, ob unsere Gesellschaft so gestaltet ist, dass wir das Miteinander entsprechend umsetzen und von dessen positiven Wirkungen profitieren können. Ebenso werde ich für jeden dieser Lebensbereiche ein paar Gedanken dazu skizzieren, was wir tun müssen, um aus der realen Welt eine Welt des Miteinanders zu machen. In der Hoffnung, dass Sie als Lesende den einen oder anderen Gedanken aufnehmen, weiterdenken und eigene Gedanken hinzufügen, für ihren persönlichen Alltag, aber auch, um die Rahmenbedingungen in unserer Gesellschaft zu verbessern. In einer Gesellschaft, die sich – wie im einleitenden Kapitel zusammengefasst – mit einem zunehmenden Fokus auf Effizienz und Optimierung immer weiter vom Miteinander zu entfernen scheint.

10 Von Anfang an auf gutem Kurs – Miteinander rund um die Geburt

Immer noch sitze ich auf meiner Bank mit Blick auf das Wattenmeer und die Kühe, überlege, wie ich dieses Kapitel über das Miteinander rund um die Geburt beginnen soll. Ich frage mich, wie sich ein Kind wohl fühlen mag, so kurz vor oder auch nach der Geburt. Das erste Mal in der Außenwelt. Ich schließe die Augen, höre das Meer. Wie passend. Klingt es so in der Gebärmutter?

Der Mensch wird geboren. Ein Organismus auf dem Sprung in die Welt, in eine soziale Welt. Bereits die ersten Schritte auf diesem Weg geben mitunter die Richtung vor. Eine vaginale oder auch spontane Geburt ebnet oft den Weg für die Entstehung von Engelskreisen – für ein gelingendes Miteinander mit einer regelmäßig hohen Oxytocinausschüttung, in dem das Kind eine hohe soziale Kompetenz entwickeln kann. Interventionen hingegen lassen das Kind bisweilen den steinigeren Weg gehen. Zwar müssen sie die Physiologie des Kindes nicht dauerhaft beeinflussen, jedoch bergen sie das Risiko, dass im Miteinander von Eltern und Kind Teufelskreise entstehen und diese dann, wenn sie nicht reflektiert und aufgebrochen werden, wiederum die soziale Entwicklung des Kindes belasten. Schauen wir uns das einmal genauer an.

Wenn ein Kind im Rahmen einer vaginalen Geburt zur

Welt kommt, wenn es nach der Geburt der Mutter auf die Brust gelegt wird, Haut-zu-Haut-Kontakt erlebt, vielleicht erste Versuche unternimmt, an ihrer Brust zu trinken, werden bei Mutter und Kind große Mengen Oxytocin ausgeschüttet. Der Stoff hemmt bei beiden die Stresshormonfreisetzung, beide beruhigen sich und erholen sich von der Geburt. Unter dem Einfluss von Oxytocin sind die Mutter und das neugeborene Kind motiviert, ihre Aufmerksamkeit auf den jeweils anderen zu lenken, sie können sich aufeinander einlassen, die Mutter berührt das Neugeborene, spricht mit ihm, es gelingt ihr gut, sich in das Kind einzufühlen, seine Signale zu erkennen, sich mit ihrer eigenen Physiologie an das Kind anzupassen und ihm bei der Regulation zu helfen. Das Kind schmiegt sich an, trinkt, wirkt zufrieden, die Mutter fühlt sich in ihrer elterlichen Intuition bestätigt, beide erleben ein herzliches Miteinander und schütten immer wieder Oxytocin aus, und die Mutter ist weiterhin hoch motiviert, sich in das Kind einzufühlen. Es entstehen die erwähnten Engelskreise einer gelingenden Gegenseitigkeit.

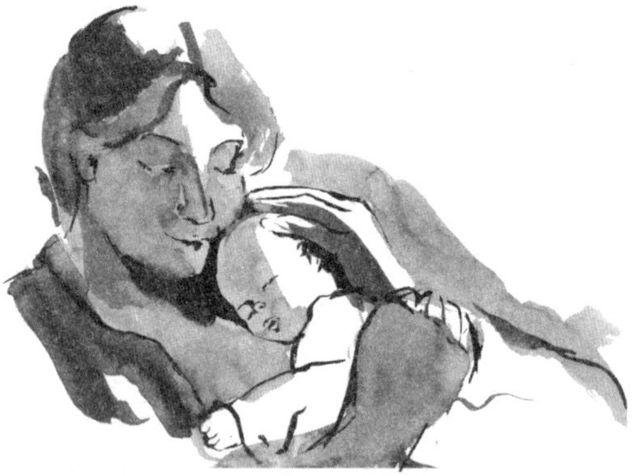

Studien zeigen, dass diese ersten Stunden nach der Geburt das Kind, seine Mutter und deren Beziehung langfristig beeinflussen. Babys, die in den ersten Stunden nach der Geburt einen Haut-zu-Haut-Kontakt erleben, können sich beispielsweise im Alter von einem Jahr besser selbst regulieren. Auch die Mütter sind ein Jahr später feinfühliger, und die Abstimmung und die Interaktion zwischen den beiden gelingen besser. Dies mag an den Engelskreisen liegen, und auch daran, dass sich das regelmäßig stimulierte Oxytocinsystem gut entwickelt und nicht etwa über einen epigenetischen Mechanismus heruntergefahren wird (siehe Kapitel 4 und 11). Eine sichere Bindung zwischen beiden kann entstehen und die Grundlage für die Entwicklung einer hohen emotionalen und sozialen Kompetenz des Kindes sowie einer hohen Resilienz bilden (Strüber 2024). Bereits die ersten Stunden des kleinen Menschen können über die Ausbildung von Engelskreisen die Wahrscheinlichkeit für diesen positiven Weg erhöhen.

Wenn aber das Geschehen rund um die Geburt anders gestaltet ist, wenn aufgrund von Interventionen nur wenig Oxytocin ausgeschüttet wird, wenn kein früher Hautkontakt gegeben ist, dann steigt die Wahrscheinlichkeit für den anderen, für den steinigeren Weg. Dies kann beispielsweise der Fall sein, wenn ein Kaiserschnitt durchgeführt wird. Viele Kinder entwickeln sich nach einem Kaiserschnitt sehr gut. Statistisch ist jedoch – wie eine Metaanalyse von über 20 Millionen Geburten aus 61 Studien zeigte – das Risiko für eine ganze Reihe von Störungen erhöht. So ist nach einem Kaiserschnitt das Risiko für eine Autismus-Spektrum-Störung um 33 Prozent und für eine ADHS um 17 Prozent größer als nach einer vaginalen Geburt (Zhang et al. 2019). Erleben Mutter und Kind eine Kaiserschnitt-Geburt, dann wird im mütterlichen Gehirn weniger Oxytocin ausgeschüttet, oft verbunden mit der Folge, dass die Mutter nach der Geburt weniger ruhig ist und sich weniger gut auf das Miteinander mit dem Kind einstellen kann. Auch die Geburtseinleitung, eine Periduralanästhesie oder auch Stress unter der Geburt können die Oxytocinfreisetzung unmittelbar nach der Geburt beeinträchtigen – und hiermit das frühe Miteinander von Mutter und Kind. Studien zufolge sind die betroffenen Frauen nach der Geburt gestresster und ängstlicher, und sie können sich auch beim Stillen weniger gut auf das Neugeborene einlassen (Rydahl et al. 2021).

Wenn der Oxytocinschub nach der Geburt ausbleibt und Mutter und Kind sich weniger gut von den Belastungen erholen können, wenn beide gestresst sind und es der Mutter schwerer fällt, sich in das Kind einzufühlen und es zu regulieren, dann entstehen in den ersten Tagen und Wochen nach der Geburt mitunter die eben erwähnten Teufelskreise einer problematischen Interaktion. Das Kind ist gereizt, der Mutter fällt es ohne Oxytocinschub schwerer, die Signale des Kindes zu lesen, das Kind bleibt gereizt, die Mutter fühlt sich überfordert und gestresst, ihre Feinfühligkeit nimmt ab, sie kann weniger gut auf das Kind eingehen und das Kind fühlt sich nicht sicher und aufgefangen. Es bleibt gereizt, die Mutter bleibt überfordert. Die Synchronität der beiden ist gering. Oft steigt auch der Vater in den Teufelskreis mit ein, die Stimmung in der Familie ist angespannt.

Oft ist nun Unterstützung der jungen Familie gefragt. Die Eltern brauchen Zeit, Ruhe und Kraft, um sich auf das gereizte Kind einzulassen, es aufzufangen, sich selbst zu spüren, die Teufelskreise aufzubrechen und Engelskreise einer gelingenden Gegenseitigkeit aufzubauen. Da kann es sehr sinnvoll sein, wenn sie die Möglichkeit haben, Haushaltsaufgaben oder die Betreuung älterer Kinder zu delegieren und darin unterstützt werden, die kindlichen Signale zu lesen und wieder Zugang zu ihren intuitiven Ressourcen zu finden. Auch Berührungen können helfen, denn diese fördern, wie oben erläutert, die Oxytocinfreisetzung und hiermit den Übergang zu den Engelskreisen. Verschiedene bindungsfördernde Maßnahmen, Babymassage oder auch »emotionelle erste Hilfe«[1] bieten sich ebenfalls an, um ein sich selbst aufrechterhaltendes gelingendes Miteinander zu erreichen.

Ist die Interaktion in der Familie jedoch anhaltend problematisch, könnte sich dies unter Umständen auf den epigenetischen Zustand des kindlichen Oxytocinsystems auswirken und ein erhöhtes Risiko für eine ungünstige psychische Entwicklung des Kindes mit sich bringen.

Die problematische Geburt muss hiernach keine biologischen oder psychologischen Schädigungen beim Kind verursachen, sondern könnte schlicht soziale Teufelskreise einer weniger harmonischen Interaktion einleiten. Dies wiederum dürfte das Risiko für negative Folgen, etwa für epigenetische Veränderungen und die Entstehung einer ADHS fördern. Das Gute an Teufelskreisen ist aber, dass sie, wie eben beschrieben, mit Unterstützung, Berührungen, Nähe und bindungsfördernden Maßnahmen aufgebrochen werden können.

Es ist also gut möglich, einen schwierigen Start in das Leben später auszugleichen. Dies ist jedoch mitunter mühevoll. Wann immer wir die Wahl haben, sollten wir uns daher für die vaginale Geburt entscheiden. Manchmal geht es jedoch nicht anders. Die Geburt verläuft anders als geplant. Medizinische Gründe erfordern die beschriebenen Interventionen. Dann kann uns das Wissen darum, dass wir uns so leicht in Teufelskreisen verfangen, helfen, diese zu verhindern oder aus ihnen auszubrechen. Wir sollten uns deutlich machen: Kinder können nichts dafür, wenn sie nach einer problematischen Geburt ein schwieriges Temperament haben, und Eltern können nichts dafür, wenn das Elternsein nach einer problematischen Geburt schwieriger ist. Mit diesem Wissen im Hintergrund sollten wir nicht zögern, uns Unterstützung zu suchen.

Unsere Welt!

Schauen wir auf den Alltag im Kreißsaal Hier prägen regelmäßige Interventionen das Geburtsgeschehen. Geburtseinleitungen, Periduralanästhesien und viele weitere Eingriffe sollen die Geburt unterstützen. Oft erfordert eine Intervention (wie eine Einleitung) eine weitere (etwa eine Anästhesie), und es treten Interventionskaskaden ein. Viele Interventionen sind medizinisch notwendig, jedoch werden sie nach Meinung von Fachverbänden und Wissenschaftlern zu häufig und zu schnell eingesetzt, Tendenz steigend.

Aber warum finden zunehmend Interventionen statt? Wir ahnen es! Neben medizinischem Fortschritt, Haftungsfragen und Vorlieben der Patientinnen sind es auch ökonomische Gesichtspunkte, die hier eine Rolle spielen. Eigentlich benötigt eine Frau unter der Geburt die kontinuierliche Betreuung durch eine Hebamme. Es sind jedoch nicht immer ausreichend Hebammen im Kreißsaal, um die Frauen unter der Geburt so zu betreuen, dass die vaginale Geburt ohne Interventionen stattfinden kann. Die Hebamme und Dozentin Tara Franke bezieht sich in einem Artikel zwar nicht auf Interventionen, dennoch ist das, was sie über den Hebammenalltag schreibt, hoch relevant:

> »*Immer häufiger hätten Hebammen mehrere Gebärende gleichzeitig zu betreuen und dazu noch weitere Aufgaben in der Ambulanz oder Schwangerenstation zu erledigen. Deshalb seien sie oft nicht in der Lage, den Gebärenden die nötige Unterstützung zu geben. Den Berichten der Kolleginnen zufolge fördere die fehlende Zeit für die einzelne Frau lange Liegezeiten am CTG, die Gabe von Schmerzmitteln und Periduralanästhesien und weitere geburtshilfliche Interventionen*«.[2]

Die Dozentin unterstreicht die Forderung der Fachverbände nach einer kontinuierlichen Betreuung der Gebärenden, betont jedoch auch, dass die zunehmende Ökonomisierung der Geburtshilfe mit ihren schlechten Personalschlüsseln dieses Ziel in die Ferne gerückt habe.

Schauen wir auf den Kaiserschnitt, dann sehen wir, dass dieser heutzutage ganz weit vorne ist. Jahrzehntelang stieg die Kaiserschnittrate weltweit stark an. In Deutschland verdoppelte sie sich von 1991 bis 2010 und liegt nun bei etwas über 30 Prozent, in Ländern wie der Türkei sogar bei über 50 Prozent. Der Anstieg ist zum Teil medizinisch begründet, etwa durch ein höheres Alter der Schwangeren oder eine Zunahme an Adipositas, hat aber auch damit zu tun, dass ein Kaiserschnitt im Klinikalltag besser planbar ist und finanziell höher vergütet wird als eine vaginale Geburt (Schrey-Petersen 2024). Ob letztere Gründe rechtfertigen, das Risiko eines Menschen für eine ungünstige Entwicklung zu erhöhen, bleibt fragwürdig. Krankenhausbilanzen und Fallpauschalen sind Risikofaktoren. Man könnte sich fragen, ob nicht viele spätere gesellschaftliche Kosten für die Behandlung psychischer und körperlicher Erkrankungen reduziert werden könnten, wenn der Mensch mit einer vaginalen Geburt und viel Oxytocin gleich zu Beginn auf den richtigen Weg gebracht werden würde.

Was tun?

Das Programm »Mensch« hat die neurobiologischen Abläufe rund um die Geburt fein choreografiert, um Menschen bestmöglich auf ein Leben im Miteinander einzustellen. Dieser Choreografie folgen wir mit einer vaginalen Geburt, also dann, wenn wir die Natur einfach machen lassen.

Frauen brauchen zum Gebären Ruhe. Sie brauchen Zeit. Sie brauchen die kontinuierliche und warmherzige Unterstützung durch eine Hebamme. Durch eine Hebamme, die Zeit für sie hat, die ihre Bedürfnisse erkennt und berücksichtigt. Die sie berührt und beruhigt. Die das Risiko von voreiligen, medizinisch nicht nötigen Interventionen einzuschätzen weiß. Die weiß, dass auch das frühe Miteinander von Mutter und Kind zu den Notwendigkeiten rund um die Geburt gehört und darauf achtet, dass diesem eine hohe Priorität eingeräumt wird. Die Umsetzung der von Fachverbänden geforderten hebammengeleiteten kontinuierlichen 1:1 Betreuung unter der Geburt sollte deshalb Vorrang vor ökonomischen Interessen haben.

Blicken wir auf die Familien, dann wäre es wichtig, dass Schwangere und ihre Familien sich der neurobiologischen und psychologischen Abläufe bewusst sind und über Risiken vorab gut informiert werden, um eine reflektierte Entscheidung im Hinblick auf die Durchführung von Interventionen und den Geburtsmodus treffen zu können. Und wenn es unter der Geburt nicht optimal lief, wenn doch Interventionen stattgefunden haben oder das Kind viel zu früh geboren wurde, dann könnten die Familien darüber informiert werden, dass es zunächst ein wenig schwieriger werden könnte, dass man aber Teufelskreise gut durchbrechen kann, zur Not mit Unterstützung. Ebenso könnte auf die Kraft von Berührungen und Haut-zu-Haut-Kontakt verwiesen werden, wie es im Falle Frühgeborener bereits stattfindet. Auch Säuglinge mit einem niedrigen Geburtsgewicht können davon profitieren und entwickeln sich besser, wenn sie in den ersten Monaten mehr berührt werden. Auch nach einem Kaiserschnitt oder anderen Interventionen kann ein Fokus auf Nähe und Berührungen Ruhe in die Beziehung bringen und den Aufbau einer sicheren Bindung begünstigen. Liebevolles Streicheln,

Babymassage, Stillen – all dies führt zuverlässig zu einer Oxytocinfreisetzung bei Eltern und Kind und ebnet damit den Weg in eine gute körperliche und psychische Gesundheit des Kindes.

11 Geborgen aufwachsen – Miteinander in der Familie

Als ich gegen Ende meines Studiums schwanger wurde, hatte ich mir das Leben mit Kind recht einfach vorgestellt. Der Vater musste beruflich pendeln und konnte seine Arbeitszeit nicht einschränken, also dachte ich, ich könne ja zu Hause bleiben, mich fürsorglich und bindungsorientiert um das Kind kümmern und ganz nebenbei meine Doktorarbeit schreiben. Ich sah mich am Rechner sitzen, mein Kind selbstvergessen und froh auf dem Teppich spielend.

Wie unfassbar naiv!

Dass dieser Plan meilenweit entfernt von einer möglichen Umsetzung war, lag nicht nur daran, dass sich schnell herausstellte, dass es sich bei dem Kind um Zwillinge handelte, und außerdem um sehr ungeduldige Zwillinge, sondern auch daran, dass mir zuvor nicht klar war, dass Kinder Bedürfnisse haben, die unvereinbar mit einer entspannten Tätigkeit im Homeoffice sind. Warum ich das mit der Doktorarbeit trotzdem geschafft habe, werde ich im nächsten Kapitel einräumen, schauen wir hier auf das Kind.

Was braucht ein Säugling? Er braucht zugewandte und zuverlässig verfügbare Bindungspersonen, die ihn berühren, die ihn trösten, die seine Gefühle spiegeln und mit ihm ein synchrones Miteinander aufbauen. Er braucht diese Unterstützung, damit seine innere Welt reguliert wird und er in der

Lage ist, entspannt seine Umwelt zu erkunden und das soziale Miteinander mit anderen zu üben. Und er braucht das sichere Wissen darum, dass diese Unterstützung auch vorhanden ist – damit er sich sicher fühlt.

In meinem Buch »Die erste Bindung« gehe ich auf dieses frühe Miteinander von Eltern und Kind ausführlich ein und beschreibe auch Langzeitstudien, in denen deutlich wird, dass die frühe sichere Bindung die Basis dafür ist, dass Kinder sich im Hinblick auf ihre emotionalen und sozialen Fähigkeiten und auch ihre kognitive Kompetenz meist sehr gut entwickeln.

In diesem Kapitel möchte ich vor allem auf Aspekte des Miteinanders von Eltern und Kind blicken, die uns bereits im ersten Teil des Buches begegnet sind – auf die so wichtige Coregulation, auf Oxytocin und Synchronität.

Schauen wir auf den Säugling: Nicht nur für uns Erwachsene ist die Welt mitunter schwierig, auch für Säuglinge ist sie herausfordernd. Wenn einem der Schnuller aus dem Mund fällt oder der Keks. Oder wenn man richtig Hunger hat, Mama aber gerade Auto fährt. Wenn man zu Papa auf den Schoß möchte, er aber gerade telefoniert. Wenn es zu heiß ist oder zu kalt. Zu dunkel oder zu hell. Zu laut oder zu leise. Und man all das nicht beeinflussen kann. Dann regt man sich selbstverständlich auf. Der sympathische Teil des autonomen Nervensystems wird aktiv und das, was wir als Kampf-Flucht-Reaktion bezeichnen, kommt über einen: Die Herzfrequenz geht hoch, der Blutdruck auch und die eigene Stimme wird unangenehm schrill.

Der Säugling ist im Umgang mit seinem Inneren noch völlig überfordert. Er weiß nicht, wie seine Gefühle heißen, wie er sie einordnen soll, und er kann seine Gefühle erst recht nicht regulieren. Wenn er gestresst oder verstimmt ist, dann ist er in seinen Gefühlen gefangen. Er braucht – wie in Kapitel 6 beschrieben – die Unterstützung seiner Bindungspersonen. Ich werde nun von Eltern sprechen, es kann sich dabei aber auch um andere zugewandte, sich einfühlende und zuverlässig verfügbare Erwachsene handeln.

Seine Eltern trösten den Säugling. Sie nehmen ihn in den Arm, berühren ihn, reden zärtlich mit ihm, spiegeln seine Gefühle und synchronisieren sich mit ihm, er schüttet Oxytocin aus. Schauen wir uns diese elterliche Unterstützung nun einmal genauer an und blicken wir nacheinander auf (1) Berührungen, Nähe, Körperkontakt, (2) Zärtliches Reden und markiertes Spiegeln, (3) das Synchronisieren und (4) die Oxytocinfreisetzung:

(1) *Berührungen, Nähe, Körperkontakt* – all dies ist für den Säugling überlebenswichtig. Die Berührungen führen zu einer Oxytocinfreisetzung, beruhigen den Säugling und ermöglichen ihm, seine Eltern mit allen Sinnen kennenzulernen, sie aus geringer Entfernung zu sehen, zu riechen, ihre Stimme zu hören. Und auch die Eltern profitieren von der Nähe, auch bei ihnen wird Oxytocin freigesetzt und fördert ihr fürsorgliches Verhalten, ihre Fähigkeit, die Signale des Kindes zu erkennen und darauf zu reagieren, ihre Bereitschaft, sich auf das Kind einzulassen, aber auch ihre eigene positive Stimmung. Die körperliche Nähe kann hierüber Engelskreise einer positiven Gegenseitigkeit in Gang setzen.

(2) *Zärtliches Reden und markiertes Spiegeln* – auch damit unterstützen Eltern ihr Kind in der Regulation seiner inneren Gefühlswelt. Auch wenn dies den Eltern nicht immer bewusst ist. Sie unterstützen das Kind, indem sie die kindlichen Gefühle in einer markierten Weise spiegeln, das heißt, sie bilden den kindlichen inneren Zustand mit ihrer Mimik ab, mischen aber der gespiegelten Mimik positive Gefühle bei und helfen dem Kind dadurch, seine Gefühle zu regulieren (siehe Kapitel 6).

(3) *Synchronisieren* – wenn man im Kontext der Eltern-Kind-Beziehung über Synchronität redet, sollte man sich immer deutlich machen, was eigentlich gemeint ist. In den vorherigen Kapiteln bezeichnete der Begriff »Synchronität« immer eine Gleichzeitigkeit, etwa die Gleichzeitigkeit von Handlungen oder physiologischen Prozessen. Im Zusammenhang mit der Eltern-Kind-Beziehung beschreibt der Begriff Synchronität häufig nicht die Gleichzeitigkeit, sondern die Koordination von Verhalten. Es beschreibt Verhaltensweisen, die nicht zeitgleich auftreten, aber einem vorhersehbaren Muster oder Rhythmus folgen – schematische Muster üblicher Abläufe im Miteinander. Das Kind gurrt – der Vater lächelt. Auch das markierte Spiegeln gehört dazu. Dieses synchrone Miteinander von Eltern und Kind wird auch als »rhythmischer Tanz« beschrieben (Bell 2020). Das Kind erlebt im Miteinander immer wieder diese zeitliche Koordination von Verhalten. Es gibt dem Kind Sicherheit und unterstützt es darin, sich selbst regulieren zu können.

Es kommt im Miteinander der Eltern-Kind-Beziehung aber auch zu einer tatsächlichen Gleichzeitigkeit von Verhalten und physiologischen Prozessen. Hier ist der Begriff »Synchronität« wieder wörtlich zu nehmen. Die Eltern fühlen sich in den Säugling ein, synchronisieren ihre inneren Prozesse mit dem Kind und helfen ihm damit, sich zu regulieren.

IM DETAIL: Zunächst passen sich die Eltern an den Säugling an. Wissenschaftler beschreiben diesen Vorgang am Beispiel des Miteinanders von Müttern mit ihrem unruhigen Kind: *»Während der Interaktion von Angesicht zu Angesicht passen die Mütter ihren Herzrhythmus an den ihres Säuglings an, und der Säugling wiederum passt seinen Rhythmus mit einer Verzögerung von weniger als einer Sekunde an den der Mutter an, sodass eine biologische*

Synchronität bei der Beschleunigung und Verlangsamung der Herzfrequenz entsteht.« (Feldman et al. 2011, S. 574; Übersetzung der Autorin.)

Wie es weitergeht, wenn das Kind innerlich gestresst ist, habe ich bereits in Kapitel 6 beschrieben: Im Gegensatz zum Kind ist die Mutter in der Lage, ihren inneren Zustand zu regulieren. Sie macht dies und überträgt ihre Ruhe durch die Synchronisation auf ihr Kind.

Nicht nur die Herztätigkeit ist im Miteinander von Eltern und Kind synchronisiert, sondern auch ihre Gehirnaktivität. In verschiedenen Studien wurde deutlich, dass die Gehirne von Eltern und Kind im Miteinander gekoppelt sind. Diejenigen von Mutter und Kind etwas stärker als die von Vater und Kind (Liu et al. 2024). Ob dies biologisch begründet ist oder einfach darin, dass die Mutter zuvor mehr Zeit mit ihrem Kind verbracht hat, oder die höhere Synchronität bereits durch die Zeit in der Gebärmutter vorbereitet wurde, konnte hier nicht geklärt werden. In einer Untersuchung der Mutter-Kind-Synchronität zeigte sich, dass die Kopplung besonders hoch ist, wenn die Mütter feinfühlig sind. Neigen die Mütter hingegen zu überkontrollierendem und intrusivem Verhalten, dann ist die Synchronität verringert (Endevelt-Shapira und Feldman 2023). Auch chronischer Stress kann die Synchronität vermindern (siehe unten).

(4) *Oxytocinfreisetzung* – Immer wieder wird im Miteinander von Eltern und Kind Oxytocin ausgeschüttet. Je höher die elterliche Oxytocinfreisetzung, desto synchronisierter sind die Eltern mit ihrem Kind. Auch weitere angemessene elterliche Verhaltensweisen werden unter dem Einfluss von Oxytocin verstärkt.

AUS DER FORSCHUNG: Eine Metaanalyse zahlreicher Studien, in denen Eltern und ihre Kinder im Spiel oder während des Hautkontaktes untersucht wurden, bestätigte, dass Oxytocin angemessenes elterliches Verhalten fördert. Eltern mit höherem Oxytocinspiegel waren in ihrem Miteinander mit dem Kind ansprechbarer, engagierter und stärker mit dem Kind synchronisiert als Eltern mit geringem Oxytocinspiegel. Die Metaanalyse verglich zudem mütterliches und väterliches Verhalten. Deutlich wurde, dass Mütter mit hohem Oxytocinspiegel sich als sehr feinfühlig im Umgang mit ihrem Kind erwiesen, häufig in einer den kindlichen Bedürfnissen angepassten Sprache mit ihrem Kind redeten, und es zärtlich berührten, Mütter mit niedrigem Oxytocinspiegel hingegen weniger. Bei den Vätern galt: Je höher der Oxytocinspiegel, desto stimulierender gingen sie mit ihrem Kind um und desto häufiger zeigten die Väter auf Objekte (Scatcliffe et al. 2019; siehe auch Strüber 2024).

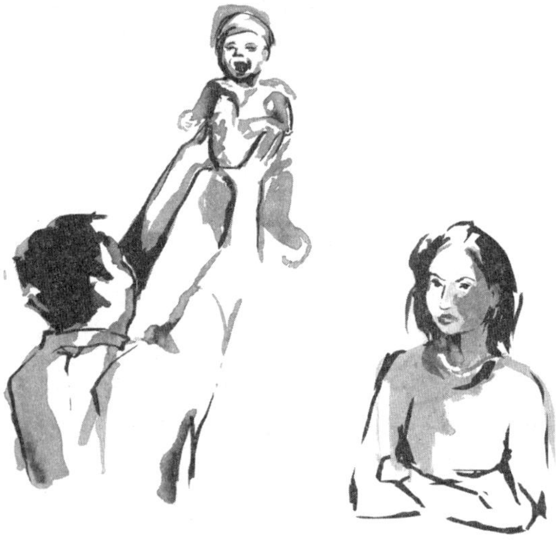

Auch der Säugling schüttet infolge des zugewandten elterlichen Verhaltens Oxytocin aus. Je höher das elterliche Engagement und je abgestimmter die positiven Gefühle, desto höher ist auch die Oxytocinfreisetzung beim Kind.

Berührungen, zärtliches Reden und markiertes Spiegeln, Synchronisieren, Oxytocin – dieses frühe Miteinander prägt das Kind. Das frühe Erleben eines gut abgestimmten und positiven Miteinanders beeinflusst seine Entwicklung langfristig. Darum soll es nun gehen.

Beeinflusst wird etwa das kindliche Oxytocinsystem. Dessen Prägung durch frühe Erfahrungen habe ich in Grundzügen bereits in Kapitel 4 beschrieben. Dort ging es vor allem um extremere Erfahrungen wie Vernachlässigung. Eine weitere Studie legt nahe, dass auch Unterschiede im mütterlichen Engagement das kindliche Oxytocinsystem längerfristig beeinflussen können: Je engagierter die Mutter, desto besser entwickelt sich das Oxytocinsystem – das Kind hat gute Chancen auf eine gute emotionale und soziale Entwicklung. Wird es infolge eines geringen mütterlichen Engagements hingegen epigenetisch heruntergefahren, dann geht dies mitunter mit einem vermehrten Unbehagen des Kindes einher und kann das Risiko für die Entwicklung von ADHS oder Autismus begünstigen.

AUS DER FORSCHUNG: Wissenschaftler aus Leipzig und den USA konnten in ihren Untersuchungen zeigen, dass das Säuglingsalter eine sensible Entwicklungsphase darstellt, in der das Oxytocinsystem durch die Umwelt beeinflusst wird. Fokus ihrer Studie war die Mutter-Kind-Interaktion, die Väter wurden nicht untersucht. Es wurde deutlich: Je engagierter die Mütter im Alter von fünf Monaten des Kindes waren, je gesprächiger, näher, aufmerksamer, positiv gestimmter sie waren und je mehr sie ihren Säugling berührten, desto weniger war ein Jahr später das Gen für den Oxytocinrezeptor epigenetisch markiert. Und das wiederum ist gut! Wenn nämlich viele epigenetische Markierungen vorhanden sind, dann verhindern diese, dass das Gen abgelesen werden kann, und es werden weniger Oxytocinrezeptoren ausgebildet. Das Oxytocin kann dann nicht binden und nicht wirken. Dies ist bei den fürsorglich bemutterten Kindern nicht der Fall. (Im Umkehrschluss bedeutet dies: Je weniger aufmerksam und positiv die Mütter, je weniger sie das Kind berühren, desto stärker ist das Gen für den Rezeptor epigenetisch markiert oder auch »abgeschaltet« und desto weniger Bindungsstellen werden ausgebildet. Das Oxytocin kann nicht gut wirken, das Oxytocinsystem ist herunterreguliert.)

Es zeigten sich zudem Auswirkungen auf das kindliche Verhalten: Je stärker das Gen für den Oxytocinrezeptor im Alter von 18 Monaten epigenetisch markiert oder »abgeschaltet« war, desto größer war das kindliche Unbehagen im selben Alter gegenüber aversiven Geräuschen, starken Gerüchen, hellem Licht und enger oder schlechtsitzender Kleidung.

Dieses Unbehagen beziehungsweise die atypische sensorische Verarbeitung kann wiederum daran beteiligt sein, dass ein Säugling sich aus sozialen Interaktionen zurückzieht und unter Umständen Störungen wie die Aufmerksamkeitsdefizit-Hyperaktivitätsstörung oder die Autismus-Spektrum-Störung entwickelt.

Die Forscher argumentieren, dass mit einem Training versucht werden könnte, das elterliche Engagement zu steigern, um die kindliche Entwicklung zu fördern (Krol et al. 2019).

Diese Studie zeigt, wie wichtig das erste Lebensjahr eines Kindes ist, wie wichtig es ist, dass das Kind in diesem ersten Lebensjahr ein einfühlsames und aufmerksames Eingehen auf seine Bedürfnisse erfährt, um eine hohe emotionale und soziale Kompetenz und eine hohe psychische Gesundheit zu entwickeln.

Andere Studien schauen auf andere kindliche Eigenschaften, etwa auf die spätere Fähigkeit des Kindes, seine Gefühle regulieren zu können. Langzeitstudien zeigen, dass Kinder, die als Säuglinge und Kleinkinder ein positives und feinfühliges elterliches Verhalten und immer wieder ein synchrones Miteinander erleben, auch in den darauffolgenden Jahren ihre Gefühle besser regulieren können. Sie sind weniger negativ und haben häufiger positive Gefühle. Ihre Fähigkeit, die Gefühle gut selbst regulieren zu können, fördert wiederum die Schulreife, positive Beziehungen zu Gleichaltrigen und eine hohe psychische Gesundheit in späteren Jahren (Bell 2020). Die Kinder sind auch im Jugendalter empathischer und stärker moralisch orientiert und sie können sich besser in andere hineinversetzen. Bei Kindern hingegen, die in ihrer frühen Kindheit nur wenig Synchronität erfuhren, werden häufiger Risikoverhalten, Temperamentschwierigkeiten oder ängstliches oder depressives Verhalten beobachtet (Leclère et al. 2014).

Nicht nur in der frühen Kindheit ist das einfühlsame Eingehen auf die kindlichen Bedürfnisse wichtig. Auch ältere Kinder sind auf die elterliche Unterstützung angewiesen, wenngleich ihre emotionalen und sozialen Fähigkeiten ebenso wie ihr Radius stetig zunehmen. Auch ältere Kinder synchronisieren mit ihren Eltern und auch für dieses Miteinander gilt: Je besser die Synchronität, desto besser die Kooperation – was wiederum für den Alltag nicht unwichtig ist.

AUS DER FORSCHUNG: Untersuchungen der Hirnaktivität von Eltern und ihren fünf bis neun Jahre alten Kindern zeigten, dass sich die Aktivität präfrontaler Bereiche synchronisierte, wenn Eltern und Kind in einem Spiel miteinander kooperierten. Die Synchronität trat nur im Rahmen dieser Kooperation auf, nicht aber dann, wenn Eltern und Kind im Spiel konkurrierten und auch nicht, wenn die Kinder mit einem fremden Erwachsenen spielten. Besonders interessant war in dieser Studie, dass das Ausmaß der Synchronität in einem Aufgabenblock die kooperative Leistung im zweiten Aufgabenblock vorhersagen konnte – die Synchronität scheint die Kooperation zu fördern (Reindl et al. 2018).

Schauen wir auf die sich daran anschließenden Jahre, auf die Jugend als eine Zeit der Ablösung und Selbstfindung, dann birgt diese Zeit natürlich zahlreiche weitere Herausforderungen für das Miteinander. Denn vieles läuft anders als zuvor.

So funktioniert etwa das mit der elterlichen Beruhigung des Stresssystems nicht mehr so gut. Wenn Kinder Stress haben, dann dämpft die Anwesenheit der Eltern meist die Freisetzung der Stresshormone. In einer Studie zeigte sich: Bei neun bis zehnjährigen Kindern funktioniert dies noch gut, bei 15 bis 16-jährigen Jugendlichen nicht mehr (Hostinar et al. 2015). Die Jugendlichen müssen scheinbar mehr als zuvor allein mit ihrem Stress zurechtkommen oder sich im Miteinander mit Gleichaltrigen regulieren. Auch die Erforschung der Synchronität der Gehirne von Eltern und älteren Kindern legt nahe, dass es nun auch sehr auf die gemeinsamen *positiven* Momente im Miteinander der Familie ankommt.

AUS DER FORSCHUNG: In einer Studie wurde bei Eltern und ihren durchschnittlich 12 Jahre alten Kindern mithilfe von EEG-Untersuchungen die Synchronität ihrer Hirnaktivität gemessen, während sie gemeinsam emotionale Erfahrungen machten. Es zeigte sich, dass in den Familien, in denen die Eltern sich durch ein hohes Interesse an ihrem Kind, durch ein hohes Maß an Fürsorge und Wärme auszeichnen und in denen die Kommunikation und die Beziehung mit dem älteren Kind von hoher Qualität sind, beim gemeinsamen Erleben positiver Emotionen eine besonders ausgeprägte Synchronität entsteht. Bei Familien mit einem weniger harmonischen Miteinander war dies nicht gleichermaßen gegeben (Deng et al. 2024).

Wenn Eltern und Kind es schaffen, Aktivitäten zu finden, die ihnen gemeinsam Freude bereiten, dürfte dies eine Basis für eine weiterhin gute Beziehung sein. Sobald im Miteinander eine hohe Synchronität entsteht, können sich daraus eine funktionierende Kommunikation, ein gutes gemeinsames Verständnis, eine engagierte Kooperation und eine hohe Empathie ergeben. Es können Engelskreise einer gelingenden Interaktion entstehen, die auch in diesem Alter eine sichere Beziehung ermöglichen. Und das ist wichtig! Auch wenn sie ihren Stress mitunter selbst regulieren müssen: Auch Jugendliche benötigen einen sicheren Hafen, in den sie einkehren können, wenn sie von den Herausforderungen des Lebens überfordert sind, und eine sichere Basis, die ihnen ausreichend Halt gibt, um effizient zu lernen, um Neues zu erproben und um sich in ihrer neuen Selbstständigkeit selbst zu verwirklichen (siehe auch Strüber 2021).

Das ist die ideale Welt.

Aber wie sieht es in der wirklichen Welt aus?

Unsere Welt!

Die Anforderungen an heutige Eltern sind groß. Der Druck, alles richtig zu machen, lastet vielen auf den Schultern. Ebenso der Druck, den Spagat der Vereinbarkeit von Elternschaft und Beruf zu bewältigen. Der Druck wird auch nicht dadurch geringer, dass die Welt der sozialen Medien nahelegt, dass andere diesen Spagat auch schaffen. Und dabei auch noch gut aussehen. Und eine aufgeräumte Küche haben. Je nach individueller Neigung fühlen wir uns von der Optimierungswelle erschlagen oder wir versuchen noch, auf ihr mitzusurfen.

Viele Eltern sind gegenwärtig mehr als überfordert. Und sie sind allein. Die eigenen Eltern oft Hunderte von Kilometern entfernt, die Nachbarn mit sich selbst beschäftigt. Da hört man mitunter von dem afrikanischen Sprichwort »Es braucht ein ganzes Dorf, um ein Kind zu großzuziehen« und fragt sich, wo denn bloß das Dorf geblieben ist. Aber dann fällt einem ein, dass eine solch gemeinschaftliche Erziehung ohnehin nicht unser Stil in der westlichen Welt ist (siehe Kapitel 16). Wir sind allein.

Der Alltag hat es in sich. Man kommt vom Job, holt die Kinder ab, springt auf dem Rückweg noch schnell in den Supermarkt, und dann geht es los. Die Kinder sind hungrig, man selbst irgendwie auch, aber das ist egal, das Telefon klingelt, der Einkauf muss eingeräumt werden, die Geschirrspülmaschine ausgeräumt, die Kinder sind noch immer hungrig und haben auch darüber hinaus alle zwei Minuten irgendein Bedürfnis oder streiten sich miteinander um eine Nichtigkeit wie einen Holzkochlöffel – und das Nudelwasser will einfach nicht schneller kochen. Da geht die Feinfühligkeit hops. Und es ist nicht verwunderlich, dass in diesem gestressten Zustand auch die Synchronität im Miteinander vermindert ist.

AUS DER FORSCHUNG: In einer gemeinsamen Studie von Wissenschaftlern aus Singapur, Italien, den USA und Großbritannien wurde der Einfluss von Stress auf das Miteinander von Müttern mit ihren drei bis vierjährigen Kindern untersucht, während sie gemeinsam einen animierten Film sahen. Es zeigte sich: Je gestresster die Mütter waren, desto weniger synchronisiert waren bestimmte präfrontale Bereiche der Gehirne der Mütter mit denen ihrer Kinder (Azhari et al. 2019).

Der Befund, dass elterlicher Stress die Synchronität vermindern und hiermit das positive Miteinander von Eltern und Kind beeinträchtigen kann, ist nicht ganz unproblematisch, schließlich sind es oft das familiäre Miteinander und die Koordination der Bedürfnisse aller Beteiligten und der übrigen Notwendigkeiten des Alltags, die eine wesentliche Quelle für elterlichen Stress darstellen können.

Der chronische Stress der Eltern kann nicht nur die Synchronität von Eltern und Kind beeinträchtigen, sondern auch das elterliche Gehirn in den Stressmodus bringen und ihre Feinfühligkeit beeinträchtigen.

AUS DER FORSCHUNG: Eine Studie macht deutlich: Wenn Mütter (nur die wurden hier untersucht) chronisch gestresst sind, dann reagiert ihr Gehirn auf das Schreien eines Säuglings mit einer verminderten Aktivität der sogenannten Insula, einer Hirnstruktur, die für die Verarbeitung von Emotionen wichtig ist. Die Mütter sind außerdem weniger feinfühlig: Je geringer die Aktivität der Insula, desto unsensibler (Kim et al. 2020).

Der chronische Stress der Eltern kann der kindlichen Entwicklung schaden. Kinder benötigen feinfühlige Eltern, denen es gelingt zu erkennen, wann sie Unterstützung benötigen und wann sie in der Lage sind, selbstständig zu handeln. Kinder brauchen Eltern, die sich dann, wenn sie Unterstützung benötigen, mit Nähe und Berührungen auf sie einlassen, sie beruhigen. Vielleicht nicht immer, aber oft genug. Darauf komme ich gleich zurück.

Oft ist das elterliche Leben gegenwärtig so gestaltet, dass kein Elternteil ausreichend Zeit hat, sich mit viel Nähe auf das Kind einzulassen. Engelskreise, in denen das Miteinander wiederum Miteinander fördert, können sich nicht entwickeln. Dies kann dann geschehen, wenn Kinder belastet sind und ein Bedürfnis nach Nähe haben, die Eltern dies aber aus zeitlichen Gründen nicht erfüllen können, und dieser Umstand nicht nur die Belastungen des Kindes verstärkt, sondern über die dann ausbleibende Oxytocinfreisetzung auf Seiten der Eltern auch die elterliche Intuition blockiert. Den Eltern selbst fehlt infolge des Mangels an Nähe und Berührungen mit dem Kind das Oxytocin, das ihnen eigentlich helfen sollte, liebevoll und fürsorglich mit dem Kind umzugehen.

Unabhängig vom Alter der Kinder ist unser von hektischer Eile und viel zu vollen Terminkalendern geprägte Lebensstil nicht das, was das kindliche Gehirn für eine hohe körperliche und psychische Gesundheit brauchen würde. Wobei wir das wahrscheinlich alle wissen oder zumindest erahnen. Unsere persönlichen Umstände und die gesellschaftlichen und politischen Gegebenheiten erschweren es uns aber, daran etwas zu ändern.

Wenn Eltern hochgradig gestresst sind, wenn es ihnen daraufhin an Oxytocin, Synchronität und Feinfühligkeit mangelt, dann haben sie immer weniger Zugriff auf ihre elterliche Intuition, sie sind verunsichert. Da hilft auch nicht der Umstand, dass in einem Haufen von Ratgeberliteratur Erziehungstipps angeboten werden, die sich in ihren Aussagen zum Umgang mit dem Kind häufig diametral unterscheiden. Und wenn dann noch verschiedene Erziehungsstile gemeinsam in einen Topf geworfen werden, sind Eltern am Ende oft völlig verwirrt. Soll ich nun mein Kind bindungsorientiert erziehen oder gehöre ich dann zu den schlimmen Helikoptereltern, vor denen alle warnen?

Viele Eltern folgen gegenwärtig einem bindungsorientierten oder auch bedürfnisorientierten Erziehungsstil und achten darauf, dass die kindlichen Bedürfnisse von Nähe und Miteinander angemessen erfüllt werden und ihre Kinder eine sichere Bindung aufbauen können. Sie reagieren schnell auf das Weinen des Babys, sind aufmerksam für dessen Signale, fühlen sich in die kindlichen Bedürfnisse ein und versuchen, möglichst lange zu stillen, möglichst viel das Kind zu tragen und gemeinsame Schlafarrangements zu finden. Sie geben dem Kind Nähe, wenn das Kind einen sicheren Hafen braucht. Gleichzeitig wissen sie aber auch um das Bedürfnis des Kindes, seine kleine Welt zu erkunden und Selbstwirksamkeit zu spüren, sie sind ihm eine sichere Basis, sie sind ihm ein Rückhalt, wenn es dies tun möchte. All das ist sehr gut und förderlich für die kindliche Entwicklung, das Kind kann eine sichere Bindung aufbauen.

Ein völlig anderer Weg, der mitunter in der gegenwärtigen Erziehungslandschaft zu beobachten ist, ist die Helikopter-Elternschaft. Einige Eltern sind sehr besorgt und versuchen, ihre Kinder von allen negativen Erfahrungen abzuschirmen, kreisen als Helikopter über ihnen und vergessen dabei deren Bedürfnis nach einer selbstständigen Erkundung der Welt, nach Autonomie, nach Selbstwirksamkeit. Das Kind hat keine sichere Basis, von der aus es eigenständig seine Welt erkunden kann, sondern läuft an der kurzen Leine. Kinder haben jedoch den Antrieb, eigene Interessen und Ziele umzusetzen und benötigen diese Erfahrungen, um sich gut zu entwickeln. In Langzeitstudien zeigt sich als Folge, dass junge Erwachsene, deren Eltern in ihrer Kindheit im Helikopterstil ihr Leben überwacht haben, sich weniger wohlfühlen, weniger Autonomie und Kompetenz verspüren und weniger zufrieden sind (für eine Übersicht siehe Schiffrin et al. 2019).

Kinder brauchen beides, sie brauchen Nähe und Miteinander in einem sicheren Hafen, wenn sie belastet sind, und sie benötigen Autonomie und Selbstbestimmung, wenn es ihnen gut geht. Mit Eltern im Rückhalt, die, je nach Alter des Kindes in Rufnähe oder auch abwesend sind, die aber als Ansprechpartner zur Verfügung stehen, wenn es brennt. Und die feinfühlig erkennen können, welches dieser Bedürfnisse gerade ansteht. Sie brauchen Eltern, mit denen sie sicher verbunden sind.

Eltern sind gegenwärtig oft gestresst und im Hinblick auf das Richtig und Falsch unsicher. Das Aufwachsen im liebevollen Miteinander wird aber noch durch weitere im Weg liegende Steine behindert. Etwa dadurch, dass Kinder bereits früh in einer Krippe oder Kita untergebracht sind. An sich muss dies kein Problem sein, wenn nicht deren so häufig ungünstige Betreuungsschlüssel es den Kindern versagen würden, auf die zuverlässige Verfügbarkeit eines sicheren Hafens und einer sicheren Basis zu bauen. Darum wird es im nächsten Kapitel gehen.

Eine weitere Beeinträchtigung unseres liebevollen und aufeinander abgestimmten Umgangs mit unseren Kindern ist durch die zunehmende Nutzung digitaler Medien gegeben. Ohne dass ich einem »Früher war alles besser!« Impuls folgend meinen Smartphone-Finger in die Höhe strecke, schließlich bin ich selbst ziemlich durchdigitalisiert, möchte ich die damit verbundenen Gefahren deutlich machen. Denn die Geräte beeinflussen unser Miteinander erheblich. Bereits im

Zusammensein mit dem Säugling kann das Smartphone seine Spuren hinterlassen. Und zwar dann, wenn die Eltern sich regelmäßig durch Instagram oder TikTok scrollen, statt in einem synchronisierten Miteinander auf das Kind einzugehen.

AUS DER FORSCHUNG: Dem Wissenschaftler Brandon McDaniel zufolge ist die Ablenkung der Eltern durch Telefone und mobile Geräte inzwischen weit verbreitet. Er fasst in einer Übersichtsarbeit aktuelle Forschungsergebnisse zusammen, denen zufolge die elterliche Ablenkung mit einer geringeren Aufmerksamkeit und Sensibilität gegenüber den Kindern einhergeht, mit weniger verbalen und nonverbalen Interaktionen, weniger koordiniertem Miteinander, einer Unzufriedenheit mit der gemeinsam verbrachten Zeit und einem Problemverhalten der Kinder. Das klingt ziemlich beunruhigend, finde ich.
Fragt man die Eltern, warum sie die Geräte in der Gegenwart ihrer Kinder nutzen, dann liegt dies, so McDaniel, an Gewohnheiten, an Gerätebenachrichtigungen, an einem beruflichen oder gesellschaftlichen Druck, am Erziehungsstress, an Langeweile oder auch an Einsamkeit (McDaniel 2019). Unsere Sucht nach Likes und lustigen Videos, nach kleinen Purzelbäumen unseres Belohnungssystems blieb in dieser Umfrage unerwähnt, möglicherweise sind sich die Eltern dieses Antriebs gar nicht bewusst.

Sobald die Kinder etwas älter sind, mitunter haben sie das Säuglingsalter auch gerade erst hinter sich, begehren sie oft selbst das Gerät der Geräte – schließlich erleben sie täglich in der Beobachtung ihrer Eltern, dass dies ein äußerst faszinierendes Objekt sein muss. Und mitunter wird dem kleinkindlichen Wunsch nach digitaler Ablenkung auch gerne stattgegeben, um einen kleinen Moment Ruhe zu haben, um ungestört eine E-Mail schreiben oder ein wichtiges Gespräch führen zu können. Und bisweilen darf es auch in anderen Situationen übernehmen, das Smartphone oder das iPad, wenn man etwa keine Zeit zum Vorlesen hat oder der Frühstücksraum im Hotel etwas mehr Ruhe erfordert. Aus der Perspektive der Eltern absolut nachvollziehbar.

Für die kindliche Entwicklung aber ein Problem, denn die Geräte sind kein Ersatz für benötigte Erfahrungen mit der realen Welt. Nehmen wir die Option Hörspiel statt Vorlesen: Das Hörspiel bietet zwar auch eine Geschichte, aber es ist etwas anderes, ob man dabei Nähe erfährt und ob Eltern die Geschichte in einen Zusammenhang mit den individuellen kindlichen Erfahrungen bringen (»Guck mal, so ein Tier, ein Reh, haben wir doch neulich auch gesehen, frühmorgens auf der Wiese, weißt Du noch?«) und feinfühlig erkennen, wenn das Kind etwas nicht versteht.

Ein paar Jahre später ist das Smartphone aus dem kindlichen Leben gar nicht mehr wegzudenken. Alle haben es, alle sind miteinander vernetzt, vernetzt in ihrer virtuellen Welt. Vernetzt statt verbunden.[1] Viele Kinder verbringen den Nachmittag mit Gerät auf dem Sofa, statt draußen durch die Gegend zu laufen, sammeln Likes, statt mit engen Freunden den Herausforderungen ihres Lebensabschnitts gemeinsam zu begegnen. Unabhängig vom Alter fehlen dem Kind infolge einer allzu häufigen Beschäftigung mit den digitalen Medien die aktiven Erfahrungen mit und in der Welt, das liebevolle und synchronisierte Miteinander mit den Eltern, der intensive Austausch im Rollenspiel mit anderen Kindern, das reale soziale Miteinander. Das Kind findet nicht die Lebensbedingungen vor, die es benötigt, um eine hohe emotionale und soziale Kompetenz zu entwickeln. Wir alle wissen es und könnten gemeinsam den Finger erheben, läge er nicht seinerseits scrollend auf dem Smartphone – so wie mein eigener.

Und dann die Pandemie! Körperkontakt verboten! Wie viele Kinder sind mit der Pandemie aufgewachsen? In einer Zeit, in der Frauen mehr oder weniger allein gebären mussten, in der Familien isoliert waren und oft auch innerhalb der Familien eine Isolation stattfand, in der Spielplätze tabu waren und der Besuch bei den Großeltern noch viel mehr. In der menschliche Gesichter Masken trugen und das mimische Spiegeln nicht immer erkennbar war. Eine Zeit, in der die Jugendlichen ihrer Gleichaltrigen und somit wichtigsten Bezugspersonen beraubt wurden. In der die Eltern übermäßig gestresst waren, weil ihnen nicht nur der beruhigende Einfluss von Umarmungen fehlte, sondern weil Homeoffice, Homeschooling und die verschiedenen pandemiebedingten Sorgen das Fass zum Überlaufen brachten.

Auch wenn die Einschränkungen während der Pandemie ihre Berechtigung gehabt haben mögen, sind die körperlichen, psychologischen und emotionalen Kosten für die Kinder potenziell hoch und viele Kinder haben auch jetzt, ein paar Jahre später, noch psychische Probleme oder leiden an psychosomatischen Auswirkungen (Ravens-Sieberer et al. 2023; siehe auch Strüber 2021).

Die hohen Anforderungen und der chronische Stress unserer Zeit, digitale Medien, die Pandemie – all das hat das Zusammenleben in den Familien verändert. In der Summe können wir sagen: Der heutige Alltag, der von unserem Anspruch einer effizienten Gestaltung gezeichnet ist und in dem wir alle – Eltern und Kinder – unsere digitalen Geräte zur Hand nehmen, um schnell ein wenig Entspannung zu finden, ist nicht der Alltag, den das kindliche Gehirn vorfinden möchte. Es ist nicht der Alltag, den das Kind braucht, um eine hohe Kompetenz zu entwickeln und um – ausgestattet mit einem gut funktionierenden Oxytocinsystem – eine hohe körperliche und psychische Gesundheit aufzubauen und zu erhalten.

Was tun?

Was auch immer uns daran hindert, in ein harmonisches familiäres Miteinander einzutauchen, so dürfte eines wichtig sein: Wir müssen wieder Engelskreise betreten. Das Bedürfnis nach Nähe, Körperkontakt und synchronem Miteinander ist eine tief in unseren Genen und unserer Physiologie verankerte menschliche Eigenschaft und Kinder brauchen all dies für eine gesunde Entwicklung.

Aber die Einsicht darüber hilft oft wenig. Es ist oft der Alltag, der Umgestaltung erfordert, um so unsere innere Physiologie aus Stresshormonen und Oxytocin zu ändern, um die Teufelskreise zu verlassen und Engelskreise zu betreten. Wenn wir versuchen, Stress zu vermindern und uns auf Nähe einlassen, und wir daraufhin weniger Stresshormone und mehr Oxytocin ausschütten und dies uns hilft, uns wieder feinfühliger und synchroner auf unsere Kinder einlassen zu können, dann sind Engelskreise wahrscheinlich – und wir können unsere eigenen Kinder in eine emotional und sozial und daraus folgend auch schulisch erfolgreiche Entwicklung begleiten.

Weniger Stress. Das ist immer leichter gesagt als getan. Und manchmal möchte man den Sager gerne ins eigene Wohnzimmer mitnehmen, ihm die eigene To-do-Liste zeigen oder diese vielleicht auch auf den Tisch knallen und rufen: »Wie zum Teufel soll ich das machen?«. Dazu kann ich als Autorin nur sagen: Das kenne ich auch! Es gibt sicherlich keine allgemeingültigen Lösungen, aber wir sollten dennoch darum wissen, und wir können unsere To-do-Liste noch einmal daraufhin überprüfen, ob nicht doch etwas ignoriert oder auf spätere Lebensjahre des Kindes verschoben werden kann. Und uns Hilfe und Unterstützung suchen.

Manchmal ergibt sich der elterliche Stress auch aus den eigenen Ansprüchen im Hinblick auf das Elternsein. Wenn etwa Eltern mit einem bindungsorientiertenAnsatz sich sorgen, weil nicht alles harmonisch ist. Die Sorge dürfte in vielen Fällen unbegründet sein: Menschen waren noch nie perfekt, auch Eltern nicht. Und es gibt keinen Grund zur Annahme, dass es Kindern schaden würde, wenn die Eltern nicht perfekt sind, und auch nicht, wenn sie den Kindern gelegentlich ein paar Abstriche zumuten, damit die bindungsorientierte Erziehung in den Alltag passt.

Entscheidend ist die elterliche Haltung, denn die spüren Kinder. Bereits vor vielen Jahrzehnten hat der Kinderarzt und Psychoanalytiker Donald Winnicott sehr treffend beschrieben, wie eine Mutter sein muss: »Gut genug.« (Die Väter hatte man damals noch nicht so auf dem Radar.) Wenn Eltern eine bedürfnisorientierte innere Haltung haben, dann können auch kleine Kinder es durchaus aushalten, wenn Eltern es nicht immer schaffen, die Bedürfnisse sofort zu erfüllen. Das Kind im Säuglings- und Kleinkindalter sollte diese prompte Bedürfniserfüllung aber so oft erleben, dass es die Erwartung aufbaut, dass seine Eltern in der Lage und grundsätzlich bereit sind, sich in seine Bedürfnisse einzufühlen und diese zu erfüllen. Es erlebt sich dann als verstehbares und geborgenes Kind und kann Urvertrauen entwickeln.

Wenn es uns gelingt, mit einer bindungsorientierten Haltung, mit Feinfühligkeit, Nähe und Geborgenheit eine sichere Bindung aufzubauen, dann kann es ein Kind mit dieser Verbundenheit im Gepäck auch aushalten, wenn es im Alltag mal knackt und knirscht. Wenn es Streit und Konflikte gibt. Wenn es lernt, dass zwar seine Bedürfnisse ernstgenommen und, wann immer es geht, erfüllt werden, dass aber seine Wünsche nicht immer mit dem Alltag vereinbar sind. Vermutlich profitiert es sogar vom Knacken und Knirschen. Wenn es dabei wahrnimmt, dass andere Menschen Bedürfnisse haben, die mit seinen Wünschen nicht vereinbar sind und dass man Kompromisse schließen muss. Wenn es gerade auf den Spielplatz möchte, es am Nachmittag aber gemeinsam zur Oma geht. Wenn das Kind Tätigkeiten oder Situationen aushalten muss, die ihm weniger Spaß machen, und es dabei seine Selbstregulation übt, seine Frustrationstoleranz. Wenn es lernt, dass es normal ist, dass es im Miteinander von Bindungsbeziehungen mitunter zu negativen Gefühlen kommt, zu Wut und Streit. Und dass es normal ist, dass man diese Gefühle hat, dass man sich danach wieder verträgt und dass sichere Bindungsbeziehungen diese Konflikte aushalten können.

All dies vor dem Hintergrund der sicheren Bindung, der Wertschätzung und Gewaltfreiheit, mit Botschaften, wie sie manchmal als Erziehungstipps über Social-Media-Kanäle verbreitet werden: »Ich habe Dich lieb, auch wenn wir gerade unterschiedlicher Meinung sind, im Konflikt geht es nicht um unsere Beziehung, sondern nur um die Sache!«

EXKURS: Die deutschen Bindungsforscher Karin und Klaus Grossmann untersuchten in einer Langzeitstudie die Erziehungseinstellungen von Müttern zweijähriger Kinder. Sie zeigten, dass Mütter in sicheren Bindungsbeziehungen ihre Kinder partnerschaftlich, aber auch mit festen Grenzen erziehen. Die Forscher beschreiben: »Sie trafen in der Tagesgestaltung mit ihrem Kleinkind Absprachen, die beide verpflichteten. Sie bemühten sich dabei ausdrücklich, die besonderen Bedürfnisse ihres Kleinkindes in ihrem Gesamt-

plan zu berücksichtigen, z. B. wann es hungrig, müde oder unternehmungslustig war, damit sie nicht gerade in solchen Situationen etwas tun wollten, was den Bedürfnissen des Kindes widersprach. Sie verlangten von ihrem Zweijährigen im Rahmen seines Könnens durchaus schon eine gewisse Verantwortung für kleine Bereiche, räumten ihm aber auch viele Freiräume ein, in denen es vieles selbst bestimmen durfte. Sie achteten besonders darauf, dass ihr Kind nicht die Rechte anderer verletzte, und benutzen Lob und das Zeigen von Enttäuschung als Ansporn.«
Karin und Klaus Grossmann beschreiben, dass es den Müttern in sicheren Bindungen meist gelang, ihrem Kleinkind seinen Wunsch nach mehr Autonomie zu gewähren, indem sie zurückhaltend mit Vorschriften waren. Die Kinder durften Entscheidungen treffen, allerdings vor dem Hintergrund fester Regeln des sozialen Umgangs, die für die ganze Familie galten, auch für sie selbst. Die Forscher grenzen diesen, als autoritativ beschriebenen Erziehungsstil von der häufig beobachteten Erziehungshaltung der Mütter von unsicher gebundenen Kleinkindern ab. Letztere hatten häufig einen autoritären Stil oder eine zu nachgiebige Haltung, wobei das Kind entweder zu stark oder zu wenig geführt wurde (Grossmann und Grossmann 2012, S. 210–211).

Was auch immer uns daran hindert, uns so auf unsere Kinder einzulassen, wie wir es intuitiv für richtig halten würden – Veränderungen sind möglich.

Vielleicht ist es die eigene Kindheit, in der wir zu viel Autorität oder auch eine Vernachlässigung unserer eigenen emotionalen Bedürfnisse erlebt haben. Nun wollen wir es mit unseren eigenen Kindern richtig machen und auf die intuitive innere Stimme achten, von der wir wissen, dass sie zum Programm Mensch gehört (siehe Strüber 2024), erleben aber, dass es nicht immer einfach ist, dieser inneren Stimme zuzuhören, wenn man selbst eben kein einfühlsames und unterstützendes elterliches Verhalten kennengelernt hat, keine Eltern hatte, die »gut genug« waren.

Oder wir waren in den vergangenen Jahren zu gestresst, haben zu sehr unter der Pandemie und ihren Nachwirkungen gelitten, sodass wir keine Zeit hatten, der inneren Stimme zuzuhören. Wir wissen darum, aber haben es doch irgendwie verlernt, auf sie zu hören

Unter Umständen haben wir auch das Gefühl, dass wir eigentlich ganz gut zuhören, dass wir wissen, was unsere Kinder brauchen, dass aber unsere Kinder so eingetaucht sind in ihre Welt der digitalen Geräte, dass sie ihrerseits nicht zuhören. Und zwar uns, unserer realen Stimme.

Für all diese Szenarien gilt: Wir können es verändern. Wir können wieder Engelskreise mit unseren Kindern betreten, wenn wir unseren Fokus wieder auf das Miteinander richten. Für einige mag es schwierig sein, aber es ist möglich, gegebenenfalls mit Unterstützung von außen.

Wenn wir unseren Fokus wirklich auf das Miteinander ausrichten, wenn wir unseren Kindern zuhören, sie berühren, für sie da sind, uns mit ihnen beschäftigen und auch mit dem, was sie beschäftigt, und wenn wir etwas mit ihnen unternehmen, das ihnen Spaß macht, dann können wir auch in der späteren Kindheit oder Jugend des Kindes noch Engelskreise aufbauen und dem Kind das Gefühl psychischer Sicherheit vermitteln.

Eine befreundete Mutter sagte mir einmal, dass die Information, dass es nie zu spät sei, ihre Beziehung zu ihrem Sohn gerettet habe. Nur deshalb sei sie ausreichend motiviert gewesen, sich in dessen frühem Jugendalter mit Energie auf einen Neubeginn einzulassen.

All dies gilt in der Regel auch dann, wenn es die Kinder sind, die sich zurückgezogen haben. Wir haben das Gefühl, nichts könnte sie von ihren Geräten abbringen. Hilflos stehen wir daneben, die potenziellen negativen Folgen für ihre Entwicklung fest im Blick. Wollen wir sie überzeugen, stattdessen – je nach Alter – allein mit Bauklötzen oder einem Fußball zu spielen, ein Bild zu malen oder ein Buch zu lesen, dann gewinnen meist die Geräte mit ihrer ausgeklügelten Wirkung auf unser gehirneigenes Belohnungssystem. Müssen die Geräte aber gegen uns selbst antreten, wenn etwa die Alternative für das Hörbuch das gemeinsame Vorlesen ist, wenn das Spiel auf dem Handy durch ein gemeinsames Fußballspiel ersetzt wird oder wenn wir irgendwelche anderen gemeinsamen und für sie attraktive Aktivitäten anbieten, dann gewinnen oft wir.[2] Denn auch in den Gehirnen der Kinder und Jugendlichen ist das Bedürfnis nach Nähe, nach Körperkontakt und synchronem Miteinander tief verankert.

12 Krippe, Kita, Schule, Jugendhilfe – Miteinander außer Haus

Krippe, Kita, Schule, Jugendhilfe … Kinder erleben nicht nur innerhalb ihrer Familien ein Miteinander, sondern auch außerhalb.

Wenn wir uns fragen, wie die Bedingungen, die Kinder in diesen Institutionen erfahren, die kindliche Entwicklung beeinflussen, dann sollten wir überlegen, ob sie die für ihre jeweilige Lebensphasen wichtigen Erfahrungen dort auch machen können – oder eben nicht. Für die Kleinsten, die U3-Kinder, stehen an allererster Stelle der sichere Hafen, in den sie einkehren können, wenn sie belastet sind und die sichere Basis, die es ihnen erlaubt, stressfrei ihre kleine Welt zu erkunden, wenn es ihnen gut geht.

EXKURS: Häufig hört man gegenwärtig, dass auch die unter dreijährigen Kinder bereits Gleichaltrige zum Spielen brauchen. Das ist nur bedingt richtig. Sie spielen zwar sehr gerne mit Gleichaltrigen und sicherlich tut ihnen das auch gut, viel wichtiger ist für sie aber, dass sie den sicherheitsspendenden Rückhalt von Erwachsenen haben und immer dann, wenn es im Alltag mit Gleichaltrigen zu hektisch, wuselig oder konfliktreich wird, zu ihrer sicheren Basis zurücklaufen können, um dort Trost und Unterstützung zu erhalten.

Kinder brauchen Bindungspersonen, die sie mit Nähe und Berührungen versorgen, die einigermaßen entspannt sind und feinfühlig erkennen können, wann Trost und wann Loslassen anstehen und die ihnen helfen, ihre Gefühle zu regulieren. Wenn Kinder in ihren ersten zwei bis drei Lebensjahren diese Erfahrungen machen, dann bauen sie ein Urvertrauen auf, das heißt ein verinnerlichtes Wissen darum, aufgefangen und einfühlend verstanden zu werden, und sie beginnen, ihre Gefühle regulieren zu können. Wenn Kinder die Erfahrungen in dieser ersten Phase auch in einer Krippe oder bei Tageseltern machen können, wenn sie dort die dafür notwendigen Bedingungen vorfinden, wenn der Betreuungsschlüssel und eine hohe Beständigkeit dies erlauben, dann muss – aus meiner Sicht – nichts gegen eine frühe außerhäusliche Betreuung sprechen. Wobei unterschiedliche Wissenschaftler hier unterschiedliche Meinungen vertreten.

Kinder sind mit den Erfahrungen dieser ersten Lebensphase gut gerüstet für die nächsten Entwicklungsschritte der zweiten Phase. In diesem nächsten Abschnitt können sie sich zunehmend selbstständig auf andere Menschen einlassen und ihre gerade erworbenen emotionalen und sozialen Fähigkeiten ausbauen. Im Alter bis zu etwa sechs Jahren benötigen Kinder noch immer die verlässliche Unterstützung ihrer Bindungspersonen, auch wenn diese nicht immer anwesend sein müssen, sie brauchen aber auch das Miteinander mit Gleichaltrigen, um im Spiel ihre sozialen Kompetenzen auszubauen, und um die Emotionsregulation zu üben.

IM DETAIL: Im Kindergartenalter profitieren Kinder von Gleichaltrigen, um im Spiel die Welt und sich selbst kennenzulernen und um ihre Kompetenzen auszubauen. Kinder denken sich eine Fantasiewelt aus, sie spielen »Haus«, »Räuber« oder »Krieg« und stellen das nach, was sie beschäftigt und was sie verstehen wollen. Sie lernen, ihre Welt zu verstehen und mit ihren Gleichaltrigen die verschiedenen sozialen Kompetenzen zu üben: Sie üben im Rollenspiel, beim Streiten und beim Raufen zu kooperieren, zu verhandeln und Kompromisse zu schließen. Sie lernen, gemeinsam mit anderen Regeln aufzustellen und erleben die Notwendigkeit, dass man sich selbst daran halten muss. Sie üben im Rollenspiel, sich in den anderen hineinzuversetzen und erleben, dass der andere eine andere Perspektive als man selbst hat. Eine weitere wichtige Fähigkeit, die Kinder im Spiel mit anderen üben, ist die Regulation ihrer Gefühle. Erste Fortschritte in dieser Fähigkeit machen sie im Miteinander mit ihren Eltern, und dann heißt es, wie für jede andere Fähigkeit auch: üben, üben, üben. Würde man Sie bitten, sich selbst Situationen auszusetzen, die Sie wütend machen oder die bei Ihnen große Angst auslösen, damit Sie üben können, ihre Gefühle zu regulieren, würden Sie dem anderen je nach Sozialisierung einen Vogel oder auch etwas anderes zeigen: »Ich habe definitiv Besseres zu tun!« Kinder aber müssen dies üben, denn sie müssen diese Fähigkeit lernen. Und dies machen sie im Spiel mit anderen Kindern. Im Rahmen einer Tätigkeit, die eigentlich viel Spaß macht, üben sie, ihre Gefühle auszuhalten. Sie üben, ihre Wut zu bewältigen, wenn andere besser, schneller oder stärker sind, oder auch einfach den tolleren Trecker besitzen. Sie üben ihre Frustration auszuhalten, wenn der gebaute Turm immer wieder umfällt oder die Freundin einfach nicht den roten Stift herausrückt. Und sie üben, ihre Angst auszuhalten, die sie überkommen mag, wenn sie sich in herausfordernde Situationen begeben, wenn sie schaukeln, klettern oder verstecken spielen, Letzteres verbunden mit dem Thrill ganz allein abseits von den anderen zu sein und der kleinen Ungewissheit, vielleicht doch nicht gefunden zu werden. Und sie üben den Aufschub ihrer Bedürfnisse, sie lernen geduldig zu sein, etwa dann, wenn der andere gerade dran ist, und den Kran bedienen oder die Puppe kämmen darf (Strüber 2021, S. 38–40).

Im Spiel stabilisieren die etwas älteren Kinder ihr im Miteinander mit den Eltern erworbenes Urvertrauen, sie merken, dass Freundschaften auch Streit aushalten und dass andere Kinder für sie da sind und ihnen helfen. Um sich mit Ruhe auf diese Erfahrungen einlassen zu können, benötigen sie jedoch die in der ersten Phase erworbenen Kompetenzen und zudem das verinnerlichte Wissen darum, dass sie den Rückhalt einer sicheren Basis haben.

Wenn Kinder diese Erfahrungen in der zweiten Phase machen können, wenn die Bedingungen ihrer Betreuung – wie auch immer diese gestaltet sein mag – dieses erlauben, dann sind sie gut darin, ihre Gefühle zu regulieren; sie haben einigermaßen gelernt zu kooperieren, Kompromisse zu schließen und geduldig zu sein. Sie sind bereit für die dritte Phase, für die Schule. Sie können nun ihre kognitiven Kompetenzen ausbauen.

IM DETAIL: Der Wirtschaftswissenschaftler und Nobelpreisträger James Heckman untersuchte in seiner Forschung die Voraussetzungen für schulischen und beruflichen Erfolg. Er hat herausgefunden, dass vor allem die Fähigkeiten eines Kindes, seine eigenen Gefühle regulieren und Bedürfnisse aufzuschieben zu können von herausragender Bedeutung für spätere kognitive Fähigkeiten sind. Aber auch weitere sogenannte »Soft Skills« bilden die Grundlage für den späteren schulischen Erfolg – etwa Kooperationsfähigkeit, Durchhaltevermögen, Konzentrationsfähigkeit, Motivation und Selbstbewusstsein. Heckman argumentiert, dass Kinder mit diesen Fähigkeiten effizienter und leichter lernen können und dies mit größerer Wahrscheinlichkeit auch tun werden. Auch der Wirtschaftswissenschaftler betont, dass es vor allem die Qualität des frühen Miteinanders in der Familie ist, die darüber entscheidet, wie gut sich die Soft Skills eines Menschen entwickeln und daher die Grundlage für das spätere Lernen bilden (Heckman 2008).

In jeder Phase erwerben Kinder Fähigkeiten, die sie für die nächste Phase benötigen – vorausgesetzt, die Bedingungen stimmen und sie können diese Erfahrungen auch machen. Wenn Kinder in der Krippe und in der Kita diese Erfahrungen machen können, dann dürfte sich die frühe Betreuung nicht nachteilig auf sie auswirken. Oder auch positiv: Wenn die Bedingungen in den Einrichtungen stimmig sind, dann können auch Kinder, die zu Hause keine positiven emotionalen Erfahrungen machen konnten, diese in der Krippe oder Kita nachholen – dann kann die frühe Unterbringung von Vorteil für die Kinder sein.

AUS DER FORSCHUNG: Forscherinnen der Universität Wien stellten fest, dass Kita-Kinder aus sozioökonomisch benachteiligten Familien häufiger eine unsichere Bindung an ihre Mutter hatten als Kinder aus nicht benachteiligten Familien. In der Studie der Wiener Wissenschaftlerinnen zeigte sich darüber hinaus, dass viele der benachteiligten Kinder sicherer an ihre Kita-Betreuerinnen gebunden waren als an ihre eigenen Mütter. Diese höhere Bindungssicherheit zu den Betreuungspersonen wiederum ging mit einer besseren physiologischen Stressregulation einher. Die Forscherinnen folgern daraus, dass Betreuungspersonen in Kitas das Potenzial haben, Kindern bei der Stressregulierung und -bewältigung helfen zu können, insbesondere auch dann, wenn dies zuhause nicht so gut gelingt (Eckstein-Madry et al. 2020).

Wenn die frühe außerhäusliche Betreuung im Vergleich mit der elterlichen Betreuung ein Mehr an liebevoller und feinfühliger Zuwendung und ein Mehr an stressfreiem und kognitiv stimulierendem Miteinander bedeutet, dann kann sie hiernach auch sehr förderlich für die kindliche Entwicklung sein. Auch andere Studien deuten in diese Richtung, wie eine Metaanalyse demonstrierte. Für die betroffenen Kinder kann die frühe Betreuung die Entwicklung einer hohen sozialen Kompetenz fördern. Für Familien, deren Einkommens- und Bildungssituation auf weniger Belastungen schließen lässt, deuten Studien auf einen gegenteiligen Effekt – es zeigten sich negative Auswirkungen (siehe Lucas-Thompson et al. 2010).

Die Bedingungen in Einrichtungen der Kinderbetreuung sollten ermöglichen, dass Kinder die Erfahrungen machen, die sie für eine gute Entwicklung benötigen. Gleich schauen wir uns im Abschnitt »Unsere Welt!« an, ob die Bedingungen in gegenwärtigen Betreuungssituationen gegeben sind. Vorher wollen wir aber auf das Miteinander in der Schule blicken.

Auch in der Schule benötigen Kinder einen Zustand der inneren Ruhe, um lernen zu können. Stresshormone sind dem Lernen abträglich. Insbesondere für kleinere Grundschulkinder ist es mitunter noch schwierig, sich im sozialen Gefüge der Schule selbst zu regulieren. Es würde ihnen helfen, wenn sie in diesem Alter dann, wenn sie gestresst sind, Hilfe erhalten, wenn sie in den Arm genommen werden und ihre körpereigene Oxytocinfreisetzung stimuliert wird. Das Oxytocin kann sie in vielerlei Hinsicht unterstützen, denn es hemmt nicht nur die Stresshormonfreisetzung, sondern fördert auch das Lernen. Es fördert die Plastizität, das heißt, die Veränderung der Nervenzellverschaltungen durch Erfahrungen, und ebenso das Vermögen, flexibel und divergent zu denken. Wenn es gelingt, dass in einer Atmosphäre des Mögens und des Vertrauens auch im Klassenzimmer Oxytocin freigesetzt wird, dann dürfte dies das Lernen fördern.

Auch bei älteren Kindern ist das Miteinander in der Schule wichtig, zum einen zwischen den Gleichaltrigen, aber auch zwischen den Schülern und den Lehrern. Das Miteinander beeinflusst, wie gut das Kind in der Schule lernen kann. Hier spielt wieder einmal die Synchronität eine Rolle: Wenn die Verbundenheit zwischen Schülern und Lehrern groß ist, dann synchronisieren sich die Gehirne von Schülern und Lehrern stärker; dies wiederum fördert das Lernergebnis.

AUS DER FORSCHUNG: Erkenntnisse der letzten Jahre zeigten, dass Synchronität auch im Klassenzimmer eine Rolle spielt. Mithilfe von EEG-Messungen wurde die Gehirnaktivität von Gruppen von vier Schülern und einem Lehrer aufgezeichnet. Es zeigte sich, dass die Synchronität der Gehirne von Schülern und Lehrer vorhersagen konnte, wie gut die Lernergebnisse waren: Je synchroner, desto besser. Sogar die momentanen Schwankungen hatten hier einen Einfluss. Man konnte am Ausmaß der momentanen Gehirnsynchronität erkennen, ob der Lernstoff behalten oder vergessen wird (Davidesco et al. 2019). Die Wissenschaftler gehen davon aus, dass die Synchronität die gemeinsame Aufmerksamkeit widerspiegelt (siehe Kapitel 3). In unserem Alltag sind wir von zahlreichen Menschen und Reizen umgeben. Es wird angenommen, dass unsere eigenen Hirnwellen in Übereinstimmung mit den Inhalten der Umwelt schwingen, die im eigenen Aufmerksamkeitsfokus liegen. Wenn wir also in einem gut besuchten Café sind und unser Hörsystem durch zahlreiche Stimmen aktiviert wird, dann synchronisieren wir mit dem Gehirn der Person, der wir unsere Aufmerksamkeit schenken, nicht mit denen der anderen. Gleiches gilt für die Stimme des Lehrers. Schenken wir dem Lehrer unsere Aufmerksamkeit, dann synchronisieren wir mit ihm und können uns die Inhalte besser merken. Die Inhalte bekommen vom Gehirn das Etikett »wichtig«.

In einer weiteren EEG-Studie zeigte sich, dass Schüler, die eine größere Verbundenheit mit ihren Lehrern fühlten, eine höhere Gehirnsynchronität mit dem Lehrer aufwiesen. Darüber hinaus zeigte sich: Je größer die Verbundenheit, desto besser konnten sich die Schüler die vermittelten Inhalte merken (Bevilacqua et al. 2018).

Die deutsche Forscherin Edda Bilek fasst weitere Ergebnisse zusammen und berichtet: »*Man lernt also vor allem neue Informationen besser, wenn eine gute Beziehung zum Lehrer besteht. Dieser Effekt scheint unabhängig vom Lernstoff zu sein und fand sich bislang bei einfachen Aufgaben zur Textwiedergabe, bei mathematischen Formeln, beim Gesangsunterricht und beim Training kognitiver Fertigkeiten.*« (Bilek et al. 2020, S. 51)

Wir können noch ein wenig tiefer in die Prozesse des Miteinanders beim Lernen eintauchen. In Kapitel 3 hatte ich angedeutet, dass die neuronale Kopplung auch das gemeinsame Verständnis vom Thema und hiermit die Qualität der Kommunikation widerspiegelt. Unsere Gehirne sind synchronisiert, und wir verstehen uns. Dass dies auch für Lehrer und Schüler gilt, wurde ebenfalls in einer Studie demonstriert, allerdings in einer recht komplizierten Untersuchung.

AUS DER FORSCHUNG: Lehrkräfte müssen ihren Schülern hochgradig abstrakte und neuartige Informationen vermitteln. In einer Studie US-amerikanischer Wissenschaftler wurde eine Lehrerin mithilfe der funktionellen Magnetresonanztomografie gescannt, während sie eine mündliche Vorlesung mit Folien zu einem wissenschaftlichen Thema hielt. Es ist mir ein Rätsel, wie man in der engen und lauten Röhre des MRT-Geräts eine Vorlesung halten kann, aber scheinbar schaffte sie es. Ihre Hirnaktivität und die Vorlesung wurden aufgezeichnet, und die Vorlesung wurde anschließend den Studenten vorgespielt. Währenddessen scannte man die Studenten. Einige sahen eine intakte Vorlesung, andere eine zeitlich durcheinandergebrachte Version der Vorlesung. Es zeigte sich, dass viele Bereiche der Gehirne von Lehrerin und Studenten synchronisiert waren. Je nach Version der Vorlesung – intakt oder durcheinandergebracht – war die Synchronität unterschiedlich. Daraus kann man wesentliche Informationen über die Natur der Synchronität von Lehrern und deren Schülern ableiten. Sahen die Studenten die durcheinandergebrachte Version, dann waren nur solche Hirnbereiche synchronisiert, die auf einfache Reize antworten. Sie schienen direkt durch die sensorische Stimulation synchronisiert worden zu sein. Hatten die Studenten die intakte Version präsentiert bekommen, dann waren auch solche Bereiche synchronisiert, mit denen komplexere Informationen verarbeitet werden. Dies schien durch ein gemeinsames Verständnis des Unterrichtsinhalts hervorgerufen worden zu sein. Interessant war hier vor allem: Je höher die Kopplung zwischen Lehrerin und Studenten, desto besser der Lernerfolg. Oder in anderen Worten: Je genauer das Gehirn des Studenten das Gehirn der Lehrerin widerspiegelte, desto mehr verbesserte er seine Lernleistung. Diese Ergebnisse deuten darauf hin, dass die Angleichung der neuronalen Reaktionen von Lehrern und Schülern eine effektive Kommunikation komplexer

Informationen zwischen den Gehirnen im Klassenzimmer widerspiegeln kann (Nguyen et al. 2022).

In einer weiteren Studie wurde deutlich, dass auch die Zuneigung des Schülers zum Lehrer und auch die Lehrmethoden beeinflussen, wie ausgeprägt die Synchronität – und damit der Lernerfolg – ist.

AUS DER FORSCHUNG: In einer Studie aus China wurde die Synchronität der Gehirne von Schülern und Lehrern untersucht. Die Wissenschaftler fanden zum einen, dass die Synchronität der Gehirne im Verlauf einer Unterrichtsstunde zunimmt. Wie sehr dies geschieht, ist abhängig davon, wie sehr der Schüler den Lehrer schätzt und auch den Lernprozess mag. Ebenfalls deutlich wurde in dieser Studie, dass es nur dann zu einem Anstieg der Synchronität kommt, wenn der Unterricht interaktiv ist, wenn also Lehrer und Schüler Fragen stellen und Antworten liefern und sich in ihren Beiträgen abwechseln. Weder eine Unterrichtseinheit im Monologstil noch ein per Video dargebotener Unterricht (bei dem die Hirnaktivität des Lehrers zuvor aufgezeichnet worden war) führten zu einem Anstieg der Synchronität (Zheng et al. 2020).

Wenn Schüler den Lehrer mögen und es zu einem interaktiven Unterricht kommt, steigt also die Synchronität. Beide haben einen gemeinsamen Aufmerksamkeitsfokus, es kommt zu einem gemeinsamen Verständnis der Thematik, beide sind kooperativ und verbunden und der Lernerfolg ist groß.

Deutlich wird hier: Die Beziehung zwischen Schülern und Lehrern spielt eine große Rolle dahingehend, wie gut das Kind in der Schule lernen und wie effizient es seine kognitiven Kompetenzen ausbauen kann. Es würde deshalb sinnvoll sein, auch im Umfeld Schule dem Aufbau von Beziehungen zwischen Schülern und Lehrern mehr Raum zu geben.

Eine weitere Art von Institution, in der das Miteinander außer Haus eine wichtige Rolle für die Entwicklung von Kindern spielt, sind stationäre Einrichtungen der Jugendhilfe, so etwa betreute Jugendwohngruppen.

Viele der dort lebenden Jugendlichen haben widrige Umstände in der Vergangenheit erlebt. Ihnen können zugewandte Betreuer der Jugendhilfeeinrichtungen ein sicherer Hafen und eine sichere Basis sein und ihnen so helfen, ihre negativen emotionalen Erfahrungen zu verarbeiten, sich zu erholen und sich weiterzuentwickeln. Über diesen Beziehungsaufbau kann die Unterbringung in den Einrichtungen die Entwicklung der betroffenen Kinder und Jugendlichen positiv beeinflussen. Ob dies allerdings gelingen kann, hängt natürlich von den gegebenen Bedingungen ab, vom Betreuungsschlüssel, aber auch von individuellen Eigenschaften der Jugendlichen und ihrer Betreuer. Eine gute Betreuung erfordert, dass es den Betreuungspersonen möglich ist, Wärme und Einfühlungsvermögen zum Ausdruck zu bringen und die Kinder auch mit körperlicher Nähe zu versorgen. Nähe und Berührungen sind, wie in Kapitel 7 beschrieben, für ein psychisch gesundes Aufwachsen notwendig, und dies gilt insbesondere dann, wenn Kinder sich von seelischen Verletzungen erholen sollen. Dann brauchen sie erst recht Menschen, die sie in den Arm nehmen, die ihr Oxytocinsystem in Schwung bringen, die sie trösten und ihr Stresssystem beruhigen, die ihnen zeigen, dass sie sich fallen lassen dürfen und dass Berührungen und Nähe etwas Schönes sind.

Unsere Welt!

Krippe, Kita, Schule, Jugendhilfe – das Miteinander könnte auch in diesen Institutionen funktionieren. Tut es aber nicht, wie diejenigen wissen, die dort tätig sind und die mit dem Wissen um die Bedürfnisse der Kinder und Jugendlichen manchmal verzweifelt sind, weil die Bedingungen deren Erfüllung so häufig verhindern.

Beginnen wir mit einem Blick auf die unter Dreijährigen, U3, die Allerkleinsten. Häufig werden sie in Krippen betreut oder auch bei Tageseltern. Für diese Kinder, die sich noch am Anfang ihrer emotionalen und sozialen Entwicklung befinden, ist es umso wichtiger, dass sie rund um die Uhr einen sicheren Hafen und eine sichere Basis haben. Sie müssen aufgefangen werden, wenn sie belastet sind, und benötigen einen sich unmittelbar in ihrer Nähe befindenden Rückhalt für ihre Erkundung der Umwelt, für ihr Lernen über die Welt.

Wie eben angedeutet muss die frühe Unterbringung in der Krippe kein Problem darstellen, wenn die Kinder diese Bedingungen in ihrer Einrichtung vorfinden, wenn sie die Erfahrungen, die für diese Phase vorgesehen sind, machen können. Aber sind die Bedingungen dort gegeben?

Experten und Verbände fördern seit Langem Betreuungsschlüssel von 1:2 beziehungsweise 1:3 für die unter Dreijährigen, das heißt also pro Betreuer zwei bis drei Kinder. Sie betonen zudem, dass nicht der Personalschlüssel relevant ist, sondern der Betreuungsschlüssel. Dieser ergibt sich dann, wenn man berechnet, wie viele pädagogische Fachkräfte tatsächlich verfügbar sind, um sich mit dem Kind zu beschäftigen. Wenn man also berücksichtigt, dass Fachkräfte neben der Kinderbetreuung noch Eltern- und Teamgespräche führen, den Tag vorbereiten und dokumentieren müssen, dass

Ausfallzeiten durch Urlaub, Fortbildungen und Krankheit entstehen und dass all dies mit 25 bis 40 Prozent ihrer Arbeitszeit zu Buche schlagen kann. Die Experten betonen zudem die Notwendigkeit einer Beständigkeit. Kinder sollten eine zuverlässig für sie verfügbare Bezugsperson haben, damit sie auch in der Krippe eine sichere Bindung aufbauen können.

Es dürfte nur in wenigen Krippen gegeben sein, dass eine Erzieherin für lediglich zwei bis drei Kinder verantwortlich, durchgehend für diese ansprechbar ist und die Fluktuation so gering ist, dass sie eine zuverlässig verfügbare Bezugsperson bleibt.

EIN BLICK IN DEN ALLTAG: In einem Beitrag der *ZEIT*[1] kommen Erziehende zu Wort. Sie berichten aus ihrem Alltag. Anna, 28, Erzieherin aus Hamburg, erzählt: »Bis vor Kurzem habe ich als Erzieherin in einer Krippe gearbeitet. Dort ist der Personalmangel besonders schmerzhaft, einfach weil die Kleinen so viel Zuwendung brauchen, die wir ihnen nicht geben können. Die Folge ist viel Geweine bei den Kindern und Überforderung bei uns. […] Wegen dieser Arbeitsbedingungen und der schlechten Bezahlung habe ich entschieden, dass ich den Beruf nicht bis zum Rentenalter machen kann. Ich mache bereits eine Weiterbildung, um das System Kita zu verlassen.«

Die derzeit in den Krippen gegebenen Bedingungen erlauben es vielen Erzieherinnen nicht, zuverlässig auf die Bedürfnisse und Gefühle der Kinder einzugehen. Wenn sich das kindliche Gehirn jedoch so entwickeln soll, dass es die Grundlage für all die Eigenschaften und Fähigkeiten schafft, die es braucht, damit das Kind zu einem ausgeglichenen, lernbereiten und psychisch stabilen Erwachsenen wird, dann ist das einfühlsame Eingehen auf das Kind unbedingt nötig.

Die etwas älteren Kinder, die Drei- bis Sechsjährigen, benötigen ebenfalls eine vertraute, zugewandte und verfügbare Bezugsperson, auch wenn sie sich schon besser regulieren können und ein wenig länger auf ihren sicheren Hafen warten können und sich ihre sichere Basis nicht in ihrer unmittelbaren Nähe aufhalten muss. Auch bei ihnen kann eine gesunde Entwicklung beeinträchtigt werden, wenn der Betreuungsschlüssel in der Kita keine zugewandte Fürsorge zulässt, wenn es in der Einrichtung sehr stressig zugeht und die Erziehenden nicht zur Verfügung stehen können, um ihnen bei der Regulation zu helfen.

Studien und Metaanalysen zeigen, dass der Alltag in Krippen und Kitas mit einer erhöhten Stresshormonfreisetzung bei den Kindern einhergeht. Dies gilt als Zeichen dafür, dass der kindliche Alltag dort eben genau das ist: stressig. Das Cortisol steigt bei vielen Kindern im Tagesverlauf an, statt wie im Falle der Unterbringung zu Hause abzunehmen. Dies gilt vor allem für jüngere Kinder, für Kinder, die ganztags betreut werden oder deren Erzieher wenig feinfühlig sind und für Kinder, die keine sichere Bindung zu ihren Erziehern aufbauen können. Wenn der Alltag stressig ist und die Kinder mit einem fortwährend hohen Cortisolpegel durch den Alltag toben, dann dürfte dies auch dem flexiblen Lernen entgegenstehen, denn dies wird durch Cortisol beeinträchtigt. Aber nicht nur die kognitive, sondern auch die soziale und emotionale Entwicklung könnten nachteilig beeinflusst werden.

IM DETAIL: Die Bindungsforscher Karin und Klaus Grossmann argumentieren, dass Kinder, die früh über viele Stunden in Krippen betreut werden, häufig vermehrt aggressiv sind. Das Miteinander der Kinder mit Gleichaltrigen ist oft konfliktreich. Von zentraler Bedeutung ist für sie, ob die Erziehenden die intensiven negativen Gefühle im Zusammenhang mit Eifersucht, Sachkonflikten und Dominanzverhalten bei den Kleinkindern regulieren können. Das wiederum hänge von der Feinfühligkeit der Betreuer, der Anzahl der betreuten Kinder und vor allem auch von der Häufigkeit des Wechsels der Betreuenden ab. Hier zeige eine Studie: Je häufiger die Erzieher wechseln, desto aggressiver die Kinder und desto negativer die soziale und emotionale Entwicklung. Sie schreiben: »Aus der Sicht der Bindungstheorie ist das wichtigste Kriterium für das Wohlbefinden von kleinen Kindern mit ihren individuellen Persönlichkeiten, ob sie während ihrer Tagesbetreuung eine beständige Person haben, die für sie Orientierungszentrum, Zuflucht und Sicherheitsbasis ist, und ob diese bereit und verfügbar ist, um das kleine, noch sehr impulsgesteuerte Kind bei Leid und Unsicherheit prompt und nachhaltig beruhigen oder entlasten zu können. Das Wohlbefinden der Kinder zeigt sich dann in Kooperationsbereitschaft, konzentriertem Spiel, Neugier, Einwilligungsbereitschaft bezüglich der Erzieherin und angemessener Frustrationstoleranz auch später zu Hause.« (Grossmann und Grossmann 2012, S. 259–261)

Für die Erziehenden sind diese Erkenntnisse nicht neu. Sie haben ihren Beruf ergriffen, weil sie Kinder in Richtung eines möglichst guten Lebenswegs begleiten möchten, und sind mit Bedingungen konfrontiert, in denen sie ebendies nicht können. Viele von ihnen arbeiten mit nicht optimalen Personalschlüsseln, sind mit einem hohen Krankenstand von Kollegen konfrontiert und erleben Szenarien, in denen an ein Eingehen auf die kindlichen Bedürfnisse nicht mehr zu denken ist. Insbesondere dann, wenn ihre Einrichtung in Brennpunkten gelegen ist, wenn verschiedene Kulturen mit verschiedenen Haltungen und Sprachen zusammenkommen, wenn traumatisierte Kinder oder Kinder psychisch erkrankter Eltern dabei sind oder wenn Kinder mit eigenen psychischen oder körperlichen Beeinträchtigungen besondere Bedürfnisse haben. Dann können Erziehende oft nur noch verwahren. Sie selbst bewegen sich je nach individueller Stresslage und eigener Resilienz irgendwo zwischen Belastung, Burnout und Kündigung.

Die Erziehenden wissen genau, was die Kinder brauchen und können es ihnen doch nicht geben. Weil sie keine Zeit haben. Weil nicht ausreichend Personal zur Verfügung steht. Natürlich dürfen wir nicht vergessen, dass diese Zustände nicht alle Kitas betreffen. Es gibt eine Menge Einrichtungen, in denen die Kinder gut versorgt werden können. Die Bandbreite ist groß.

Aktuelle Statistiken der Bertelsmannstiftung stimmen allerdings nicht optimistisch. Im aktuellen »Fachkräfte Radar für Kita und Grundschule« heißt es über die künftig zu erwartende Personalausstattung *»Würden zusätzlich die Personalschlüssel auf wissenschaftliche Empfehlungen verbessert, fehlten bundesweit 132.800 Fachkräfte«* (S. 20). Als empfohlenen Personalschlüssel benennen sie für Krippen ein Verhältnis von 1:3, für eine Kindergartengruppe ab 3 Jahren 1:7,5 und für altersübergreifende Gruppen 1:3,5. Berücksichtigt werden muss aber auch, so die Autoren, dass Kinder mit besonderem Förderbedarf mehr Personal erfordern und sich der Schlüssel entsprechend ändert (Bock-Famulla et al. 2023).

Ein weiterer Aspekt beeinträchtigt mitunter das innige Miteinander der Erzieher mit den Kindern: Sie trauen sich nicht beziehungsweise sie dürfen nicht. Wie auch in der Jugendhilfe (siehe unten) kommt es auch in Kitas immer häufiger dazu, dass Schutzkonzepte des Trägers vorgeben, dass Kinder möglichst wenig berührt werden sollen, damit kein Verdacht sexueller Übergriffe aufkommen kann. Hier zwei Auszüge:

*»Auf de[n] Schoß setzen sich Kinder meist seitlich und nur kurzfristig. Die Kinder verbleiben nicht lang in dieser Situation, vielmehr werden sie von den Betreuer*innen auf das Geschehen um sie herum aufmerksam gemacht, damit sie sich neu orientieren.«*[2]

»Wir halten körperlich angemessene Distanz. In [den] Situationen des Kontakts stellt sich die Frage der Notwendigkeit, die als Ermessensgrundlage dient (zum Beispiel ›Ist es notwendig das Kind auf den Arm zu nehmen?‹)« [3]

Wenngleich es selbstverständlich überaus wichtig ist, Kinder vor sexuellen Übergriffen zu schützen, sie zu lehren, »Nein« zu sagen und ihre Grenzen zu formulieren, und entsprechende Schutzkonzepte gut und wichtig sind, könnte man überlegen, ob das Pendel hier nicht zu weit ausgeschlagen ist. Viele Erziehende, insbesondere die männlichen Erzieher, trauen sich nicht mehr, Kinder auf den Schoß zu nehmen, sie zu umarmen, ihnen über den Kopf zu streicheln – zu sehr befürchten sie, jemand könnte meinen, sie hätten sexuelle Interessen. Für die Kinder ist diese Nähe jedoch überaus wichtig.

Schauen wir nun auf die Schule. Auch in der Schule wird kaum berührt. Meist wird dieser Umstand insbesondere von den älteren Kindern vermutlich eher mit einem »Gott sei Dank« bedacht. Wenn die Kinder aber belastet sind, wenn sie angesichts einer schlechten Note verzweifelt sind, Angst vor der Reaktion ihrer Eltern haben oder auch wenn sie ihre Sorgen von zu Hause mit in die Schule bringen, würde ihnen eine Umarmung hin und wieder guttun, sie würde die Kinder beruhigen, ihr Stresssystem zur Ruhe bringen – je jünger das Kind, desto wichtiger wäre diese emotionale Unterstützung.

Der Schulalltag erlaubt es vielen Lehrern jedoch nur selten, empathisch und unterstützend auf das Kind einzugehen. In vielen Klassen geht es äußerst turbulent zu. Die Klassen sind überfüllt, Kinder aus verschiedenen Kulturen haben unter Umständen unterschiedliche Erwartungen an die Lehrkräfte, nicht alle sprechen die Unterrichtssprache, nicht wenige sind aufgrund von Kriegserleben und Flucht traumatisiert, und viele erlebten aufgrund der Pandemie einen ungünstigen Start in ihr Leben und sind noch immer psychisch belastet.

Insbesondere für die älteren Kinder gilt auch, dass sie pandemiebedingt auch Lücken in ihrer Bildung aufweisen könnten. Während der Pandemie wurde zwar versucht, möglichst viel Unterricht auch digital anzubieten, ob es hierbei allerdings zu einer ebenso nachhaltigen Abspeicherung des Gelernten kommt wie beim Lernen im Miteinander, ist nicht klar.

In einer aktuellen Studie zeigte sich, dass Kinder im realen Miteinander besser lernen als im Rahmen einer Zoom-Sitzung und zudem stärker mit dem Lehrer synchronisieren. Die Wissenschaftler glauben, dass es der gemeinsame Fokus der Aufmerksamkeit ist, der hier so vorteilhaft ist.

AUS DER FORSCHUNG: Wissenschaftler aus Israel und den USA untersuchten hierfür Kinder im Alter von circa 11 Jahren. Die Kinder waren an EEG-Geräten angeschlossen und saßen während des Unterrichts entweder ihrem ebenfalls EEG-verkabeltem Lehrer gegenüber oder sahen diesen und die anderen Schüler im Galeriemodus der Plattform Zoom. Als ihnen am Ende der Sitzungen schriftliche Verständnisfragen gestellt wurden, zeigte sich, dass die Kinder, die ihrem Lehrer in Präsenz gegenübersaßen, ein höheres Verständnis erreicht hatten als die Kinder in der Onlinelernbedingung. Zudem war die Synchronität der Hirnaktivität sowohl zwischen Lehrer und Schülern als auch zwischen den Schülern in der Face-to-face-Bedingung höher als in der Online-Bedingung. Die Wissenschaftler nehmen an, dass das Lernen von Angesicht zu Angesicht besser als Onlinekurse einen Zustand der gemeinsamen Aufmerksamkeit erreichen kann und deshalb vorteilhafter ist als das Onlinelernen (Horowitz-Kraus et al. 2023).

Für den gemeinsamen Fokus und das daraus resultierende bessere Lernen könnte auch der Blickkontakt wichtig sein. Wenn Informationen übermittelt werden, verraten uns Blickkontakte, wer der Adressat des Gesagten ist. Sind wir selbst Ziel des Blickkontaktes und somit Adressat, dann prägen wir uns die Inhalte besser ein, als wenn wir der Informationsübermittlung lediglich beiwohnen (Lanthier et al. 2021).

Weitere Unterschiede realen und digitalen Lernens dürften daran beteiligt sein, dass das Lernen von einer realen Person nachhaltiger ist als das Lernen von einer mittels Bildschirm kommunizierenden Lehrkraft. Wir wissen beispielsweise, dass wir unbewusst die Vertrauenswürdigkeit von Menschen beurteilen – eine Voraussetzung dafür, das Gelernte ernst zu nehmen. Ob wir über den Bildschirm alle relevanten Informationen extrahieren können, wenn uns die Gestik, die Haltung und der direkte Blickkontakt fehlen? Darauf gehe ich in Kapitel 15 ein.

Wenn also das Lernen über Onlineplattformen mit schlechteren Lernergebnissen einhergeht als das Lernen von Angesicht zu Angesicht, dann kann es sein, dass viele Kinder im Nachgang der Pandemie nicht nur psychisch noch immer belastet sind, sondern zudem Lücken in ihrer Bildung aufweisen. Dies kann ebenfalls dazu beitragen, dass Lehrer Schwierigkeiten haben, im Unterricht voranzukommen, und es den Schülern schwerfällt, ihre Kompetenzen so auszubauen, wie es ihre Fähigkeiten erlauben würden.

Nun wollen wir in unserer Betrachtung der gegenwärtigen

Situation wieder auf die Jugendhilfe blicken. Wie ist dort die Lage, kann dort ein Miteinander gelebt werden, können Kinder dort die Erfahrungen machen, die sie brauchen?

Auch die Jugendhilfe kämpft mit problematischen Betreuungsschlüsseln, mit dem Fachkräftemangel und eben auch mit kontroversen Positionen in Bezug auf Nähe und Körperkontakt. Die Debatte über den Einsatz von Berührungen in der stationären Jugendhilfe läuft seit den frühen 1990er Jahren. Infolge von Missbrauchsskandalen kam es seinerzeit zu Berührungsverboten. Mark Smith, Professor für soziale Arbeit aus Großbritannien, findet deutliche Worte für die Praxis der Berührungsverbote:

> »*Eines der am stärksten beunruhigenden Merkmale der Praxis in Heimen in den letzten zehn Jahren war die Entwicklung von Berührungsverbotsregelungen im Namen der Sicherheit. […] Einer der Gründe, warum das Berührungsverbot so beunruhigend ist, besteht darin, dass es selbst missbräuchlich ist, weil es Missbrauch vermeidet. Kinder brauchen Berührung, um körperlich und emotional zu wachsen. Wird ihnen ein angemessener menschlicher Kontakt in Form von Berührung verweigert, wird ihre gesamte Entwicklung auf die eine oder andere Weise behindert*« (Smith 2009, S. 127, übersetzt von der Autorin).

Der Wissenschaftler kritisiert auch den von Heimen und Schulen initiierten Kompromiss, dass Berührungen stattfinden können, wenn unmittelbar vor der Berührung eine Erlaubnis eingeholt wird. Er schreibt:

> »*Die Frage nach der Erlaubnis zur Berührung missversteht die ganze Natur der Berührung, die spontan, oft unbewusst und wechselseitig ist; sie ist ein Ausdruck normaler persön-*

licher Interaktion. Was dabei angenehm und angemessen ist, wird auf subtile Weise im sozialen Kontext ausgehandelt. [...] Wo unsere eigenen Grenzen liegen, können wir nur in der Interaktion mit anderen lernen. Wenn man Berührungen innerhalb formelhafter Richtlinien einübt, dann verwehrt dies Kindern die Möglichkeit, angemessene soziale Konventionen und Grenzen zu erlernen« (Smith 2009, S. 127, übersetzt von der Autorin).

Er argumentiert, dass auch das Raufen als eine Art des Körperkontakts angemessen und gesund ist, wenn es auf kontrollierte Weise erlaubt wird. Es ist ein Mittel, mit dem Kinder Dampf ablassen können, Spaß haben und zudem lernen, sich an die Regeln zu halten und zu wissen, wann sie aufhören müssen. Er schreibt: »*Die derzeitige Paranoia hat zur Folge, dass die Betreuer nicht in der gleichen Weise auf die Pflegekinder eingehen, wie sie es bei ihren eigenen Kindern tun würden – zum Nachteil der Entwicklung der Kinder.*« (Smith 2009; S. 128, übersetzt von der Autorin).

Was tun?

Was können wir also tun? Ein neurobiologisches Buch über die Notwendigkeit des Miteinanders erlaubt kaum mehr als ein paar Zeilen darüber, was nötig sein könnte, um das frühe Miteinander in Krippe, Kita, Schule und Jugendhilfe zu verbessern. Deshalb folgen nun lediglich ein paar Denkanstöße.

Schauen wir zunächst auf die Situation in der frühen Kinderbetreuung, auf die Krippen und Kitas. In dem oben zitierten Artikel der Zeit schlagen Kitamitarbeitende eine ganze Reihe von Maßnahmen vor, um den misslichen Bedingungen für Kinder und Personal entgegenzuwirken: Mehr Personal.

»Das bekomme man aber nur – da sind sich die meisten einig –, wenn man den Beruf deutlich attraktiver macht. Kleinere Gruppen, höheres Gehalt und flexible Arbeitszeiten würden dabei helfen.« Allerdings, so wird befürchtet, fehle möglicherweise das Problembewusstsein in Politik und Gesellschaft. Die Erziehenden fordern, dass wir frühkindliche Bildung und Pädagogik als Präventivleistung ernst nehmen, um so längerfristige gesellschaftliche Probleme zu vermeiden.

Nachvollziehbar ist die Forderung nach mehr Personal sicherlich. Ob die Forderung allerdings als Einzelmaßnahme umgesetzt werden kann, ist zweifelhaft. Selbst dann, wenn viele Millionen für die personelle Aufstockung in den Krippen bereitgehalten würden, wäre fraglich, ob es ausreichend Interessenten gibt – bei dem niedrigen Gehalt und den problematischen Arbeitsbedingungen. Eine Verbesserung letztgenannter Hemmnisse wäre sicherlich langfristig notwendig.

Ein weiterer Weg wurde von einer der befragten Erzieherinnen angedeutet: Eine Verlängerung der Elternzeit. Ob eine bezahlte Elternzeit von drei Jahren theoretisch umsetzbar wäre, kann ich als Neurowissenschaftlerin nicht beurteilen. Vielleicht müssen wir auch nicht den Staat in die Alleinverantwortung nehmen. Viel Potenzial dürfte auch in den Unternehmen liegen. Vielleicht wird der Fachkräftemangel früher oder später auch Unternehmen motivieren, mehr in die Kinderbetreuung zu investieren, betriebseigene Krippen und Kitas so auszustatten, dass Eltern ihre Kinder gern dorthin geben und Vertrauen darin haben, dass sie gut versorgt sind. Vielleicht werden sich auch kleinere Unternehmen zusammenschließen, um gemeinsam Krippen und Kitas zu finanzieren, um über diese Maßnahme den Fachkräftepool »Eltern« zu gewinnen. Wettbewerbsvorteil »Fokus auf das Miteinander«.

Aber auch uns Eltern können die Erkenntnisse über die

Auswirkungen der Betreuung Denkanstöße geben: Können wir unzureichende Bedingungen in der frühen außerhäuslichen Betreuung hinnehmen? Müssen wir dies gar tun, weil wir beispielsweise alleinerziehend sind? Oder gehören wir zu den Familien, für die ein längeres Zuhausebleiben eines Elternteils prinzipiell möglich wäre, die finanziellen Einschränkungen irgendwie zu verkraften wären?

Gegenwärtig steht frühe Krippenbetreuung hoch im Kurs. Das deutsche Jugendinstitut fasst in ihrem Kinderbetreuungsreport 2022 zusammen: *»Bundesweit äußerten 60 Prozent der Eltern von Einjährigen und 77 Prozent der Eltern von Zweijährigen einen Betreuungsbedarf für ihr Kind.«* (Kayed et al. 2023, S. 16)

Aus erwähnten finanziellen Gründen oder auch aus Überzeugung oder beidem. Die Unterbringung der Allerkleinsten in Krippen mit unzureichenden Betreuungsschlüsseln und verständlicherweise völlig gestressten Erziehenden ist aus Sicht der Kinder keine gute Lösung. Kleine Kinder brauchen rund um die Uhr einfühlsame und zuverlässig verfügbare Bezugspersonen, wenn sie sich gut entwickeln sollen.

Wir reden es uns gerne schön. In der Psychologie spricht man von »kognitiver Dissonanzreduktion«. Wir sagen uns: »Aber die frühe Betreuung ist doch gut für die Allerkleinsten, schließlich brauchen sie das Spiel mit Gleichaltrigen, um soziale Kompetenz zu entwickeln!« Im Februar 2024 hieß es in einem Artikel des Onlineauftritts eines Frauenmagazins, dass diverse Studien zeigten, dass Kinder, die bereits mit einem Jahr mit dem Kindergarten starten, durchaus davon profitierten. Ihre Sprachentwicklung, die Motorik und soziale Kompetenzen würden beim gemeinsamen Spiel mit anderen Kindern schneller wachsen. Sie seien daher zukünftig durchschnittlich besser in der Schule und würden weniger Auffälligkeiten in Bezug auf psychische Erkrankungen zeigen.[4] Da ich selbst nur Studien kenne, in denen das Gegenteil gezeigt wurde, habe ich meine tief verankerte Abneigung gegenüber Erbsenzählerei jeglicher Art für einen kleinen Moment in den Wind geschlagen und in der Redaktion nachgefragt, um welche Studien es sich handelt. Ich erhielt eine Liste, aber mit keiner dieser Studien wurde die entsprechende Aussage belegt.

IM DETAIL: Mir wurde beispielsweise eine Studie genannt, in der es darum ging, dass der frühe Kita-Besuch die Prävalenz von Atemwegs- und Infektionskrankheiten und die Inanspruchnahme von Gesundheitsleistungen erhöhe, insbesondere bei Kindern aus benachteiligten Gebieten.[5] Außerdem erhielt ich den Link zu einem Artikel, dessen Kernaussage lautet: »Forschungen, die bestätigen, dass Kinder, die einer frühen, umfassenden Tagesbetreuung ausgesetzt sind, ein Risiko für sozial-emotionale und verhaltensbezogene Probleme haben, müssen ernst genommen werden.« Und in dem thematisiert wird, dass lediglich diejenigen Kinder positiv durch die frühe Betreuung beeinflusst werden, die in Armut und unsicheren häuslichen Verhältnissen aufwachsen.[6] In einer weiteren zitierten Studie wurde gefunden, dass Kinder, die in der frühen Kita-Betreuung eine hohe Qualität erleben, bessere Leistungen und weniger externalisierende Störungen haben als Kinder, deren frühe Kita-Betreuung von schlechter Qualität ist. Außerdem ein Befund dieser Studie: Wenn Kinder besonders viele Stunden in der außerhäuslichen Betreuung sind, dann neigen sie zu höherer Risikobereitschaft und Impulsivität im Alter von 15 Jahren.[7]

Die Redaktion änderte den Artikel. Viele weitere sind aber noch immer online. Und werden von Eltern gelesen. Eltern, die sich beispielsweise an die Gesellschaft für frühkindliche

Bindung[8] wenden und dort verunsichert nachfragen, weil sie die Informationslage eigentlich anders verstanden hatten. Oder auch von Eltern, die eigentlich gerne etwas länger zu Hause bleiben würden, aber glauben, sie würden ihrem Kind mit der frühen Betreuung etwas Gutes tun.

Die frühe Krippenbetreuung ist oft nötig und sinnvoll, sie ist jedoch gegenüber der elterlichen Betreuung nicht vorteilhaft – zumindest dann nicht, wenn die Eltern in guter psychischer Verfassung sind. Dennoch muss sie nicht schlecht sein, wenn Kinder mit ihren Erziehenden eine sichere Bindung aufbauen, ein promptes und einfühlsames Eingehen auf ihre Bedürfnisse und eine zuverlässige regelmäßige Verfügbarkeit dieser Person erfahren. Wenn die Qualität stimmt, dann ist alles gut. Nur: Meist stimmt sie nicht.

Wir sollten aufhören, uns schönzureden, was nicht zusammenpasst und über Lösungen reden, die für alle passen. Für die Kinder, die ein Recht auf angemessene frühe Entwicklungsbedingungen haben, für Frauen, die nicht mehr auf ihre Mutterrolle reduziert werden wollen und für Väter, die – Gott sei Dank – inzwischen festgestellt haben, wie schön es sein kann, mehr in die frühe Betreuung eingebunden zu sein. Wir sollten aufhören mit Grabenkämpfen über Glucken und Rabenmütter und stattdessen zielorientiert nach passenden Lösungen suchen. In meinem Buch »Die erste Bindung« bin ich im letzten Kapitel ausführlich auf diesen Diskurs eingegangen und habe versucht, einige Denkanstöße zu geben. Es geht um flexible Lebensmodelle (Lücken im Lebenslauf, spätere Karrieren, zu Hause bleiben – alles ist gut!), um Toleranz (Grabenkämpfe behindern Problemlösung!), um die Wertschätzung von Fürsorge (stolz sein auf Zeiten der Fürsorge!) und um die Väter (auch ihre Fürsorge verdient Wertschätzung. Und wie!) und um den Beruf der Erziehenden (Ihr braucht ein besseres Gehalt! Und ebenfalls Wertschätzung!).

Fazit: »*Würden die verschiedenen Lebensmodelle gleichberechtigt unterstützt werden und die Diskussion über deren Berechtigung aufhören, könnten vielleicht auch beständigere politische Lösungen realisiert und gemeinsam eine bessere Betreuung der Kinder erreicht werden.*« (Strüber 2024, S. 314)

Stichwort Lücken im Lebenslauf. Da fällt mir ein, dass ich auf meine eigene Vita zurückkommen wollte: Ich habe das mit der Doktorarbeit um ein paar Jahre nach hinten verschoben, insgesamt wurden es mehr als sechs Jahre – worüber ich heute sehr glücklich bin. Auch wenn es finanziell nicht immer einfach war.

Bleibt noch die Schule. Welche Impulse bieten sich an, um auch dort über eine Verbesserung des Miteinanders die kindliche Entwicklung zu fördern?

Zunächst ist es wichtig, nicht zu vergessen, dass kindliche Fähigkeiten wie die zu Beginn des Kapitels beschriebenen aufeinander aufbauen. Wenn Kinder sich gut regulieren können und Soft Skills entwickelt haben, wenn sie also kooperationsfähig, geduldig, motiviert und frustrationstolerant sind, dann können sie auch gut von den Lehrinhalten profitieren. Die Soft Skills ermöglichen dem Kind ein effizientes und nachhaltiges Lernen, sie sind entscheidend für seinen schulischen Erfolg.

Wenn Kinder Defizite in diesen Bereichen haben, dann wäre es wichtig, dass sie die Erfahrungen, die sie brauchen, um die Fähigkeiten zu entwickeln, nachholen. Wenn also Grundschulkinder ständig abgelenkt sind, nicht stillsitzen können, ihre Frustration nicht im Griff haben, ihren Fokus nicht auf den Lernstoff ausrichten können, wenn ihre Gehirne so laut nach Spiel, Bewegung und Draußensein rufen, dass sie keine Informationen mehr aufnehmen können, dann können sie auch nachträglich noch lernen, sich selbst zu regulieren und diese Soft Skills zu entwickeln.

Das ist selbstverständlich nicht einfach und dauert umso länger, je später begonnen wird. Aber es ist möglich. Dafür benötigen Kinder das Miteinander mit für sie verfügbaren und coregulierenden Bezugspersonen und das unbeschwerte und selbstbestimmte Spiel mit Gleichaltrigen. Wenn sie diese Erfahrungen machen, dann lernt das Gehirn, die eigenen Gefühle der Situation anzupassen und auch die eigenen Bedürfnisse aufzuschieben, es lernt, sich in andere hineinzuversetzen, es lernt, geduldig zu sein, Kompromisse zu schließen und zu kooperieren.

Wenn Kinder darin unterstützt werden sollen, diese grundlegenden Voraussetzungen für das Lernen zu erwerben, dann benötigen sie andere Bedingungen für den Erwerb von Lehrinhalten als Kinder, die bereits Gelegenheit zur Ausbildung von Soft Skills hatten. Aus welchen Gründen auch immer Kinder hier Defizite entwickelt haben, ob sie unter den Bedingungen der Pandemie gelitten haben, ob ihre Eltern psychisch erkrankt sind oder ob sie infolge von Kriegserfahrungen und Flucht traumatisiert sind, sie benötigen mehr Unterstützung, können nicht einfach »mitlaufen«, sie brauchen mehr Nähe und Lehrinhalte, die eine Förderung der Soft Skills ermöglichen.

Viele Pädagogen wissen dies, können ihr Wissen im Alltag jedoch nicht umsetzen, kommen in ihren Klassen mit ihrem Stoff nicht voran, zu viele Kinder sind aus verschiedenen Gründen nicht aufnahmefähig. Kinder und auch Pädagogen würden profitieren, wenn das Wissen darum, dass es die emotionalen und sozialen Bedürfnisse der Kinder sind, die das kognitive Lernen voranbringen, auch in den Fokus der Politik geraten würde. Wenn das inzwischen etablierte Wissen über den Vorteil kleinerer Gruppen und des interaktiven Unterrichts umgesetzt würde, und Kinder bessere und individuellere Lernumgebungen vorfänden, dann könnten die Kinder auch in ihrer kognitiven Entwicklung besser vorankommen (für eine Übersicht siehe Strüber 2021).

Wir wollen unabhängig von der Art der Betreuung noch einmal auf Nähe und Berührungen schauen.

Oben ging es darum, dass Kinder in der frühen Kita-Betreuung häufig einen Anstieg ihrer Stresshormone aufweisen. Sie sind gestresst. Und was machen Kinder, wenn sie gestresst sind? Sie suchen Nähe. Gut, einige suchen die Nähe auch in Form wilden Raufens. Viele haben aber einen inneren Antrieb, ihr gestresstes Inneres über eine Umarmung oder einen Moment auf dem Schoß zu beruhigen. Kinder suchen sich eine Quelle der Oxytocinfreisetzung. Der Umstand, dass sie Nähe suchen, bedeutet, dass sie diese gerade brauchen.

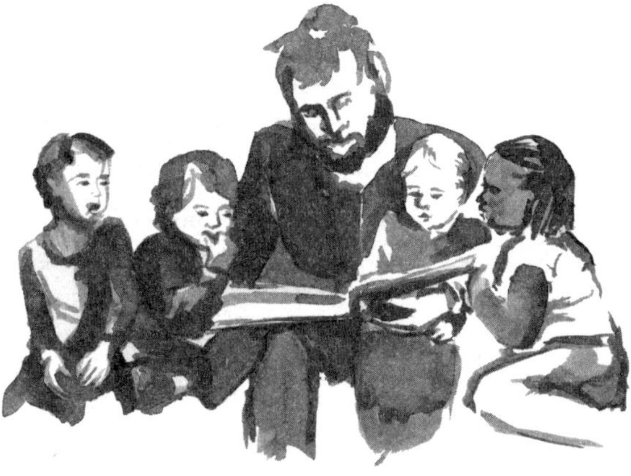

Genauso wie Kinder nach Nahrung verlangen, wenn ihr Körper Nahrung braucht, verlangen Kinder nach Nähe, wenn ihr Körper die stresshemmende Wirkung des Miteinanders braucht. Eigentlich ein sinnvolles Vorgehen des kindlichen Gehirns. Voraussetzung: Den Bedürfnissen wird stattgegeben. Würde Kindern in der Kita die Nahrung verwehrt werden, wenn sie Hunger haben, wäre der Aufschrei groß. Das ist im Hinblick auf das Bedürfnis nach Nähe scheinbar nicht so.

Kinder brauchen diese Nähe aber. Sie benötigen sie in der Krippe und in der Kita, und, wenn die innere Not besonders groß ist, auch in der Schule. Und wenn sie kein Zuhause haben, in dem sie berührt werden, wenn sie deshalb in Einrichtungen der Jugendhilfe untergebracht sind, dann gilt dies umso mehr. Vorlesen auf dem Schoß des Erziehers oder Betreuers, kuscheln auf dem Arm der Erzieherin: Kinder suchen oft auch in den Einrichtungen die Nähe der Erziehenden. Erhalten sie diese Nähe, dürfte sich dies positiv auf die kindliche Entwicklung auswirken. Die Begründung für unsere gegenwärtige Zurückhaltung im Hinblick auf Berührungen liegt – wie oben beschrieben – in der Sorge vor sexuellen Übergriffen. Selbstverständlich müssen diese verhindert werden, doch sollte deren Abwehr nicht die Erfüllung des natürlichen menschlichen Bedürfnisses nach Nähe und Berührungen beeinträchtigen. Das wäre etwa so, als würden wir unsere Kinder in den Einrichtungen hungern lassen, ihnen das Essen verwehren, weil schon einmal etwas Verdorbenes darunter war.

Wollen wir also die kindliche Entwicklung unterstützen, dann sollten wir zurückrudern und Berührungen wieder zulassen, gleichzeitig aber die Kinder darin bestärken, nein zu sagen, wenn sie diese nicht möchten.

13 Zusammen glücklich – Miteinander in der Partnerschaft

Sind wir verliebt, dann tummeln sich Schmetterlinge in unserem Bauch, wir sind aufgeregt, sehen das Ziel unserer Wünsche durch eine rosarote Brille, alles nicht Passende wirkt plötzlich passend. Nach einer Weile ebbt dieses Gefühl ab, die rosarote Brille beschlägt. In der Wissenschaft geht man davon aus, dass dies nach 12 bis 18 Monaten geschieht. Nun sieht man klarer. Nimmt auch die unliebsamen Eigenschaften des anderen wahr. Vielleicht hat er keinen Humor. Vielleicht ist sie nicht empathisch, vielleicht riecht er. Wir nehmen diese Eigenschaften nun wahr, bestenfalls machen sie uns aber nichts aus. Die zweite Stufe der Partnerschaft ist erreicht. Wir haben angefangen, uns aneinander zu binden. Wir fühlen uns wohl miteinander und sind uns einig, dass wir zusammengehören.

Und wir kommen gemeinsam zur Ruhe. Das Miteinander der Beziehung entspannt uns – vorausgesetzt, es ist nicht allzu konfliktreich. Die beruhigende Wirkung ist vor allem dann gegeben, wenn wir uns in der Beziehung berühren. Die Wissenschaft weiß: Berührungen in der Partnerschaft können die Stresshormonfreisetzung vermindern, Ängste vermindern und Schmerzen abbauen.

AUS DER FORSCHUNG: Wissenschaftler aus Deutschland, der Schweiz und den USA konnten dies bereits vor vielen Jahren demonstrieren. In ihrer Studie setzten sie Frauen dem Stress aus, vor einem kritischen Publikum sprechen und rechnen zu müssen. Die Frauen unterschieden sich darin, ob und wenn ja, wie sie sich in den zehn Minuten vor dem Stress mit ihrem Partner beschäftigt hatten. Es kam heraus, dass diejenigen Frauen, die vor dem Stress einen körperlichen Kontakt in Form einer Nacken- und Schultermassage mit dem Partner hatten, signifikant weniger gestresst waren: Sie schütteten weniger Cortisol aus und hatten eine geringere Herzfrequenz als die Frauen ohne Partnerunterstützung oder auch diejenigen, die lediglich verbal von ihrem Partner unterstützt worden waren (Ditzen et al. 2007).

Auch in einer Studie jüngeren Datums zeigte sich, dass der Beistand durch den Partner, dessen Anwesenheit, dessen sanftes Streicheln und auch dessen Halten der Hände physiologischen Stress und auch die Schmerzwahrnehmung reduzieren kann (Reddan et al. 2020). Ein weiterer Effekt war in dieser Studie interessant: Auch das Geben von Berührungen beruhigt. Dies wurde in einer Studie von Wissenschaftlern aus Italien und den USA bestätigt: Das Streicheln eines geliebten Menschen ist nicht nur angenehm, sondern vermindert auch bei der berührenden Person inneren Stress und Angst (Mazza et al. 2023).

Wenn wir uns in Partnerschaften berühren, kann uns dies vor Stress und auch Schmerzen schützen. Weitere Studien machen deutlich: Wir sind zufriedener in unserer Partnerschaft. Deshalb können Maßnahmen, die darauf abzielen, dass sich die Partner häufiger liebevoll berühren, auch die Zufriedenheit in der Beziehung erhöhen. Klingt doch ganz einfach, oder?

Ob wir nun vertrauensvoll miteinander sprechen, ob wir vor dem Fernseher kuscheln oder miteinander schlafen: Vermutlich dürfte eines immer dabei sein: das Oxytocin. Deutsche Wissenschaftler konnten in einer während der Pandemie durchgeführten Studie zeigen, dass das Erleben zärtlicher Berührungen mit einem höheren Oxytocinspiegel, einem geringeren Stresserleben, einem geringeren Cortisolspiegel und einem geringeren Erleben von Angst und Belastung einhergeht (Schneider et al. 2023). Das Streicheln des Rückens oder auch Umarmungen stimulieren die Freisetzung von Oxytocin. Wohl deshalb haben auch Frauen, die in einer Studie angaben, in der Vergangenheit häufiger von ihren Partnern umarmt worden zu sein, einen höheren Oxytocinspiegel und zudem deutlich niedrigere Blutdruckwerte als Frauen, die nicht von ihren Partnern umarmt wurden.

Wieviel Oxytocin in einer Partnerschaft freigesetzt wird, ist jedoch nicht nur abhängig vom Ausmaß der Berührungen, sondern auch davon, ob Paare gut aufeinander eingestellt und miteinander synchronisiert sind. Hier können sich Engelskreise bilden: Man berührt sich viel, synchronisiert miteinander und berührt sich noch mehr. Nicht funktionieren dürfte dies, wenn man nebeneinanderher lebt.

Das Ausmaß der Oxytocinfreisetzung zu Beginn der Beziehung gibt wiederum vor, ob die Beziehung hält. Zumindest statistisch betrachtet.

AUS DER FORSCHUNG: Wissenschaftler haben für ihren Erkenntnisgewinn frisch Verliebte untersucht. Ihnen entnahmen sie Blut und beurteilten den Oxytocingehalt im Schmetterlingsstadium, und dann noch einmal mehrere Monate nach Beginn ihrer romantischen Beziehung. Ein erstes Ergebnis war, dass die Oxytocinfreisetzung bei frisch Verliebten signifikant höher war als bei Singles und auch über die nächsten sechs Monate nicht abnahm. Es zeigte sich zudem: Je höher die Oxytocinfreisetzung, desto besser waren die Paare aufeinander eingestellt, desto ausgeprägter waren ihre positiven Gefühle, ihre zärtlichen Berührungen und ihre Synchronität. Interessant war auch, dass die Paare, die nach sechs Monaten noch zusammen waren, bereits im frühen Stadium höhere Oxytocinwerte hatten als die Paare, die sich getrennt hatten. Oxytocin könnte demnach – theoretisch – als Indikator dafür dienen, ob eine Beziehung hält (Schneiderman et al. 2012).

Bereits im ersten Teil des Buches ging es darum, dass angenommen wird, dass Oxytocin über eine Wirkung auf das Dopaminsystem die Bindung speichert: Hier ist der Mensch, mit dem du dich langfristig verbindest, bleib bei ihm! Über diese Wirkung dürfte Oxytocin auch die Treue fördern, wie Wissenschaftler aus Bonn zeigten. Gleichzeitig vermindert es passenderweise die Eifersucht.

AUS DER FORSCHUNG: Die Wissenschaftler wollten herausfinden, ob Oxytocin zur Aufrechterhaltung von monogamen Bindungsbeziehungen beiträgt. In ihrer Studie zeigten sie, dass die Verabreichung von Oxytocin Männer in einer monogamen Beziehung – nicht aber alleinstehende Männer – dazu anhält, bei einer ersten Begegnung mit einer attraktiven Frau einen größeren Abstand (10 bis 15 Zentimeter) zwischen sich und der attraktiven Frau zu halten. Gegenüber anderen Männern vergrößerten die Oxytocin-versorgten Männer ihren Abstand nicht. Die Einstellung der untersuchten gebundenen Männer gegenüber attraktiven Frauen, ihre Beurteilung der Frauen und ihre Erregung durch ihre Bilder hatte sich nicht verändert – all dies können also keine Gründe für die Vergrößerung des Abstandes sein. Die Wissenschaftler folgern daraus, dass die Oxytocinfreisetzung dann, wenn sie in einer Beziehung stimuliert wird, die Aufrechterhaltung der Beziehung und die Treue fördert (Scheele et al. 2012). Ergebnisse einer anderen Studie legen zudem nahe, dass die Verabreichung von Oxytocin bei beiden Geschlechtern die Eifersucht vermindert und dadurch den Zusammenhalt fördert (Zheng et al. 2021).

Treue, Eifersucht, da kommen wir doch besser gleich zum Sex. Was wäre ein Buch über das soziale Gehirn und die Notwendigkeit des Miteinanders ohne ein Eingehen auf die innigste Form des Miteinanders: Sex.

Auch für unseren Sex spielen – wen wundert es – zahlreiche Stoffe und Hormone eine Rolle. Geschlechtshormone wie Testosteron bei Männern und Östrogen und Progesteron bei Frauen werden von den Hoden und Eierstöcken produziert und freigesetzt und stimulieren unser Sexualverhalten. Aber auch weitere Stoffe sind wichtig dafür, dass wir Sex wollen und genießen. So etwa Oxytocin. Diese Stoffe steuern uns: Wir fühlen uns zueinander hingezogen, wollen uns nicht nur mental nahe sein, sondern auch körperlich, wollen unsere Körper vereinen und den Orgasmus spüren, der sich einstellt, wenn die Vereinigung ihren Höhepunkt erreicht hat. Das ist ein nicht ungeschickter Schachzug der Evolution. Unsere Vereinigung, die für die Fortpflanzung unserer Spezies notwendig ist, wird mit einem Gefühl belohnt, dass alle anderen in den Schatten stellt.

Das Schachspiel unserer evolutionären Entwicklung ist aber noch ausgeklügelter, wenn man das Gesamtpaket betrachtet. Während wir also orgasmusbenebelt noch nebeneinander liegen, werden einerseits im Körper der Frau unsere gemeinsamen Nachkommen auf Kurs gebracht und andererseits durch die bindungsfördernde Wirkung des Oxytocins unser langfristiger Zusammenhalt gefördert. Wir sind bereit, eine Familie zu gründen. Auch wenn wir uns mit dem Einsatz von Verhütungsmitteln von diesem Schachzug nicht beeindrucken lassen, so bleibt die Wirkung auf unsere Bindung dieselbe: Beim Sex wird Oxytocin freigesetzt, aktiviert das Belohnungssystem und bildet die Grundlage für die Erinnerungsspur, die uns vermittelt: Das ist mein Mensch, mit diesem Menschen möchte ich verbunden sein.

Im Hinblick auf das Oxytocin wird intensiv darüber geforscht, ob seine Freisetzung Ursache oder Folge der Erregung beim Sex ist. Macht es uns bereit für den Sex oder ist es danach wichtig? Neuere Erkenntnisse zeigen, dass beides der Fall ist. Oxytocin wird im Zuge der sexuellen Erregung ausgeschüttet und fördert die Bereitschaft zum Sex und die Offenheit, wird aber ebenso nach dem Orgasmus freigesetzt und bildet hierdurch die beschriebene Grundlage für die tiefe Bindung.

AUS DER FORSCHUNG: Studien, in denen die Oxytocinkonzentration im Blut oder im Speichel gemessen wurde, stellten zuverlässig fest, dass sowohl bei Männern als auch bei Frauen der Oxytocinspiegel während der sexuellen Erregung ansteigt. Entsprechend können, wie Studien an Frauen zeigen, auch sexuelle Reize wie erotische Hörgeschichten einen signifikanten Anstieg der Oxytocinkonzentration im Speichel bewirken. Es wird angenommen, dass die Freisetzung dieses Stoffes im Zuge der sexuellen Erregung, etwa beim Vorspiel, die sexuelle Erregung aufrechterhält, verstärkt und die Bereitschaft für den eigentlichen Akt fördert.

Man könnte meinen, dass man auch mit einem Oxytocin-Nasenspray der Sache etwas Schwung verleihen könnte, und natürlich wurde auch dies von Forschern getestet – es hatte allerdings nicht die vermutete Wirkung. Das ist vielleicht auch ganz gut so.

Auch nach dem Orgasmus ist der Oxytocinspiegel signifikant erhöht und es dauert etwa eine halbe Stunde, bis er sich wieder normalisiert. Der Oxytocinanstieg nach dem Orgasmus fördert Gefühle der Nähe, der Zuneigung und der emotionalen Sicherheit zwischen den Sexualpartnern und stärkt die Bindung (Alley und Diamond 2020).

In den einzelnen Studien zeigen sich immer wieder Geschlechtsunterschiede, allerdings ist deren Interpretation schwierig – hier wird intensiv geforscht.

Wir wissen nun: Sex dient nicht nur der Fortpflanzung und dem Spaß, sondern auch der Bindung zweier Menschen aneinander. Dies gilt für heterosexuell orientierte Menschen ebenso wie für homosexuelle, auch wenn Forschungsergebnisse nahelegen, dass sich die Hormonwelt von Menschen unterschiedlicher sexueller Orientierung in einigen Details ein wenig unterscheidet. Die sexuelle Orientierung eines Menschen ist abhängig von vielen Faktoren, sie wird durch die Gene eines Menschen, aber ebenso durch frühe Umweltbedingungen und deren Einfluss auf den epigenetischen Zustand der Gene beeinflusst.

AUS DER FORSCHUNG: Diskutiert werden beispielsweise Forschungsergebnisse, denen zufolge die sexuelle Orientierung vorgeburtlich durch Hormone oder andere Substanzen moduliert wird, die den Fötus über das mütterliche Blut erreichen – beispielsweise durch das Ausmaß der mütterlichen Stresshormone oder Geschlechtshormone. Es würde hiernach das vorgeburtliche hormonelle Milieu über einen epigenetischen Mechanismus die Aktivität der Gene des Fötus beeinflussen und hierüber, welches Geschlecht er im späteren sexuellen Miteinander vorzieht (für Übersichten siehe Wang et al. 2019; Legato 2020).

Diese epigenetische Prägung dürfte auch daran beteiligt sein, dass sich Menschen je nach sexueller Orientierung darin unterscheiden, wieviel sie von Stoffen wie Cortisol und Testosteron ausschütten

AUS DER FORSCHUNG: In einer Übersichtsarbeit zitieren chinesische Wissenschaftler Studien, denen zufolge homosexuelle Frauen mit einer höheren Freisetzung des Stresshormons Cortisol auf Stress reagieren als heterosexuelle Frauen und umgekehrt homosexuelle Männer niedrigere Cortisolwerte haben als heterosexuelle Männer. Nicht überraschend steht auch das männliche Geschlechtshormon Testosteron im Fokus. Hier zeigte sich, dass Studien im Hinblick auf lesbische Frauen eine höhere Konzentration von Testosteron fanden als für heterosexuelle Frauen, während bei schwulen Männern keine Unterschiede zu heterosexuellen Männern festgestellt wurden (Wang et al. 2019).

Für dieses Buch, für unsere Frage nach der biologischen Grundlage für das Miteinander, ist vor allem das Oxytocin wichtig. Und auch hier könnte es Unterschiede geben. Einer deutschen Studie zufolge reagieren homosexuelle Männer empfindlicher auf Oxytocin als heterosexuelle Männer. Erhielten sie Oxytocin per Nasenspray, dann verstärkte dies in den Experimenten stärker als bei heterosexuellen Männern ihre Neigung, andere Menschen kennenlernen zu wollen, nachdem sie deren Fotos gesehen hatten (Thienel et al. 2014). Vieles ist im Hinblick auf die sexuelle Orientierung eines Menschen und auch auf seine Geschlechtsidentität noch ungeklärt.

EXKURS: Nicht nur die sexuelle Orientierung eines Menschen, auch seine Geschlechtsidentität scheint durch allerfrüheste Umweltbedingungen beeinflusst zu werden. In einer gemeinsamen Übersichtsarbeit niederländischer und chinesischer Wissenschaftler fassen die Forscher zusammen, dass während der vorgeburtlichen Entwicklung die geschlechtliche Differenzierung des Gehirns später stattfindet als die geschlechtliche Differenzierung der Genitalien und dass folglich diese beiden Prozesse unabhängig voneinander durch das frühe intrauterine Milieu beeinflusst werden können und dies eine Geschlechtsinkongruenz hervorbringen könnte – also eine Nichtübereinstimmung zwischen der Geschlechtsidentität einer Person und dem bei der Geburt zugewiesenen Geschlecht. Die Wissenschaftler gehen so weit zu schreiben: »Tatsächlich deuten alle aktuellen Daten darauf hin, dass Geschlechtsidentität und sexuelle Orientierung im Mutterleib entstehen.« (Swaab et al. 2021, S. 428, übersetzt von der Autorin)

Ob nun heterosexuell oder homosexuell: Die Neigung, sich zusammenzutun, sich zu binden, um gemeinsam Nachwuchs aufzuziehen und um gemeinsam die Herausforderungen des Lebens zu bewältigen, um sich gegenseitig mit Nähe zu versorgen und von deren positiver Wirkung zu profitieren, ist tief in der menschlichen Natur verankert. Wir brauchen uns, wir brauchen Oxytocin. Wir bekommen es beim Sex, aber auch beim Kuscheln und bei vertrauensvollen Gesprächen während des Spaziergangs durch den Park.

Unsere Welt!

Wie sieht die Realität aus? Viele Paare nutzen ihre Zeit gut, haben ihre Work-Life-Balance fest im Blick, wissen um die Bedeutung der Zweisamkeit. Vielen anderen Paaren mag der Fokus auf die Zweisamkeit schwerfallen, in Zeiten, in denen das Leben so geschäftig ist: Beruf, Kinder abholen, Einkaufen, Haushalt, Kinder ins Bett, Sport, Tag vorbei. Die Nähe bleibt da mitunter auf der Strecke.

Für einige Paare dürften auch die Jahre der Pandemie ihre Spuren hinterlassen haben. Zwar ist die Pandemie lange vorbei, doch auch hier kann das Miteinander nachhaltig beeinträchtigt worden sein. Grundsätzlich gilt: Wenn wir in Partnerschaften Zeiten erleben, in denen uns die Umstände viel Stress bescheren, wie es während der Pandemie für viele Paare der Fall war, dann kann dies unser Miteinander langfristig beeinflussen – auch wenn der Stress längst vorüber ist. Wir erinnern uns: Miteinander fördert Miteinander. Wenn wir uns in den stressigen Zeiten weniger berühren, weniger intime Kontakte haben, dann schütten wir weniger Oxytocin aus und unsere Synchronität ist vermindert. Das wiederum bringt mit sich, dass wir uns weniger gut verstehen, weniger kompromissbereit, weniger empathisch, weniger vertrauensvoll und weniger nachsichtig sind. Wir haben immer weniger Lust zu Nähe und erleben immer seltener die beruhigende Wirkung des in der Partnerschaft ausgeschütteten Oxytocins. Nicht selten eskalieren die Konflikte, obwohl die auslösenden Ereignisse lange zurückliegen.

Ein weiteres Merkmal unserer Zeit dürfte viele von uns betreffen: Im Buhlen um die Aufmerksamkeit des Partners haben wir Konkurrenz erhalten – das Smartphone möchte auch! Störungen und Unterbrechungen des Familienlebens durch technische Geräte werden als Technoferenz bezeichnet. Sie haben in den letzten Jahrzehnten erheblich zugenommen. US-Forscher kamen nach einer Onlineerhebung der Aussagen von 143 in Beziehung lebenden Frauen zu dem – nicht ganz überraschenden – Ergebnis, dass technologische Geräte immer wieder die gemeinsame Freizeit, die Gespräche und Mahlzeiten von Beziehungspartnern unterbrechen. Diejenigen Studienteilnehmerinnen, die angaben, dass ihr Partner häufig während Mahlzeiten, Unterhaltungen oder gemeinsamer Freizeit das Smartphone herausholt, Nachrichten liest oder schreibt, oder auch durch den Fernseher vom Gespräch abgelenkt wird, berichteten zudem von einer geringeren Beziehungszufriedenheit, von mehr depressiven Symptomen und einer geringeren Lebenszufriedenheit (McDaniel und Coyne 2016). Allerdings muss man hier das Henne-Ei-Problem einschränkend erwähnen. Vielleicht waren es auch die Schwierigkeiten der Beziehung, die ihre Partner in die Arme des Smartphones getrieben hat. Oder beides spielte eine Rolle.

Vielleicht hinterlassen auch weitere Merkmale unserer Zeit ihre Spuren in gegenwärtigen Partnerschaften. In einem Artikel resümiert der Paartherapeut Wolfgang Schmidbauer: »*Der Anspruch an den Partner ist gestiegen.*«[1] Aber warum ist der Anspruch gestiegen? Vielleicht können wir uns fragen, was die Medien damit zu tun haben. Schüren sie das Bedürfnis nach einem perfekten Partner? Was macht es mit uns, wenn in Onlinemedien immer wieder und mit einer mehr oder weniger hohen psychologischen Qualität auf toxisches Partnerverhalten hingewiesen wird, nicht immer mit Blick auf die komplexe Dynamik partnerschaftlicher Beziehungen? Welche Rolle spielen hier die Dating-Portale, die uns suggerieren, dass Hunderte potenzieller – perfekter – Partner nur auf uns warten? Begünstigen sie unsere Unzufriedenheit?

Was tun?

Genauso, wie wir das Wissen um andere Aspekte einer gesunden Lebensweise nutzen und versuchen, gesund zu essen und abends noch schnell eine Runde joggen zu gehen, können wir auch das Wissen um die Bedeutung von Beziehungen ernst nehmen und Zeit investieren: Ein gemeinsames Essen ohne Smartphone, ein gemeinsamer Abend auf dem Sofa, ein abendlicher Spaziergang mit intensiven Gesprächen. All dies kann nicht nur dazu dienen, unsere Beziehungen aufrecht zu erhalten, sondern kann als Quelle von Oxytocin auch unsere eigene, psychische und körperliche Gesundheit fördern.

Wir könnten mit dem Oxytocin im Gepäck sogar Engelskreise einer positiven Gegenseitigkeit betreten. Engelskreise, in denen wir in Situationen der Nähe Oxytocin ausschütten und dieses Oxytocin seine Wirkungen entfaltet und uns darüber wieder in die Nähe bringt. Das Oxytocin ermöglicht uns, miteinander zu synchronisieren, den anderen zu verstehen, ihm Empathie und bisweilen Nachsicht entgegenzubringen. Es bringt uns in einen Zustand, in dem wir unsere Gefühle gut ausdrücken und diese beim anderen erkennen können. Es hilft uns, in dieser Weise Missverständnisse zu vermeiden und akzeptierend und tolerierend unsere Partnerschaft aufrechtzuerhalten. Miteinander fördert Miteinander.

Ebenso wie sowohl Eltern-Kind-Beziehungen als auch Partnerschaftsbeziehungen durcheinandergeraten können, gelten viele weitere Aspekte des Miteinanders der Eltern mit ihrem Kind auch für das Miteinander von Paaren. Auch für sie gilt etwa, dass auch Konflikte zur Beziehung dazu gehören und dass es wesentlich für die Beziehung ist, dass sie wertschätzend gelöst werden. Der Paartherapeut Wolfgang Schmidbauer meint dazu: *»Die meisten Liebespaare machen sich nicht* *klar, dass nicht die Harmoniesehnsucht, sondern die Fähigkeit zum liebevollen Streit darüber entscheidet, wie gut sich zwei unterschiedliche Individuen mit unterschiedlichen Wertvorstellungen in einem gemeinsamen Territorium vertragen.«*[2]

Erkenntnisse aus der Psychotherapieforschung legen nahe, dass uns das Oxytocin nicht nur in schönen und harmonischen Situationen begleitet, sondern insbesondere auch in Konfliktsituationen ausgeschüttet wird. Es hilft uns, auch in Situationen des Konfliktes von dessen Wirkungen zu profitieren und das Vertrauen in den anderen und die Bindung aufrechtzuerhalten.

Wenn es uns gelingt, mehr Miteinander in unseren partnerschaftlichen Beziehungen zu leben, dann können wir vermutlich auch Konflikte besser aushalten. Und vielleicht unterstützt es uns sogar dann, wenn es wirklich nicht passt, uns wertschätzend zu trennen – sodass wir die Beziehung als freundschaftliche Verbindung aufrechterhalten können.

14 Geborgen unter Freunden – Miteinander in freundschaftlichen Beziehungen

Ich sitze am späten Nachmittag an meinem Schreibtisch, und mir fällt ein, dass ich schon seit vielen Tagen nichts mehr von einer mir sehr wichtigen Freundin gehört habe. Sie ist bereits 80, der große Altersunterschied hält uns jedoch nicht davon ab, eine intensive Freundschaft zu haben. Leider habe ich am Nachmittag eine berufliche Deadline und kann sie deshalb nicht anrufen. Ich greife zu meinem Handy, um sie per WhatsApp zu fragen, ob sie am Abend Zeit für ein Telefonat hat. In diesem Moment, noch bevor ich die App geöffnet habe, erreicht mich eine Nachricht von ihr, mit eben diesem Text. Das passiert uns oft. Magisch anmutende Situationen im Miteinander, die wir beide uns nicht erklären können. Telepathie? Irgendeine Kraft, die unsere Gedanken gleichschaltet und dabei eine Distanz von mehreren Hundert Kilometern überwindet? Oder lediglich ein Zufall? Selektive Wahrnehmung aufgrund der Neigung unseres Gehirns, Zusammenhänge und Muster erzeugen zu wollen?

Oder haben wir einfach ähnliche Gehirne, die zu ähnlicher Zeit auf ähnliche Gedanken kommen? Unseren WhatsApp-Zufall mag dies nicht erklären, aber Studien finden durchaus, dass die Bereiche unseres Gehirns, die es uns erlauben, in unserer sozialen Welt zu navigieren, bei Freunden eine ähnliche Aktivität aufweisen, mehr noch, sie ähneln sich auch in ihrer Struktur. Menschen mit ähnlichen Aktivierungsmustern des »sozialen Gehirns« neigen dazu, soziale Szenarien ähnlich zu interpretieren und haben einen besseren sozialen Austausch, was darauf hindeutet, dass Ähnlichkeiten innerhalb dieser Hirnbereiche ermöglichen, in sozialen Situationen »auf derselben Wellenlänge« zu sein.

AUS DER FORSCHUNG: Grundsätzlich neigen Menschen dazu, sich mit denjenigen anzufreunden, die ihnen ähnlich sind, etwa im Hinblick auf das Alter oder das Geschlecht. Wissenschaftler wollten wissen, ob diese Neigung tiefergehend ist und auch das Gehirn betrifft, ob also auch Ähnlichkeiten darin, wie unsere Gehirne unsere Welt wahrnehmen, interpretieren und darauf reagieren, unsere Freundschaften begünstigen. Sie ließen Versuchspersonen Filme schauen, während ihre Gehirne gescannt wurden. Es wurde deutlich, dass die neuronalen Reaktionen beim Betrachten der Filme unter Freunden außergewöhnlich ähnlich sind. Wir scheinen unseren Freunden in der Art und Weise, wie wir die Welt um uns herum wahrnehmen und darauf reagieren, sehr ähnlich zu sein (Parkinson et al. 2018). Wissenschaftler aus den USA und den Niederlanden untersuchten bei Grundschulkindern, ob auch die Hirnstruktur ähnlich ist. Sie maßen das Volumen und die Dicke von Regionen des »sozialen Gehirns« und fragten sich: »Haben Kinder, die einander mögen, eine ähnliche Hirnstruktur?! Sie konnten zeigen, dass die Ähnlichkeit der Hirnstrukturen des »sozialen Gehirns« damit zusammenhängt, wie nahe sich die untersuchten Kinder waren. Gemeinsame Freunde hatten ähnlichere Gehirne als Freunde der Freunde oder noch weiter entfernte Kinder. Die Forscher zeigten außerdem, dass die Ähnlichkeit nicht auf Übereinstimmungen in

der Ethnizität, dem Geschlecht, der elterlichen Bildung, deren Einkommen oder weiteren Faktoren beruhte (D'Onofrio er al 2022).
In einer weiteren Studie, diesmal aus Südkorea, zeigten sich ähnliche Ergebnisse nach Untersuchung eines ganzen Dorfes – diesmal wieder im Hinblick auf die Aktivität des Gehirns. In dieser Studie wurden in einem abgelegenen Dorf alle circa 800 Einwohner nach ihren freundschaftlichen Beziehungen untereinander befragt und das soziale Netzwerk des Dorfes rekonstruiert. Hier zeigte sich: Je näher sich die Dorfbewohner innerhalb ihres sozialen Netzwerkes waren, desto ähnlicher war ihre Hirnaktivität (Hyon et al. 2020).

Gleich und Gleich gesellt sich gern. Es scheint so zu sein, dass sich Menschen, deren Hirnregionen für die Verarbeitung sozialer Informationen ähnlich funktionieren und ähnlich strukturiert sind, besser verstehen und eher dazu neigen, Freundschaften zu bilden.

Wir verbringen Zeit miteinander, wir reden, wir tauschen uns aus, vertrauen uns Geheimnisse an, wir lästern über andere, reden über unsere Sorgen, teilen unsere Ängste, wir freuen uns gemeinsam, machen Witze, lachen; wir gehen spazieren oder wandern, schwimmen oder joggen, fahren in den Urlaub und gehen essen und trinken, feiern und tanzen. Wir verbringen Zeit miteinander, immer wieder. Und wir schütten Oxytocin aus. Oxytocin aktiviert das Dopamin-Belohnungssystem und verankert unsere Bindung. Wenn wir im Hirnscanner liegen und man uns Bilder von Freunden oder anderen zeigt, dann zeigt unser Belohnungssystem im Gehirn an, wer Freund ist und wer nicht. Bei Freunden leuchtet es auf, bei anderen nicht. Unsere Freunde sind wie Belohnungen für uns, wir sind an sie gebunden.

Intensive Freundschaften mit anderen Menschen stellen einen entscheidenden Faktor für ein glückliches, zufriedenes und gesundes Leben dar. So argumentieren auch die Leiter der »Harvard Study of Adult Development«, die sich als die längste jemals durchgeführte wissenschaftliche Studie zum Thema Glück bezeichnet. Sie beantworten die Frage danach, was ein erfülltes Leben ausmache, mit der einfachen Antwort: »Beziehungen«. Es heißt weiter:

»Je stärker unsere Beziehungen sind, desto wahrscheinlicher ist es, dass wir ein glückliches, befriedigendes und gesundes Leben führen. Die Harvard-Studie über die Entwicklung Erwachsener zeigt sogar, dass die Stärke unserer Beziehungen zu anderen Menschen die Gesundheit unseres Körpers und unseres Gehirns im Laufe des Lebens vorhersagen kann. [...] Beziehungen in all ihren Formen – Freundschaften, romantische Partnerschaften, Familien, Arbeitskollegen, Tennispartner, Mitglieder eines Buchclubs, Bibelstudiengruppen – sie alle tragen zu einem glücklicheren, gesünderen Leben bei.«[1]

Wenn wir an Kapitel 9 zurückdenken, dann können wir uns vorstellen, warum Freundschaften nicht nur glücklich, sondern auch gesund machen. Dort hieß es, dass starke zwischenmenschliche Beziehungen unsere Überlebenswahrscheinlichkeit erheblich fördern, während Einsamkeit die Wahrscheinlichkeit des Todes stärker erhöht als viele andere Risikofaktoren. Es ging auch darum, dass angenommen wird, dass der Stoff Oxytocin für diesen Zusammenhang verantwortlich ist. Tiefe und anhaltende Freundschaften, in denen körpereigenes Oxytocin ausgeschüttet wird, sind deshalb ein natürliches Mittel, um die eigene Gesundheit zu stärken.

In Freundschaften fühlen wir uns wohl und nicht einsam. Wir teilen unsere Gefühle, die negativen und die schönen.

Sind wir zusammen, kann Belastendes bewältigt werden und Schönes noch schöner werden.

Unsere Welt!

Wo stehen wir gegenwärtig im Hinblick auf Freundschaften? In unserer ganz persönlichen Welt oder auch gesamtgesellschaftlich betrachtet? Haben sich unsere persönlichen Freundschaften in den vergangenen Jahren geändert? Welchen Einfluss hatten Jahre oder gar Jahrzehnte sozialer Medien auf unsere Freundschaften? Haben wir noch ebenso viele enge Beziehungen wie früher? Oder haben wir es uns abgewöhnt, uns gegenseitig zu besuchen oder zu telefonieren? Kommunizieren wir vornehmlich über Voicemail, schicken uns gegenseitig fünfminütige Monologe, Zusammenfassungen unserer gegenwärtigen Befindlichkeit, statt miteinander ins Gespräch zu kommen? Scrollen wir in unserer Freizeit seelenlos durch unseren Instagram-Feed, süchtig nach der Aufheiterung durch die Reels, nach der Illusion von Miteinander, nach Verbundenheit mit anderen Menschen, mit Vertrauten, die wir mitunter nur vom Foto kennen? Und beschäftigt uns diese Sache gerade ausreichend, um nicht die Initiative zu ergreifen und uns im realen Leben zu verabreden? Verschafft uns all dies Befriedigung? Fühlen wir uns geborgen in unserem Netzwerk?

Wie viele von uns sind im Kern einsam? Haben das intensive Bedürfnis, mit anderen zusammen zu sein? Fühlen eine schmerzliche Leere? Versuchen, diese zu betäuben, mit eben diesen sozialen Medien, mit der Illusion von Nähe und Miteinander? Haben vorübergehend Erfolg im Betäuben, verlieren dabei aber in einer Abwärtsspirale immer mehr ihre wirklichen sozialen Kontakte?

Bereits in vorherigen Kapiteln ging es um Einsamkeit, um die gesundheitsschädigenden Auswirkungen dieses schmerzlichen Gefühls. In der gegenwärtigen Forschungslandschaft überschlagen sich die Forschungsberichte zu diesem Thema.

Die Wissenschaftler Danilo Bzdok und Robin Dunbar zitieren ihrerseits den Neurowissenschaftler John T. Cacioppo. Dieser argumentiert,

> »*dass sich das Gefühl der Einsamkeit als Alarmsignal entwickelt hat, um sicherzustellen, dass wir fest in unserem sozialen Kokon eingebettet bleiben*«. Bzdok und Dunbar schreiben: »*Soziale Isolation oder ein Mangel an sozialen Möglichkeiten führen zu einem Gefühl der Einsamkeit. Dieses Gefühl hat direkt oder indirekt weitreichende Folgen für unser psychisches Wohlbefinden und unsere körperliche Gesundheit, ja sogar für unsere Lebenserwartung. Kurz gesagt: Einsamkeit ist tödlich.*« Sie berichten weiter: »*Inzwischen häufen sich die Belege dafür, dass Freundschaften eine* conditio sine qua non *für die Qualität der Gesundheit sind. Je enger jemand in ein Netzwerk von Freunden eingebettet ist, desto geringer ist die Wahrscheinlichkeit, dass er krank wird. Je höher das soziale Kapital, desto schneller wird man im Krankheitsfall gesund, desto schneller erholt man sich von einer Operation und desto länger lebt man.*« (Bzdok und Dunbar, 2020, S. 717, übersetzt von der Autorin)

Unsere Welt hat sich mit zunehmender Verbreitung digitaler Medien erheblich verändert. Ob wir noch genug soziales Miteinander erleben, ob unser soziales Kapital noch ausreichend ist, um gesund zu bleiben, vermag wohl keiner mit Sicherheit zu beantworten.

Viele Studien zeigen einen Zusammenhang zwischen der Nutzung sozialer Medien und Einsamkeit – wobei nicht immer klar ist, ob die sozialen Medien einsam machen oder die Einsamkeit Menschen in die sozialen Medien drängt. Beides dürfte der Fall sein. Die Studien weisen darauf hin, dass insbesondere sozial ängstliche und einsame Menschen dazu neigen, soziale Medien intensiv zu nutzen, um fehlende persönliche Beziehungen zu kompensieren, dass sie aber dort nicht die Erfüllung finden, die sie suchen (O'Day und Heimberg 2021). Andersherum kommen Studien, die Menschen über einen längeren Zeitraum untersuchen, auch zu dem Ergebnis, dass ihrerseits die sozialen Medien die Einsamkeit verstärken – und hierüber die Unzufriedenheit mit dem eigenen Leben (Marttila et al. 2021). Diese »neue Einsamkeit« betrifft nicht nur Erwachsene, auch Jugendliche sind einsam.

AUS DER FORSCHUNG: Wissenschaftler aus den USA nutzten Daten der PISA-Erhebung (Programme for International Student Assessment), in der 15- und 16-jährige Schülerinnen und Schüler weltweit in den Jahren 2000, 2003, 2012, 2015 und 2018 in 37 Ländern unter anderem auch gefragt wurden, ob sie Einsamkeit in der Schule empfinden. Die Jugendlichen konnten mehr oder weniger zustimmen, ob sie sich in der Schule dazugehörig fühlen und das Gefühl haben, dass andere sie mögen, oder ob sie sich ausgeschlossen und einsam fühlen. Insgesamt wurden die Daten von mehr als einer Million Jugendlichen ausgewertet. Die Ergebnisse zeigen: Die Einsamkeit in der Schule hat von 2012 bis 2018 in 36 von 37 Ländern erheblich zugenommen. Weltweit fühlten sich im Vergleich mit 2012 im Jahr 2018 fast doppelt so viele Jugendliche einsam. Bei Mädchen war dieser Anstieg der Einsamkeit noch größer als bei Jungen. Analysen zeigten, dass die Einsamkeit vor allem dann hoch war, wenn der Zugang zu Smartphones und die Internetnutzung hoch waren. Weitere statistische

Tests machten deutlich, dass nicht Faktoren wie die Einkommensungleichheit oder die Familiengröße diesen Ergebnissen zugrunde lagen. Darüber hinaus wurde in der Studie befunden: Je einsamer die Kinder in der Schule waren, desto negativer war ihr Affekt, desto geringer ihre Lebenszufriedenheit. Die Autoren schließen aus ihren Ergebnissen, dass sich das psychische Wohlbefinden von Jugendlichen auf der ganzen Welt nach 2012 verschlechtert hat, und dass dies vermutlich mit der Zunahme des Smartphone-Zugangs und der verstärkten Internetnutzung zusammenhängt (Twenge et al. 2021).

Bereits in vorangegangenen Kapiteln ging es darum, dass uns die digitalen Medien eines erfüllenden Miteinanders berauben können. Im digitalen Miteinander ist der Kontakt oberflächlich, es fehlt die Synchronität, der herzliche und menschliche Umgang miteinander, begleitet von einer Oxytocinfreisetzung. Und es fehlen natürlich Berührungen. Eine Umarmung, ein kurzes Streichen über den Arm, all dies ist von erheblicher Bedeutung für unser Glück, unsere Zufriedenheit und unsere Gesundheit, bleibt aber in der digitalen Kommunikation auf der Strecke.

In einer im Jahr 2010 veröffentlichten Übersichtsarbeit wurde Tiffany Field, die Direktorin des Touch Research Institute in Miami, zitiert. Sie beschrieb bereits damals, dass viele Menschen unter einem Mangel an taktiler Stimulation leiden, ein Phänomen, das sie als »*Hunger nach Berührung*« bezeichnete (zitiert in Gallace und Spence 2010, S. 247). Von der Dominanz der sozialen Medien, die uns seitdem überrollt, wusste man damals noch nicht.

In einem umfangreichen, forschungsbasierten und von NIVEA in Auftrag gegebenen Bericht über unsere gesellschaftliche Haltung zu Berührungen heißt es: »… *unser Di-*

lemma bleibt das gleiche: Wir sind vernetzt, aber nicht verbunden. Wir sind eine Gesellschaft mitten im Wandel, die immer mehr Verbindungswege zu anderen findet, aber immer weniger Zeit und Fähigkeiten hat, diese auch anzuwenden.«[2]

Bestandteil dieses Berichts ist eine globale Studie, in der über 11 000 Menschen in elf Ländern über ihre Erfahrungen und Einstellungen zu Berührungen befragt wurden. Dem Bericht zufolge sind über 80 Prozent der Befragten der Ansicht, dass immer mehr virtuelle Verbindungen die Empathiefähigkeit verringern würden, was wiederum zu weniger Nähe führe. Insgesamt 53 Prozent der Befragten geben zudem an, dass ihnen die mit den sozialen Medien verbrachte Zeit für persönliche Kontakte fehle. Dies ist vor allem in Indien und Thailand ausgeprägt. Es wird ein Teilnehmer aus Indien zitiert: *»Wenn ich aus der Großstadt zweimal im Jahr nach Hause komme, sehne ich mich nach meiner Familie. Aber mein kleiner Bruder sitzt dann nur mit seinen Geräten am Tisch, sagt nichts und sieht mich nicht einmal an. Das macht mich wirklich traurig!«*[3]

Dem NIVEA-Bericht zufolge sind es aber nicht nur die sozialen Medien, die uns in eine Berührungslosigkeit schicken, sondern auch unsere hektische Lebensweise. Viele Teilnehmenden geben an, dass sie zu viel zu tun haben und sich daher nicht die Zeit nehmen, sich mit anderen zu verbinden. Ein Teilnehmer in China wird mit den Worten zitiert: *»Es ist fast unmöglich, meine Freunde zu treffen. Heutzutage sind alle so beschäftigt.«* Unter den Millennials und auch den Eltern wünschen sich mehr als 70 Prozent mehr Berührungen. Oft würden jedoch Karrierepläne, Familie oder die Belastung im Haushalt verhindern, dass man sich Zeit nehme. Etwa die Hälfte der Millennials und der befragten Eltern gibt dem Bericht zufolge an, schon einmal bei einem Videoanruf den Bildschirm mit den Fingern berührt und sich vorgestellt zu haben, es sei eine echte Berührung.[4]

Wie wichtig Beziehungen wirklich sind, wie sehr wir sie brauchen, um psychisch gesund zu bleiben, haben wir schmerzlich während der Pandemie erfahren müssen. Plötzlich lagen unsere freundschaftlichen Beziehungen auf Eis. Wir haben kaum noch jemanden sehen können. Und wenn wir Freunde sahen, waren wir zögerlich, sie zu umarmen. Plötzlich spürten wir, wie wichtig diese Nähe ist. Und wie sehr wir sie vermissen, wenn sie nicht da ist.

Nun sind die Lockdowns Geschichte. Wir dürfen uns wieder sehen und auch herzen, wenn wir dies mögen. Aber ist wirklich wieder alles wie zuvor? Oder haben wir uns ein wenig entfremdet? Haben wir uns noch mehr an die digitale Kommunikation gewöhnt? War es die Pandemie, die uns noch einmal einen kräftigen Schubs in die Richtung gegeben hat, in die wir ohnehin schon unterwegs waren? In die Richtung einer unpersönlichen digitalen Kommunikation? Und ist das Fehlen echten Miteinanders vielleicht ein Grund, warum viele Menschen berichten, so dünnhäutig zu sein, so reizbar?[5]

Auch Studien zufolge hat uns die Pandemie noch einsamer gemacht als zuvor. Wenngleich eine statistisch aufwändige Metaanalyse internationaler Studien den Effekt als nicht besonders groß beschreibt (Ernst et al. 2022). Klar ist aber auch: Nicht alle Menschen sind gleichermaßen betroffen. Eine besonders vulnerable Gruppe könnten hier die Jugendlichen darstellen. Sie sind erheblich von Einsamkeit betroffen. Eine deutsche Studie legt nahe, dass diese Einsamkeit auch ein demokratiegefährdendes Potenzial haben könnte.

AUS DER FORSCHUNG: In einer im Jahr 2022 durchgeführten deutschen Studie gaben mehr als die Hälfte der befragten Jugendlichen an, dass sie sich durch die Coronapandemie häufiger einsam gefühlt haben. Jeder vierte

hatte nicht das Gefühl, anderen Menschen nahe oder mit Menschen um sich herum auf einer Wellenlänge zu sein. Diese Entwicklung ist für jeden Einzelnen der Jugendlichen hochproblematisch, denn sie gefährdet seine psychische und auch körperliche Gesundheit. Aber auch für die Gesellschaft birgt diese Einsamkeit ein gefährliches Potenzial. Die Studie zeigte nämlich außerdem, dass die befragten Jugendlichen nur ein vages Bild davon zeichnen können, was sie unter Gesellschaft verstehen. Sie haben kaum ein kollektives Bewusstsein. Nur 57 Prozent von ihnen halten zudem die Demokratie für die beste Staatsform. Sie sind allerdings nicht unpolitisch, die Hälfte von ihnen hat zu politischen und gesellschaftlichen Themen durchaus eine klare Meinung. Insbesondere die einsamen Jugendlichen sind es, die der Demokratie kritisch gegenüberstehen. Genauso neigen sie auch ein wenig mehr als andere zu autoritären Einstellungen, zu einer Verschwörungsmentalität und zu einer Billigung politischer Gewalt.
Die meisten der Jugendlichen versuchen, ihre Einsamkeit mit sozialen Medien und Onlinespielen zu bekämpfen, wobei ihnen dies meist nicht gelingt (Neu et al. 2023).[6]

Die Pandemie mag eine bereits begonnene Entwicklung verstärkt haben. Sie mag unsere ohnehin schon durchdigitalisierte Welt noch berührungsloser gemacht haben. Auch wissenschaftliche Untersuchungen haben diese Alltagsbeobachtung bestätigt. Menschen waren während der Pandemie berührungsdepriviert und einsam und entwickelten psychische Probleme wie Angstzustände und Depressionen, von denen sich viele noch immer nicht erholt haben.

Was tun?

Wieder laufe ich durch das Dorf am Wattenmeer, diesmal nicht mit Blick auf das Wasser und die Kühe, sondern durch die Straßen, noch immer Ideen und Textbausteine in mein Smartphone diktierend. Mir kommen zwei ältere Damen entgegen, Mitte siebzig vielleicht, sie sind wohl Schwestern oder auch Freundinnen. Begleitet werden sie von einem Herrn gleichen Alters. Ihre Mimik und Körperhaltung lassen mich vermuten, dass sie Sorgen haben, dass sie über ein trauriges Thema reden.

Mein Blick fällt auf ihre Hände. Wie ungewöhnlich! Die beiden halten sich an den Händen. Zwei Sekunden lang bin ich irritiert. Die nächsten zwei Minuten bin ich irritiert darüber, dass es mich irritiert hat. Es ist doch so menschlich, so schön! Die beiden sind füreinander da, sie geben sich Halt. So selten sind diese Berührungen unter Freunden in unserer Kultur, dass mich selbst beim Sammeln von Ideen für ein Buch über Miteinander ihr Anblick für einen Moment irritiert hat. Ist es wirklich so ungewöhnlich? Oder liegt es an mir, bin nur ich ein besonders distanziertes Kind meiner Kultur, dass es mir als etwas Besonderes auffällt? Es wäre doch so gewinnbringend, würden wir uns ein wenig mehr berühren. Wie könnten wir profitieren, würden wir uns mehr berühren, uns in den Arm nehmen, dabei Oxytocin ausschütten, uns synchronisieren, uns verstehen und dabei noch mehr Oxytocin ausschütten.

Aber es ist schwierig. Auch mir selbst fällt es nicht leichter als vielen anderen Menschen unserer Kultur, über meinen Schatten zu springen und innerhalb von freundschaftlichen Beziehungen unter Erwachsenen mehr Nähe zuzulassen als eine Umarmung zur Begrüßung. Wohl wissend, dass dies nicht der Weg sein dürfte, der meine psychische und körperliche Gesundheit am besten fördert.

Auch unabhängig von Berührungen gilt: Es würde uns helfen, mehr Zeit miteinander zu verbringen, uns zu besuchen, zu verabreden, spazieren zu gehen, zu telefonieren. Studien zeigen, dass auch Vereine, Clubs und vor allem auch das Singen im Chor helfen können, um unserer Einsamkeit entgegenzuwirken und unsere psychische und körperliche Gesundheit zu stabilisieren. Wenn wir auf Menschen mit Depressionen schauen, dann gilt dies umso mehr.

AUS DER FORSCHUNG: Wenn sich Menschen mit Depressionen sozialen Gruppen wie Sportvereinen, Kirchen, Parteien oder weiteren anschließen, dann ist ihr Risiko für Depressionen in den folgenden Jahren vermindert. Wenn sie sich drei solcher Gruppen anschließen, dann reduziert dies ihr Risiko sogar um 63 Prozent. Den Forschern zufolge deuten diese Erkenntnisse darauf hin, dass die Zugehörigkeit zu sozialen Gruppen sowohl vor der Entwicklung einer Depression schützt als auch die Heilung einer bestehenden Depression fördert (Cruwys et al. 2013).

Eben habe ich anhand einer Studie aufgezeigt, dass die Einsamkeit unter Jugendlichen von 2012 bis 2018 erheblich zugenommen hat und dass dies der zunehmenden Nutzung von Smartphone und Internet zugeschrieben wird. Die Befunde sind beeindruckend und beunruhigend. Ich selbst halte allerdings einen polemischen Umgang mit solchen Erkenntnissen (»Smartphones gehören verboten!!«) für nicht zielführend, und – ehrlich – auch ich möchte nicht auf meine kleine Informationsmaschine, mit der ich telefonieren, navigieren, zahlen, buchen, den Regen vorhersehen, Zeitung lesen, meine Schritte zählen und vieles weitere kann, verzichten. Über den

Einfluss sozialer Medien sollten wir jedoch nachdenken. Und uns diesen bewusst machen.

Vielleicht können wir unseren Umgang mit dem Wissen um die Gefahren, die sich aus der übermäßigen Nutzung sozialer Medien ergeben, ähnlich handhaben, wie denjenigen, der sich aus dem Wissen um die Schädlichkeit von Zucker ergeben hat. Wir verbieten nicht, machen es uns aber bewusst und informieren andere, reflektiert und nicht polemisch.

Gleiches gilt im Hinblick auf die positiven Auswirkungen von Berührungen. Auch hier würde es uns helfen, wenn wir uns diese Wirkungen bewusst machen und darüber informieren. In dem oben zitierten NIVEA-Bericht wurde deutlich, dass viele Menschen zwar darum wissen, dass Berührungen gut für unsere Zufriedenheit und unsere Psyche sind, jedoch nicht über die umfangreiche gesundheitsfördernde Wirkung von Berührungen informiert sind. Darüber, dass Berührungen nicht nur Einsamkeit, Angst und Depressionen verringern, den Stresshormonspiegel und die Herzfrequenz senken, sondern auch den Blutdruck normalisieren, das Immunsystem stärken, die Überlebenswahrscheinlichkeit von Frühgeborenen erhöhen, die Unruhe bei Alzheimerpatienten senken und Schmerzen verringern. Die Wissenschaftler zitieren Abraham Verghese, einen Professor der Medizin an der Universität Stanford: *»Ich möchte Ihnen die wichtigste Innovation vorstellen, die die Medizin in den nächsten zehn Jahren erleben wird, und das ist die Kraft der menschlichen Hand, die berühren, beruhigen, diagnostizieren und behandeln kann.«* [7]

Die Wissenschaftler schreiben: *»Die Lösungen liegen auf der Hand und wir müssen ihnen einfach nur Raum in unserem Leben geben. Je mehr wir sie in unseren Alltag einbinden, desto mehr können wir die Kraft der menschlichen Berührung erfahren.«*[8]

15 Zusammenarbeit zahlt sich aus – Miteinander im Business

Erzählt mein 83-jähriger Onkel von seinem früheren Geschäftsleben im Vertrieb, gerät er ins Schwärmen. Er erzählt davon, wie sie sich mit potenziellen Kunden und Lieferanten zu ausgiebigen Abendessen trafen. Wie sie Wein tranken, sich in einer immer ausgelasseneren Stimmung und immer vertrauensvolleren Gesprächen kennenlernten. Am nächsten Tag hatte man mitunter leichte Kopfschmerzen, aber der Auftrag war besiegelt. Mit Handschlag. Verbindlich.

In den 1990er Jahren beschäftigten sich auch Wissenschaftler mit dem Handschlag und damit, dass der Einsatz von Vertrauen in Geschäftsbeziehungen erhebliche Vorteile mit sich bringen kann, zu schnelleren Entscheidungen, einer größeren Effizienz der Prozesse, zu mehr Flexibilität und einem besseren strategischen Fokus führen kann (Shapiro 1992).

Seinerzeit, so mein Onkel, waren noch viele weitere Aspekte des beruflichen Lebens anders als heute. Man fühlte sich seinem Unternehmen verbunden, ging mit ihm durch gute und schlechte Zeiten. Man ärgerte sich über den Chef, hielt den schnippischen Kollegen aus, blieb aber dennoch, bis die Arbeit erledigt war. Und wenn man abends ein gemeinsames Bier zum Feierabend trank, merkte man meist, dass der Kollege eigentlich doch ganz nett ist. Vielleicht ein bisschen unsicher und wenig selbstbewusst, aber im Kern ein feiner Kerl.

Wir verbringen als Team unsere Tage miteinander, wir arbeiten an einer Sache, haben das gleiche Ziel. Diese Zusammenarbeit dürfte optimalerweise unsere Gehirne dazu bewegen, im Miteinander synchron aktiv zu sein, mit der Folge, dass wir ein gemeinsames Verständnis von Dingen erreichen, hilfsbereit sind, kooperieren, Verständnis füreinander aufbringen, uns aneinander binden und uns vertrauen. Und eine entsprechend gute Leistung aufweisen!

Tatsächlich zeigt die Forschung, dass die Synchronität auch für die Zusammenarbeit von Teams sehr bedeutsam ist.

AUS DER FORSCHUNG: Wenn man in der Sozialpsychologie über Teamwork redet, dann wird häufig das Input-Process-Output-Modell als theoretischer Rahmen verwendet. Das Modell beschreibt, wie ein Team die Ausgangssituation (Input) durch Teamworkprozesse in eine gemeinsame Leistung (Output) umwandelt. Merkmale der Situation beeinflussen die Prozesse im Team, etwa Kommunikation, Koordination, Konflikt, und diese wiederum die Teamleistung.

Wissenschaftler aus Frankreich sammelten Studien, in denen die Synchronität der Gehirne von Teams gemessen wurden, und verwendeten dieses Modell, um die darin untersuchten Fragestellungen zu organisieren und anschließend in Metaanalysen zu untersuchen.

Sie konnten entsprechend zeigen, dass alle drei Elemente des Modells in einem Zusammenhang mit der Gehirnsynchronität stehen. Die Effekte waren zwar mitunter nicht allzu groß, aber dennoch statistisch signifikant.

(1) Input: Eigenschaften der Situation beziehungsweise des Teams beeinflussen die Gehirnsynchronität, so bestärken etwa die Vertrautheit im Team oder auch das Stressniveau das Ausmaß der Synchronität.

(2) Prozess: Prozesse der Teamarbeit stehen in einem Zusammenhang mit der Gehirnsynchronität, so hängen sowohl die Gefühle der Teammitglieder füreinander, etwa ob sie sich mögen, als auch deren Handlungen und deren externe Bewertungen im Prozess damit zusammen, wie ausgeprägt die Synchronität ist.

(3) Output – Die Gehirnsynchronität steht in einem Zusammenhang mit der Teamleistung. Gerne hätten die Wissenschaftler hier zielgerichteter formuliert (ich auch!) und geschrieben: »Eine hohe Synchronität fördert die Teamleistung.« Sie verweisen aber darauf, dass aus den hier untersuchten Studien keine Kausalität abgeleitet werden kann. Der differenzierte Wissenschaftler muss betonen, dass – zumindest theoretisch – auch eine hohe Teamleistung zu einer hohen Synchronität führen kann (Réveillé et al. 2024, S. 1–3; 11).

Es geht also auch im Business nicht nur um Fachwissen und um kognitive Fähigkeiten, sondern auch um das Miteinander, um Synchronität und um soziale Fähigkeiten. Dies zeigen auch zahlreiche weitere Forschungsergebnisse. Soziale Fähigkeiten, Hilfsbereitschaft und Vertrauen können den Arbeitsmarkterfolg steigern.

AUS DER FORSCHUNG: Der Wirtschaftswissenschaftler und Professor für Public Policy an der University of Harvard, David Deming, betont die hohe Bedeutung sozialer Kompetenzen für den Arbeitsmarkt. Er argumentiert, dass sich die menschliche Fähigkeit, die Signale anderer zu lesen und sich in einem sozialen Umfeld zurechtzufinden, über Jahrtausende hinweg entwickelt habe und für die üblicherweise nicht immer routinemäßige Interaktion in der Teamarbeit der Kern des menschlichen Vorteils gegenüber

Maschinen darstelle. Der Mensch kann sich flexibel an sich verändernde soziale Umstände anpassen. Mit einem mathematischen Modell kann er zeigen, dass die sozialen Fähigkeiten der Arbeitnehmer die Effizienz der Zusammenarbeit und die Produktivität und auch die Lohnrendite steigern können (Deming 2017).

Auch im Hinblick auf die Führung von Mitarbeitern spielen bekannterweise soziale Eigenschaften eine maßgebliche Rolle für den Erfolg – wohl deshalb finden wir in der Wissenschaft auch in diesem Bereich eine umfangreiche Forschung. Eine Eigenschaft, die hier besonders im Fokus steht, ist das Vertrauen. Nicht überraschend zeigt sich, dass Mitarbeiter, die ein vertrauensvolles Miteinander mit ihrer Führungskraft erleben, stärker kooperieren, engagierter sind und bessere Leistungen zeigen, vor allem dann, wenn es ein gefühltes »affektives« Vertrauen ist, dass sie der Führungskraft entgegenbringen (für Übersichten siehe Dirks und Ferrin 2002; Legood et al. 2021). In der Vertrauensforschung zeigt sich auch die unbewusste Arbeitsweise des Gehirns. Wenn es darum geht, ob wir eine vertrauensvolle Haltung gegenüber einer Führungskraft entwickeln, dann bewerten wir ihre Vertrauenswürdigkeit unbewusst und lassen uns beispielsweise von anderen Gruppenmitgliedern anstecken. Oder wir bewerten indirekt, wenn wir etwa beobachten, dass die Führungskraft andere Teammitglieder gut behandelt, und wir anschließend selbst eine positivere, vertrauensvolle Einstellung gegenüber der Führungskraft entwickeln (Burke et al. 2007).

Unser Gehirn navigiert sich durch unsere soziale Landschaft, ohne dass wir dies im Alltag bewusst reflektieren. Unser soziales Gehirn ist auf eben dies spezialisiert. Es erkennt Gefühle und Absichten anderer, hilft, kooperiert und vertraut. Oder eben auch nicht, je nach unbewusster Beurteilung des Gegenübers. Es macht all dies schon immer und es macht dies auch im Business.

Ob wir im Team gut zusammenarbeiten, ob wir der Führungskraft vertrauen – es sind nicht die bewussten Bewertungen, die dieses beeinflussen, sondern die unbewusst wirksamen Beurteilungen, Kompetenzen und Neigungen unseres sozialen Gehirns, die dieses vorgeben.

Durch die Medien ging eine Studie, in der untersucht wurde, wie wir innerhalb eines Teams unseren Chef auswählen, was natürlich nicht ganz unwichtig für Entscheidungen rund um die Auswahl von Führungskräften ist. Man fragte sich: Wie wählen soziale Gehirne aus, wer ihr Chef sein darf?

Wenn wir einem Team angehören, brauchen wir einen Teamleader, vielleicht einen, der auch die Ergebnisse der Teamsitzung nach außen kommuniziert – wen würden wir auswählen? Aus dem Bauch heraus: Denjenigen, der alle anderen Teilnehmer am besten versteht, der die Gruppe zusammenhalten und deren Kooperation fördern kann und gute Kommunikationsfähigkeiten hat. Mein Bauch ist jedoch keine zuverlässige Quelle, auch hierzu wird geforscht. Diskutiert wird etwa, ob – gemäß der sogenannten »babble«-Hypothese – in der Regel das gesprächigste Gruppenmitglied zum Anführer ernannt wird. Oder ob es nicht doch eher die Qualität der Kommunikation ist, die ein Gruppenmitglied zum Anführer macht – mein Bauch kann letzteren Standpunkt nachvollziehen. In aktuellen Studien werden Messungen der Synchronität genutzt, um diese Frage zu beantworten: Wer darf in einer Gruppe Chef sein? Die Experimente deuten darauf hin, dass künftige Anführer eine hohe Fähigkeit der Kommunikation und der Mentalisierung aufweisen und ihre Kommunikation so ausrichten, dass sie mit anderen einen Zustand der Synchronität aufbauen.

AUS DER FORSCHUNG: Ein Forscherteam um die Neurowissenschaftlerin Jing Jiang untersuchte das Szenario der Auswahl eines Teamleaders mit einem Hyperscanning-Verfahren. Sie bildeten zwölf Dreiergruppen, in denen eine bestimmte Frage diskutiert werden musste und maßen das Ausmaß der Gehirnsynchronität der beteiligten Personen. Die Gruppe musste einen Anführer auswählen, der im Anschluss an die Diskussion die Ergebnisse vortragen sollte. Es zeigte sich, dass die neuronale Kopplung zwischen den als Anführern ausgewählten Personen und den ihnen Folgenden größer war als zwischen zwei Folgenden. Die Synchronität war vor allem in einem Bereich der Hirnrinde verstärkt, der wichtig für die Fähigkeit zur Mentalisierung ist. Er erlaubt es uns, uns in andere hineinzuversetzen, Empathie zu fühlen und soziale Situationen zu bewerten. Die Forscher schlossen aus ihren Ergebnissen, dass Anführer dadurch erwachsen, dass sie ihre Gehirnaktivität mit derjenigen der Folgenden synchronisieren. Sie mutmaßen im Hinblick auf die Herausbildung eines Anführers: »Es scheint, dass ein Anführer jemand ist, der die richtigen Dinge zur richtigen Zeit sagt, um die neuronale Synchronisation mit den Folgenden zu erhöhen.« (Jiang et al. 2015, S. 4277, übersetzt von der Autorin).

Die Forschungslandschaft zur Bedeutung des Miteinanders im beruflichen Kontext ist umfangreich. Viele Aspekte würden eine Berücksichtigung verdienen. Es könnten Erkenntnisse zum Miteinander von Teams vertieft werden oder dasjenige im Umgang mit Kunden Thema sein. Ich könnte etwa eine Studie vorstellen, der zufolge auch im Kundenkontakt eine Umarmung dazu dienen kann, Vertrauen wiederherzustellen. Wissenschaftliche Erkenntnisse gibt es viele, der Platz in diesem Buch ist jedoch begrenzt.

Unsere Welt!

Was hat sich geändert, seit mein Onkel in Pension ist? Viele positive Entwicklungen haben sich durchgesetzt. Wir wissen um die Vorteile agilen Arbeitens (mittlerweile auch um einige Nachteile), sind weg von allzu hierarchischen Strukturen, wissen, dass die Zusammenführung Einzelner zu einem heterogenen Ganzen einen Mehrwert bietet. Wir arbeiten in Teams, denken je nach Bedarf divergent oder konvergent, sind kreativ, logisch und analytisch wie die Summe der Einzelnen. Für uns wichtig: Das Miteinander.

Leben wir im Business noch das gleiche Miteinander? Das zu Beginn des Kapitels zuerst genannte Merkmal, der Handschlag, ist definitiv raus. An einen Geschäftsabschluss mit Handschlag ist heutzutage nicht mehr zu denken. Die Gespräche finden am runden Konferenztisch statt, nicht abends in einem Restaurant. In der Mitte des Tisches kein Wein, sondern, hübsch angerichtet auf einer Serviette: Wasser, Orangensaft, Apfelschorle und die Schokoladenkeksmischung aus dem Supermarkt, es wird protokolliert, dem Justiziar vorgelegt und unterschrieben.

Woher dieses, in Relation zur langen Handelsgeschichte der Menschheit als »plötzlich« benennbare Bedürfnis nach Absicherung kommt, wissen höchstens die Vertragsanwälte. Dass aber koordinierende und kontrollierende Verträge unter Umständen nicht nur positive Auswirkungen haben, sondern auch dazu führen können, dass sich unser soziales Gehirn beleidigt zurückzieht, sollten wir zumindest nicht vergessen. Auch in der Wissenschaft wird diskutiert, dass solche Verträge einen Kreislauf von Vertrauen und Gegenseitigkeit unterbrechen können, die intrinsische Motivation zur Zusammenarbeit untergraben, einen Schwerpunkt auf Wachsamkeit legen und emotionale Bindungen zwischen den Partnern belasten können (Lumineau 2014).

Nicht nur der Handschlag hat sich aus der Geschäftswelt verabschiedet. Auch die enge Verbundenheit mit dem Unternehmen, für das man arbeitet, scheint den Rückzug angetreten zu haben. In den Medien wird das Schwinden der Verbundenheit der Generation Z zugeschrieben.[1] Einer neuen Generation junger Arbeitnehmer, der nur wenig Verbundenheit und Loyalität und ein hoher Fokus auf die eigene Autonomie und die eigene Weiterentwicklung nachgesagt wird. Einer Generation, so heißt es, die den Arbeitsalltag dem eigenen Alltag anpassen möchte und nicht umgekehrt. Einer Generation, die sehr gut zugehört hat, als Mediziner und Wissenschaftler darauf hingewiesen hatten, dass Stress schädlich für das Gehirn und die Psyche ist. Die – irgendwie auch zurecht – daraus gefolgert haben könnte, dann müsse man sich eben den Stress vom Leibe halten. Andere argumentieren, es sei gar nicht die Generation Z, die sich durch diese Eigenschaften auszeichne, sondern unsere Gesellschaft. Der Soziologe Martin Schröder hält fest, dass junge Menschen schon immer weniger motiviert für Arbeit waren und dass die derzeitige Entwicklung keine Erscheinung der Generation sei, sondern uns alle betreffe: Wir sind alle weniger motiviert als früher.[2] Und, was natürlich auch nicht von der Hand zu weisen ist: Auch andere Generationen hatten in ihrer Jugend ihre Vorstellungen und Ideale, aber die Bevölkerungsentwicklung bringt die nun in den Arbeitsmarkt eintretenden jüngeren Menschen in eine extrem gute Verhandlungsposition. Sie können sich viele Bedingungen aussuchen.[3] In vielen Punkten verdient sie Verständnis, die Generation Z.

Sollen wir also pessimistisch sein? Sollen wir uns alle und insbesondere die Generation Z als gesättigte Arbeitsmarktteilnehmer sehen, deren Verhandlungsposition und die damit gestiegenen Ansprüche an den Arbeitsmarkt uns mit einer Unverbundenheit und Illoyalität ausstatten? Oder sollen wir gar in Erwägung ziehen, dass die beobachtete Unverbindlichkeit eine grundsätzliche Veränderung ist, die Menschen dieser Generation oder auch uns alle betrifft und die nicht nur auf den Arbeitsmarkt bezogen ist? Neigen wir weniger zu Verbundenheit und Synchronität, mehr zu Autonomie als vorherige Generationen?

Vielleicht auch nicht. Vielleicht ist es auch eine Zunahme der Neigung zu Verbundenheit, die wir hier beobachten können. Ein Mehr an Miteinander, das von der neuen Generation eingefordert wird. Ein Mehr an Miteinander auf Augenhöhe. Ein stärker ausgedrücktes Bedürfnis nach menschlicher Verbundenheit in Abgrenzung zu den zuvor üblichen autoritär geprägten Arbeitsverhältnissen. Ein Wunsch nach mehr Wertschätzung und, ja, auch Perspektiven. In einer Umfrage[4] gaben Angehörige der Generation Z als häufigsten Grund für einen möglichen Arbeitsplatzwechsel an, dass das eigene Feedback nicht gehört werde. Vielleicht geht es gar nicht darum, dass sie sich drücken wollen vor Einsatz und Verantwortung, dass sie eine egozentrische und illoyale Haltung gegenüber ihren Arbeitgebern haben, sondern dass sie schlicht und einfach mitgestalten und mitentscheiden wollen. Und dann, wenn sie dies können, durchaus bereit sind, ihre Power und Loyalität in das Unternehmen einzubringen.

Ob große Unternehmen auf einer solchen Grundlage funktionieren könnten und ob es Kompromisslösungen geben kann, die den Einfluss der neuen Arbeitsmarktgeneration vergrößern kann, das sind sicherlich Fragen, die von anderen beantwortet werden müssen.

Unsere Arbeitswelt hat sich verändert. Die Pandemie hat die Entwicklung ein wenig beschleunigt. Homeoffice. Flexibles Arbeiten. Keine lästige Fahrt mit den öffentlichen Verkehrsmitteln am Morgen, und auch die Waschmaschine kann laufen und zwischen zwei E-Mails entleert werden. Aber auch irgendwie niemals Feierabend, der Arbeitstag hat kein natürliches Ende. Und die Kollegen fehlen auch.

AUS DER FORSCHUNG: Ob das Arbeiten im Homeoffice ebenso effizient ist, ob es eine ebenso hohe Produktivität und Leistung hervorbringt, wie das Arbeiten im Büro wird seither intensiv untersucht. Und wie so oft findet man – nicht überraschend –, dass die Angelegenheit so einfach nicht ist und von vielen Faktoren abhängt, zum Beispiel von der Art der Arbeit, der Branche und natürlich der häuslichen Umgebung. Während der Pandemie wurden zahlreiche Erkenntnisse über die Auswirkungen des Arbeitens im Homeoffice gesammelt. Hiernach erlebten die meisten von uns das Arbeiten zu Hause und den Austausch in Videokonferenzen zunächst als entlastend. Im Verlauf der Pandemie änderte sich das Bild. Beschäftigte empfanden das Homeoffice zunehmend auch als Belastung. Einer Studie zufolge vermisste fast die Hälfte eine klare Trennung zwischen Arbeit und Privatleben, drei Viertel der Befragten vermissten den direkten Kontakt zu Kollegen.
Bei einigen führten die langen Phasen des Homeoffice zu psychischen Belastungen. Die Beschäftigten fühlten sich allein und isoliert. Das psychische Wohlbefinden in der Arbeitswelt hat sich während der Pandemie verschlechtert. In einer Studie gaben 25 Prozent der Befragten an, dass sich ihre Arbeitsmotivation und auch der Zusammenhalt in der Belegschaft verschlechtert habe (DPtV 2023).

Menschen unterscheiden sich in ihren Bedürfnissen und ihrer Arbeitsweise. In einer kürzlich durchgeführten Befragung[5] von Arbeitnehmern aus Deutschland waren 60 Prozent der deutschen Beschäftigten der Meinung, es sollte ein gesetzliches Recht auf Arbeiten von zu Hause geben. Würden Arbeitnehmer, die derzeit hybrid arbeiten, dazu verpflichtet, Vollzeit im Büro zu sein, würden vier von zehn entweder direkt kündigen oder sich nach einem neuen Arbeitsplatz umsehen. Allerdings vermutet die Hälfte der in dieser Studie befragten leitenden Angestellten auch, dass der Arbeitsalltag unter dem Homeoffice leide, dass etwa infolge hybriden Arbeitens Zeit für spontanes Feedback fehle. Interessant auch: Über ein Drittel aller befragten Arbeitnehmenden gaben in der im Juni 2023 durchgeführten Untersuchung an, dass ihr Stresslevel im vergangenen Jahr gestiegen sei. Ob dies mit dem Arbeiten im Homeoffice zu tun hat, konnte durch die Studie nicht beantwortet werden.

Eine Veränderung, die sich aus der Pandemie ergeben hat und häufig mit dem Arbeiten im Homeoffice verknüpft ist, ist die Allgegenwart von Videokonferenzen. Man trifft sich nicht mehr im Büro, sondern online. Vorteil: Man spart Wege und bewegt auch denjenigen ins Meeting, der gerade woanders ist. Nachteil: Das Meeting wird gerne auch mal auf den Abend verschoben und kaum einer hat eine gute Ausrede. Ein weiterer Nachteil ergibt sich dann, wenn man diejenigen, mit denen man in einer Videokonferenz verhandeln soll, gar nicht kennt. Wenn etwa die Videokonferenz eine Geschäftsreise ersetzt.

Ich frage meinen Onkel, was er von digitalen Verhandlungen halte. Er meint ganz lapidar: »*Wie soll ich denn auf dem Bildschirm sehen, was der andere im Schilde führt?*« Damit hat er den Nagel auf dem Kopf getroffen und ein potenzielles Problem digitaler Kommunikation identifiziert: Wir können möglicherweise in einer Videokonferenz nicht hinreichend beurteilen, ob wir dem anderen Menschen vertrauen können, wir sehen seine Gestik nicht, seine Haltung, können seine Körpersprache nicht lesen.

Bereits in einem Zusammenhang mit dem digitalen Lernen in der Schule habe ich angemerkt, dass wir unbewusst die Vertrauenswürdigkeit von Menschen beurteilen. Die wissenschaftliche Forschung über diesen Prozess ist kreativ und interessant. Sie zeigt nicht nur, dass wir Bewegungen und nonverbale Signale nutzen, um uns ein Urteil über die Vertrauenswürdigkeit anderer zu bilden, sondern auch, dass wir sogar Roboter im Hinblick auf diese Eigenschaft bewerten.

AUS DER FORSCHUNG: Dass wir auch Bewegungen nutzen, um auf die Vertrauenswürdigkeit und die Kompetenz von Menschen zu schließen, wurde in einer Studie der Universität Wien gezeigt. Die Wissenschaftler übertrugen die Körperbewegungen von Politikern, die eine Rede halten, auf animierte Strichmännchen und ließen diese von Versuchspersonen beurteilen. Es zeigte sich, dass die Teilnehmenden bestimmte Bewegungen als Merkmale für Dominanz, Kompetenz oder Vertrauenswürdigkeit bewerteten. Menschen scheinen einfache Anhaltspunkte zu nutzen, um soziale Kategorisierungen vorzunehmen (Koppensteiner et al. 2016).
In einer US-amerikanischen Studie wurde eine Gruppe nonverbaler Signale identifiziert, die wir nutzen, um uns ein Urteil über die Vertrauenswürdigkeit anderer zu bilden. Die Wissenschaftler argumentieren, dass kein einzelnes Signal für sich genommen eine wesentliche Vorhersagekraft in Bezug auf das Vertrauen besitzt, sondern dass eine Reihe von Hinweisen in enger zeitlicher Nähe ausgesendet werden und zusammengenommen zuverlässige Informationen über die Absichten einer Person vermitteln. In komplizierten Experimenten, in denen sie Menschen real oder online miteinander oder gegen Roboter spielen ließen, konnten sie zeigen, dass dann, wenn Menschen die Gelegenheit hatten, nonverbale Hinweise zu sehen, sie um 37 Prozent

besser darin waren, die Vertrauenswürdigkeit des Gegenübers beziehungsweise dessen vertrauensrelevantes Verhalten vorherzusagen.
Sie identifizierten als relevante Signale Handberührungen, Gesichtsberührungen, verschränkte Arme und das Weglehnen. Keiner dieser Hinweise konnte isoliert betrachtet zur Vorhersage genutzt werden. Wurde jedoch der Mittelwert des Auftretens der vier Hinweise beachtet, so konnte daraus abgeleitet werden: Je häufiger eine Person diese Hinweise äußerte, desto weniger vertrauenswürdig war ihr Verhalten (ihr wurde im Spiel nur wenig vertraut und sie selbst vertraute wenig).
Weitere Versuche unter Einsatz eines Roboters, Nexi, bestätigten die Annahmen: Wenn Nexi diese nonverbalen Signale ausdrückte, wurde sie ebenfalls als weniger vertrauenswürdig eingestuft.
Die Ergebnisse zeigen nicht nur, dass wir ein bestimmtes Set an nonverbalen Signalen nutzen, um auf die Vertrauenswürdigkeit anderer Menschen zu schließen, sondern auch, dass der menschliche Verstand auf vertrauensrelevante Signale, die von humanoiden Robotern ausgesendet werden, auf die gleiche Weise reagiert wie auf ähnliche Signale von Menschen (DeSteno et al. 2012).

Wir beurteilen über nonverbale Signale unbewusst die Vertrauenswürdigkeit von Menschen. Gleiches gilt für die Persönlichkeit und die Kompetenz von Menschen. Unbewusst beurteilen wir den anderen und nehmen das Ergebnis dieser Beurteilung als Bauchgefühl wahr. Bereits in einem vorherigen Kapitel hatte ich infrage gestellt, ob uns diese unbewusste Überprüfung gelingen kann, wenn uns in einer digitalen Begegnung Gestik, Haltung, Bewegungen und direkter Blickkontakt fehlen. Sagt das Gegenüber die Wahrheit? Ist der

Mensch kompetent genug, die anstehende Entscheidung zu treffen? Hat er das Expertenwissen, das er vorgibt zu haben? Kann ich mich auf seine Verbindlichkeit und Loyalität verlassen? Ist er gewissenhaft genug?

Die eben zitierte Studie zeigt: Wenn wir die Gelegenheit haben, nonverbale Hinweise zu sehen, gelingt es uns wesentlich besser, das Gegenüber zu beurteilen. Dies sollten wir nicht vergessen, wenn wir in Videokonferenzen mit anderen Menschen verhandeln. Unser soziales Gehirn hat in der Onlineschaltung ein eingeschränktes Gesichtsfeld.

Was tun?

Der Ansatz meines Onkels war nicht schlecht: Beim gemeinsamen Abendessen im Miteinander die Vertrauenswürdigkeit beurteilen und entsprechend handeln.

Unabhängig davon, ob es um einen wichtigen Auftrag geht, um die Einstellung eines neuen Mitarbeiters oder auch um die Lösung eines Problems. Wollen wir Menschen hinsichtlich ihrer Verlässlichkeit, ihrer Persönlichkeit oder ihrer Kompetenz beurteilen, dann benötigen wir Blickkontakt mit dem anderen, wir müssen in der Lage sein, dessen nonverbale Signale zu sehen und zu interpretieren. Das reale Miteinander dürfte für diese Prozesse unabdingbar sein.

Auch im Team benötigen wir mitunter ein Mehr an Miteinander. Wenn es uns gelingt, durch vertrauensvolle, möglicherweise auch private Gespräche einen Zustand der Synchronität zu erreichen, dann können wir mit einem gemeinsamen Fokus und einem gemeinsamen Verständnis unserer Thematik effizient miteinander kooperieren.

Für einige mag dies nach Zeitverschwendung klingen. Aber hier gilt: Miteinander fördert Miteinander! Wenn wir zuhören und mit dem anderen eine Synchronität aufbauen und wenn dabei Oxytocin ausgeschüttet wird, dann sind wir besser auf das Miteinander eingestellt. Unser soziales Gehirn kann dann den anderen noch besser verstehen, unsere eigenen Gefühle besser ausdrücken, mit dem anderen kooperieren und ihm Empathie und Vertrauen entgegenbringen. All dies dürfte wiederum die Synchronität verstärken und uns eine noch bessere Kommunikation und Kooperation ermöglichen. Es entwickeln sich Engelskreise eines gelingenden Miteinanders. Ebenso können Teufelskreise entstehen, wenn wir uns nicht auf den anderen einlassen, ihn ohne die begleitende Wirkung von Oxytocin missverstehen und unser soziales Gehirn fortan alle Äußerungen durch die Outgroup-Brille betrachtet, wenn sich Gräben bilden und die Kooperation fortan verhindern.

Wir sollten deshalb dem Miteinander Raum und Zeit geben, sollten uns kennenlernen und die Möglichkeit haben, miteinander ins Gespräch zu kommen. All dies gilt es auch zu berücksichtigen, wenn wir über Homeoffice-Lösungen sprechen. Sicher spricht nichts dagegen, dass Aufgaben mit ins Homeoffice genommen werden, aber unser Miteinander als Team erfordert immer wieder reales Miteinander – damit Missverständnisse nicht eskalieren und wir uns verstehen und kooperieren können.

Vielleicht können wir auch die Generation Z mit Optimismus betrachten und überlegen, wie wir ihren Wunsch nach Mitgestaltung stärker berücksichtigen können. Hilfreich wäre es, auch mit den jungen Arbeitnehmern ins Gespräch zu kommen, statt uns mit unserer Arbeitsmoral und unserem Ehrgeiz über sie zu stellen und sie zur Zielscheibe zu machen. Wir könnten versuchen, in einen Diskurs mit ihnen darüber zu kommen, welche Bedingungen es sind, die sie zu mehr Verbundenheit motivieren würden. Wir könnten ihnen im

Gespräch die Unternehmerperspektive mit ihren komplexen Abläufen verdeutlichen. Ihnen sachlich erklären, dass Unternehmen nur funktionieren können, wenn Mitarbeiter Verantwortung übernehmen und auch stressige Zeiten gemeinsam mit dem Unternehmen durchstehen. Und wir können ihnen von Studien erzählen, denen zufolge das Gefühl der Verbundenheit mit dem Unternehmen auch für den Einzelnen mit einem besseren psychischen Wohlbefinden einhergeht, mit einer geringeren Neigung zu Depressionen, Stress und Angst.

Vielleicht sind diese Ansätze nur bedingt realistisch oder neu, aber aus der Perspektive des sozialen Gehirns ist eine Lösung im Miteinander immer hilfreicher als eine Frontenbildung, auch im Hinblick auf die derzeitige Generation Z-Debatte.

16 Verschiedene Wege führen zum Ziel – Miteinander der Kulturen

Kita, Schule, Jugendhilfe, Jobcenter, Arztpraxis, seit einigen Jahren klingt durch, dass das Miteinander der Kulturen nicht immer reibungslos verläuft. Auch Menschen, die eine Haltung der interkulturellen Wertschätzung verinnerlicht haben, für die es keine Frage ist, dass alle Menschen unabhängig von ihrer Kultur oder Herkunft gleich viel wert sind und geschützt und unterstützt werden müssen, die eine Integration von Menschen anderer Kulturen als Bereicherung empfinden, fragen sich mitunter, wie es weitergehen soll. Sie sind oft selbst betroffen – als Erzieher, Sozialarbeiter oder Lehrer in problematischen Wohngebieten – und erleben, dass nicht nur Sprachbarrieren ein für alle förderliches Miteinander beeinträchtigen, sondern der Alltag immer wieder von Konflikten und Situationen belastet ist, in denen fehlender Respekt ein Thema ist. So richtig ansprechen möchte man die Probleme auch nicht – aus Sorge, in die rechte Ecke geschoben zu werden. Da will man nicht hin. Ich übrigens auch nicht.

Leider lösen sich Probleme nicht, wenn nicht darüber gesprochen wird. Wenn nicht Ursachen identifiziert werden und im Anschluss in der Mitte der Gesellschaft offen und wertschätzend über Lösungen gesprochen wird, die für alle passen können.

Auch wenn ein Buch über das soziale Gehirn kaum ein Platz für eine umfassende Diskussion dieses wichtigen gesellschaftlichen Themas sein kann, gehört das Miteinander der Kulturen doch dazu, und ich möchte ein paar Studien und Annahmen aus der Erforschung des Miteinanders beisteuern, die für entsprechende Diskussionen relevant sein könnten.

Es ist kein Geheimnis, das wir Menschen vor dem Hintergrund ihrer Kultur sehen müssen. Aber was heißt das? Schauen wir auf die kindliche Entwicklung in den verschiedenen Kulturen, dann können wir auf die Forschung der Entwicklungspsychologin Heidi Keller zurückgreifen (zum Beispiel Keller 2016; 2018), die ihr Lebenswerk dieser Thematik widmete und dafür bereits mehrfach ausgezeichnet wurde.[1] Auf die Frage, warum Fördermaßnahmen mit dem Ziel einer gelingenden Integration nicht richtig greifen, antwortet sie:

> *»Meiner Meinung nach liegt eine wesentliche Ursache für diese Situation darin, dass wir Kultur nicht wirklich ernst nehmen. Wir sprechen zwar viel von Kultur, von Interkulturalität oder auch von kultureller Kompetenz im Bildungs- und Erziehungsbereich, aber nehmen nicht zur Kenntnis, dass Kulturen Lebensformen darstellen, die sich in alle Bereiche hinein auswirken. Kulturelle Lebensformen können sehr unterschiedlich sein, die Normen und Werte der einen Kultur können pathologische Varianten einer anderen Kultur darstellen. In unserer Kultur steht das Kind im Mittelpunkt, seine Unabhängigkeit, Selbstständigkeit und Durchsetzungsfähigkeit sind wichtige Erziehungsziele, die in Familien wie Institutionen gefördert werden. In vielen anderen Kulturen und so auch in vielen Familien mit Migrationshintergrund hat man ein anderes Bild vom Kind: Das Kind soll gehorsam und bescheiden, anpassungsfähig und hilfsbereit sein. Dabei ist es wichtig zu betonen, dass nicht die eine Vorstellung bes-*

ser als die andere ist – es sind verschiedene Lebensformen, die im Prozess der Integration in Beziehung miteinander treten müssen. Dies heißt aber auch, dass alle Beteiligten sich aufeinander zubewegen müssen.«[2]

In ihren Veröffentlichungen beschreibt sie, dass wir dann, wenn wir die kindliche Entwicklung betrachten, meist unsere westlich gefärbte Brille aufhaben. Unsere Überlegungen dazu, was gut für Kinder ist und wie man ihnen helfen kann, basieren auf Erkenntnissen, die dem kulturellen Hintergrund der westlichen Mittelstandsgesellschaft entstammen. Kulturen sind aber unterschiedlich. Je nach Kultur, in der eine Familie aufgewachsen ist, haben Eltern für die Entwicklung ihres Kindes andere Ziele.

Einige Entwicklungsaufgaben sind bei allen gleich, sie gelten universell, das heißt, sie sind weltweit für alle Säuglinge und Kleinkinder notwendig, sie haben sich als hilfreich für die Spezies Mensch erwiesen. Dazu gehört etwa das Aufbauen von Beziehungen zu anderen Menschen. Aus den Gegebenheiten und Anforderungen des jeweiligen kulturellen Kontextes haben sich jedoch für die verschiedenen Kulturen unterschiedliche Herangehensweisen und Lösungswege ergeben. Heidi Keller hat sich intensiv mit diesen befasst. Ihr zufolge gibt es zwei Prototypen kultureller Entwicklungspfade, zum einen den der »psychologischen Autonomie«, zum anderen den der »hierarchischen Relationalität«. Wobei wir nicht vergessen dürfen, dass hier lediglich Prototypen beschrieben werden. Jede Familie ist unterschiedlich und auch Mischformen beider Muster treten auf.

Familien der westlichen Mittelschicht, die häufig in Kernfamilien in großen Städten leben, ihr erstes Kind oft spät bekommen und insgesamt nur wenige Kinder haben, folgen meist dem Pfad der Autonomie. Für sie ist es wichtig, ihre

Kinder in Richtung Selbstständigkeit, Selbstbewusstsein und Kreativität zu erziehen. Sie erwarten schon früh, dass Kinder durchschlafen und auch allein schlafen können. Kinder werden von Anfang an als gleichberechtigte Partner angesehen, deren Meinung zählt und denen Wahlen zur Entscheidung bereitstehen (Möchtest du Ball spielen oder sollen wir uns ein Buch angucken?). Den Kindern wird viel Raum gegeben, damit sie eigene Ideen entwickeln und die Initiative ergreifen können. Sie betonen die individuelle Autonomie, die Selbstbestimmung und Wahlfreiheit. Das Individuum steht im Vordergrund.

Im Gegensatz dazu befürworten Gemeinschaften, die in nicht-westlichen ländlichen Gegenden mit oft vielen Kindern in großfamiliären Strukturen leben, häufig den Pfad der »hierarchischen Relationalität«. Ihnen ist Zusammengehörigkeit beziehungsweise Gemeinschaftlichkeit sehr wichtig. Kinder schlafen in diesen Kontexten häufig lange mit der Mutter, den Eltern oder anderen Familienmitgliedern im selben Bett, sie werden lange und nach Bedarf gestillt und erfahren viel Körperkontakt. Durch diese Nähe wird schon von Anfang an eine starke Verbundenheit mit der Familie vermittelt, welche die Grundlage für die später von den Kindern erwartete Rollenerfüllung und Anpassung legt. Die Kinder sind willkommen in der Familie, haben jedoch keinen Sonderstatus. Den Eltern ist wichtig, dass ihr Kind Respekt zeigt, Gehorsam und Hilfsbereitschaft. Sie sehen das Kind nicht so sehr als gleichberechtigten Partner, dessen eigene Ideen und Initiativen wichtig sind und dem auf gleicher Ebene begegnet werden sollte, sondern eher als einen Lehrling, der durch Anleitung des Erwachsenen lernt und sich weiterentwickelt. Die Kinder müssen sich in ein hierarchisches System eingliedern, welches Rollen vorgibt und klare Erwartungen und Anweisungen beinhaltet. Das Wohl der Gemeinschaft steht im Vordergrund, nicht die Interessen der Individuen. Beziehungen sind verbindlich und lebenslang.

Von Beginn an ist das Miteinander unterschiedlich. Die Eltern beider Kulturen gehen in den ersten Lebensmonaten des Kindes liebevoll, aber dennoch unterschiedlich mit ihrem Kind um. Das Kind entwickelt unterschiedliche Eigenschaften, so etwa im Hinblick auf Autonomie und Gehorsam.

IM DETAIL: In den ersten Lebensmonaten können entsprechend zwei Erziehungsstile unterschieden werden: Der proximale und der distale Stil. Der in ländlichen und nichtwestlichen Gemeinschaften, in denen Verbundenheit, Gehorsam und Hierarchie wichtige Werte sind, verbreitete proximale Erziehungsstil ist gekennzeichnet durch körperliche Nähe und körperliche Stimulation. Längsschnittstudien haben gezeigt, dass die frühe Erfahrung des proximalen Erziehungsstils mit einer frühen Entwicklung von Fügsamkeit zusammenhängt.

Beim distalen Erziehungsstil unserer westlichen Mittelschicht mit ihrem Fokus auf Wettbewerb, individuellen Leistungen, Selbstoptimierung und Gleichheit ist weniger körperliche Nähe gegeben, aber es kommt häufig zu Blickkontakten und zur Stimulation mit Objekten. Dieser Stil betont die Autonomie, die unabhängige Handlungsfähigkeit. In Längsschnittstudien zeigte sich, dass die frühe Erfahrung distanzierter Elternschaft zu einer frühen Entwicklung des Selbsterkennens führt.

Es handelt sich bei den beiden Stilen um grundlegende alternative Strategien. Wenn Mutter und Kind in ständigem Körperkontakt sind, gibt es kaum gegenseitige Blicke. Forscher nehmen an, dass der Körperkontakt das grundlegendste Muster ist und heutzutage vor allem bei Menschen in ländlichen Umgebungen zu finden ist. Wenn der körperliche Kontakt reduziert wird, wie es bei vielen westlichen Stadtmenschen gegeben ist, dann verlagert sich das gegenseitige Engagement auf das Visuelle (Keller et al. 2009, S. 412) – mit den beschriebenen Auswirkungen auf die Entwicklung kindlicher Eigenschaften. Nicht die Fügsamkeit, sondern das frühe Selbsterkennen des Kindes, dessen Autonomie wird gefördert.

Zwei Kulturen, zwei Pfade. Jeder Pfad ist in sich nachvollziehbar und keiner muss besser sein als der jeweils andere. Aber wir müssen darum wissen, damit wir einander verstehen.

Unsere Welt!

Wenn Familien aus eher ländlichen Gebieten, etwa der Türkei oder Russland zu uns kommen, dann treffen sie auf eine ihnen völlig fremde Kultur, die im Hinblick auf die elterlichen Werte und Normen ihrer eigenen diametral entgegengesetzt ist. Inwiefern sie bei Einreise über unsere Kultur informiert sind oder werden, ist sicher individuell unterschiedlich.

Andersherum sind auch wir oft nicht informiert über deren Kultur, sind überrascht über das Verhalten Einzelner, denn wir betrachten es vor dem Hintergrund unserer eigenen Kultur. Wir sind überfordert, weil wir die Unterschiede nicht kennen, und die Diskussion darüber gehemmt ist – wohl auch wegen der oben erwähnten Befürchtung, in eine rechte Ecke geschoben zu werden.

Nehmen wir eine Beratungssituation. Werden wir als Vertreter der westlichen Mittelschicht beraten, etwa beim Arzt, beim Therapeuten, in der Erziehungsberatungsstelle oder im Jobcenter, dann wollen wir gleichberechtigt in den Beratungsprozess und in die Suche nach einer Lösung einbezogen werden.

Wenn Menschen aus nicht-westlichen ländlichen Gebieten eine Beratung in Anspruch nehmen, dann mögen sie vor dem Hintergrund ihrer Sozialisation ein eher direktives Auftreten erwarten, klare Handlungsanweisungen von Helferpersonen als Experten. Treffen sie auf Berater, die sich sehr zurücknehmen, weil sie – wie gewohnt – die hilfesuchende Person einbeziehen wollen, dann könnte dies bei den eher hierarchisch sozialisierten Menschen zu dem Eindruck führen, dass hier nicht ausreichend Expertise und Kompetenz vorliegt (Borke und Keller 2014). Ähnliche Unterschiede in den Erwartungshaltungen könnten auch in den Kindergärten und Schulen vorhanden sein.

Spricht man mit Erzieherinnen, Lehrerinnen oder Klinikpersonal, wird mitunter angedeutet: Es ruckelt im Miteinander der Kulturen. Einige von ihnen erleben ein ausgeprägtes Ruckeln. Aus Sorge, als rechts abgestempelt zu werden, berichten sie oft anonym in den Medien über problematische Zustände in Kitas, Schulen, Krankenhäusern. Medien pusten für Klicks nochmal kräftig ins Feuer: *»Migranten-Kinder mischen deutsche Kitas auf – Erzieherinnen verzweifeln«*.[3]

Böse Migrantenkinder? Nein! Kinder mit einer defizitären Entwicklung? Mitnichten. Im Zweifelsfall Kinder, die an ein anderes Miteinander angepasst sind und in diesem anderen Miteinander gut funktionieren und für die unser Miteinander erst einmal fremd ist. Kinder von Eltern, für die dies ebenfalls so ist.

Wenn wir ein – aus unserer Sicht – problematisches Verhalten einzelner Kinder anderer Kulturkreise in den Blick nehmen, dann ist es sicher nicht immer leicht, zu beurteilen, ob das problematische Verhalten auf Schwierigkeiten in der Familie beruht, etwa Folge häuslicher Konflikte oder elterlicher Vernachlässigung ist, oder ob es eher Ausdruck eines in sich stimmigen und adaptiven kulturellen Modells ist, das ohne ein Wissen um die Unterschiede auf ein anderes trifft. Um dies beurteilen zu können, ist aber der erste Schritt, die kulturellen Modelle zu kennen.

Gegenwärtig problematisch ist, wie angedeutet, der Umstand, dass der öffentliche Diskurs über kulturelle Unterschiede und den Umgang mit den Unterschieden nicht ausreichend stattfindet. Zu groß ist die Sorge, als rechtsradikal, rassistisch oder intolerant angesehen zu werden. Ohne Austausch, ohne Informationen, ohne Diskussion können wir jedoch nicht verstehen und nicht integrieren, wir können uns nur aufregen.

Ziele des Aufregens sind vielfältig. Für die einen ist es die Politik, die keine ausreichenden Ressourcen für die Integration bereitstellt, für die anderen sind es die Menschen, die eben anders sind und durch die sie sich in ihrer kulturellen Identität bedroht sehen. Sie halten es auch in der heutigen globalisierten Welt für realistisch, innerhalb nationaler Grenzen »Monokulturen« zu pflegen. Es bilden sich Gruppen, die sich gegenseitig in ihrer Haltung bestätigen. Und wir wissen aus Kapitel 8: Das Miteinander in Gruppen stärkt die Ausgrenzung anderer.

Was tun?

Kann man es Kindern verdenken, wenn sie sich entsprechend ihrer verinnerlichten kulturellen Prägung verhalten? Wenn sie es nicht gewohnt sind, in ihren Autonomiebestrebungen gefördert zu werden, und deshalb durch unser System überfordert sind? Wohl kaum. Wir könnten aber Integration fördern, indem wir offen darüber reden. In einem Diskurs, in dem es nicht um das »ob« geht, sondern um das »wie«.

Wir können nicht erwarten, dass Integration – schwups –

von selbst passiert. Dass sich immigrierte Kinder und deren Eltern in ihrer Sozialisation, in ihren Werten und Normen über Nacht unserer Kultur anpassen oder auch wir uns aneinander anpassen, und zwar ohne das konkret benannt wird, was bei uns und anderen anders ist. Integration braucht Zeit, kulturelle Bildung auf beiden Seiten, personelle Kapazitäten, um die Umsetzung zu gestalten, und vor allem: Offenheit in der Diskussion um das Wie des Gelingens.

Wenn wir die Probleme benennen, die Diskussion mit einer wertschätzenden Haltung der politischen Mitte führen und versuchen, gemeinsam Lösungen zu finden, dann können wir vielleicht einen kleinen Schritt in Richtung eines kulturübergreifenden Miteinanders gehen. Und wenn es dann funktioniert, das mit dem Miteinander, dann können wir sicher viel voneinander lernen. Und gerade uns Westlern, mit unseren ausgeprägten Autonomiebestrebungen, würde es aus Sicht des sozialen Gehirns mitunter guttun, einen Blick auf das Miteinander anderer Kulturen zu werfen, und uns vielleicht das eine oder andere abzugucken: mehr Nähe, mehr Zusammenhalt.

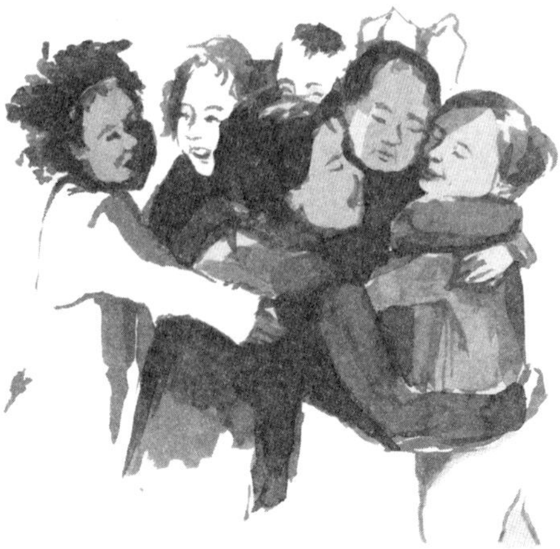

17 Menschlichkeit heilt – Miteinander in der Arzt-Patienten-Beziehung

Kommt der Patient mit Kopfschmerzen in die Arztpraxis, sucht der Arzt nach Ursachen für Kopfschmerzen, vielleicht gibt es eine Kopfschmerztablette. Sind es Halsschmerzen, dann liegt der ärztliche Fokus auf Halsschmerzen. Auch wenn Ärzte wissen, dass eine isolierte Sicht auf einzelne Symptome des Patienten nicht optimal ist, so bleibt den Medizinern angesichts der Kürze der für die Untersuchung zur Verfügung stehenden Zeit häufig nichts anderes übrig, als die Angelegenheit so abzuhandeln.

Im Prinzip ist der Blick auf den Menschen heutzutage ganzheitlicher. Ausführliche Überlegungen dazu liefert das »Biopsychosoziale Modell von Gesundheit und Krankheit«, das nun, nach einigen zentralen Ergänzungen als »Erweitertes biopsychosoziales Modell« bekannt ist. Dieses Modell geht davon aus, dass der Körper und die Psyche eine Einheit bilden und dass die Bezeichnungen »Körper« und »Psyche« lediglich zwei Betrachtungsweisen derselben Sache sind. Geschieht irgendetwas in uns, dann ist dies gleichzeitig mit biologischen und psychischen Prozessen verbunden. Alle Prozesse gehören aber zur gleichen Wirklichkeit – die wiederum unter bestimmten sozialen Rahmenbedingungen stattfindet – biopsychosozial also. Um das zu veranschaulichen:

Würde ich auf dem nur unzureichend gesicherten Balkon des 18. Stockes eines Hochhauses stehen, dann würde meine Amygdala – in meinem Gehirn für die Erkennung von Bedrohungen zuständig – ein Warnfeuerwerk veranstalten. Sie würde Aktionspotenziale losfeuern, meine Stresshormonfreisetzung ankurbeln und meinen Körper auf eine sofortige Flucht vorbereiten. Das ist die biologische Seite des Prozesses. Sie würde gleichzeitig aber auch in mir ein Gefühl der Angst hervorrufen. Und zwar ein ziemlich überwältigendes Gefühl der Angst, wie ich aus Erfahrung weiß. Das ist die andere Seite, die psychische. Wenn mich nun meine weniger ängstlichen Freunde in den Arm nehmen, dann geht es mir gleich besser. Ich werde ruhig. Das ist die soziale Seite.

Was auch immer passiert, wenn unser Körper auf die Umwelt reagiert, handelt es sich nicht um voneinander unabhängige biologische und psychologische Prozesse in uns, sondern um eine einzige Wirklichkeit. Wir können diese eine Wirklichkeit jedoch über zwei unterschiedliche Betrachtungsebenen erfassen.

(1) Wir können die Wirklichkeit von außen betrachten, könnten als Beobachter unsere körperlichen Reaktionen messen, können die Aktivität der Amygdala im Hirnscanner sehen oder die Herzfrequenz ertasten.

(2) Wir betrachten unsere Wirklichkeit als Subjekt, als derjenige, in dem diese Wirklichkeit stattfindet. Und es fühlt sich dabei irgendwie an. Wir fühlen Angst, Unwohlsein oder was auch immer.

Wir können die Wirklichkeit von außen oder von innen betrachten, aber es bleibt dieselbe Wirklichkeit. Es ist deshalb auch nicht so, dass der Körper die Psyche beeinflusst oder die Psyche den Körper. Es handelt sich um eine einzige Wirklichkeit. Jeder Gedanke, jedes Gefühl ist zugleich auch immer ein körperliches Ereignis.

Schauen wir auf Erkrankungen. Nach diesem Modell treten Erkrankungen dann auf, wenn unser Organismus Störungen nicht »autoregulativ« bewältigen kann. Wir können bei meiner Amygdala bleiben. Wenn also meine Amygdala Anstalten macht, nicht nur auf dem Balkon im 18. Stock Gefahren zu wittern, sondern auch in U-Bahn-Schächten, Fahrstühlen oder anderen nur schwer vermeidbaren Situationen des Lebens, dann müsste mein Organismus versuchen, sie durch Prozesse der Selbstregulation wieder zur Ruhe zu bringen. Dies könnte beispielsweise bedeuten, dass mein körpereigenes Oxytocin meine Stresshormone hemmt und meine Amygdala zur Ruhe bringt. Es sozusagen Löschwasser für meine Amygdala ist. Gelingt dies meinem Organismus nicht, dann ist sie aus dem Gleichgewicht. Und ich habe unter Umständen – je nach Ausmaß ihrer Aktivität – eine Angsterkrankung.

Dem mit der Weiterentwicklung dieses Modells beschäftigten österreichischen Psychiater Josef Egger (2008) zufolge beinhaltet Gesundheit, dass unser System Störungen bewältigen kann, dass es etwa auch mithilfe des körpereigenen Immunsystems mit Viren oder Bakterien fertig wird. Wenn ich also Halsschmerzen habe, dann hilft mitunter die Halsschmerztablette. Ich könnte aber auch schließen: Ich habe erheblichen und vor allem dauerhaften sozialen Stress, mein Immunsystem ist stressbedingt angeschlagen und schafft es nicht mehr, gegen die bakterielle oder virale Störung anzukommen. Ich sollte meinen sozialen Stress reduzieren. Wenn zwei Tage Halsschmerztablette helfen, mag dies als Symptombekämpfung ausreichend sein, wenn die Halsentzündung aber anhaltend oder wiederkehrend ist, dann lohnt ein Blick durch die biopsychosoziale Brille.

Der eine oder andere mag nun den Begriff der Psychosomatik vor Augen haben. Dieser Begriff ist jedoch vor dem Hintergrund dieses Modells überflüssig. Egger schreibt:

»*Als eine wichtige Folgerung aus dem biopsychosozialen Krankheitsmodell gilt, dass jedes Ereignis oder jeder Prozess, der an der Ätiologie, der Pathogenese, der symptomatischen Manifestation und der Behandlung von Störungen beteiligt ist, nicht entweder biologisch oder psychologisch ist, sondern sowohl biologisch als auch psychologisch.*«
An anderer Stelle schließt er: »*Nach diesem Modell kann es keine psychosomatischen Krankheiten geben – genau so wenig wie es nicht-psychosomatische Krankheiten gibt.*« (Egger 2008, S. 12–14).

IM DETAIL: Josef Egger ergänzt wie folgt. »Genau genommen ist in diesem Modell keine Ausschlussdiagnostik im Sinne von entweder organisch oder psychisch möglich. Genauso falsch ist es, etwas als psychosomatisch zu klassifizieren, wenn nichts Organisches vorzuliegen scheint – all dies würde ja der alten Zwei-Welten-Theorie von Descartes – und damit dem dichotomen Krankheitsverständnis – entsprechen, welches es ja gerade zu überwinden gilt. Diese 2-Welten-Auffassung des Menschen als einerseits physischer Körper und andererseits immaterieller Seele ist auf der Grundlage der Allgemeinen Systemtheorie obsolet. Vielmehr gilt: Was den Gesetzen der Physik und Chemie entspricht, ist das Körperliche (oder Materielle) und alles, was den Gesetzen der Psychologie entspricht, ist das Seelische. Beides gehört immer zur gleichen Wirklichkeit und ist nur aufgrund unserer bisher gewohnten Begrifflichkeiten beziehungsweise traditionellen Denkschemata getrennt (Egger 2008, S. 16f).

Diesem Modell folgend müsste nach Eggers auch die Diagnostik einem ganzheitlichen Ansatz folgen. Es müssten entsprechend simultan sowohl organisch-biologische Daten als auch Informationen zum Erleben und Verhalten und ebenso zur sozialen Situation erfasst werden. Gleiches gilt für die Therapie, auch diese müsste ganzheitlich und parallel auf allen Ebenen ansetzen. Sie müsste zunächst medikamentös, chirurgisch oder physiotherapeutisch auf die organisch-biologische Ebene abzielen, zum zweiten psychologische Interventionen beinhalten und zum dritten auch die sozialen Strukturen im Blick haben. Für den Arzt bedeutet dies nach Egger, dass er neben seiner pharmakologischen und technisch-chirurgischen Kompetenz auch eine psychologisch-kommunikative Befähigung mitbringen sollte. Oder, um es mit seinen Worten zu sagen: *»Der Arztberuf ist und bleibt damit in seinem Kern ein kommunikativer Beruf.«* (Egger 2008; S. 20).

Auch andere Autoren haben sich intensiv mit dem Miteinander von Arzt und Patient beschäftigt, so etwa der italienische Physiologe Fabrizio Benedetti (2011) in seinem Buch »The Patients Brain. The Neuroscience Behind the Doctor-Patient Relationship.« Er beschreibt die Voraussetzungen dafür, dass in einem Arzt-Patienten-Verhältnis Heilung stattfinden kann. Er betont: Auf der Seite des Patienten sollte Vertrauen vorhanden sein. Unbewusst beurteilt der Patient die Vertrauenswürdigkeit des Arztes, analysiert dessen Gesichtsausdruck, dessen nonverbale Signale wie Gesten oder die Körperhaltung. Benedetti nimmt an, dass im Miteinander von Arzt und Patient Oxytocin ausgeschüttet wird und dies die Amygdala des Patienten und sein Misstrauen beruhigt. Der Patient vertraut auf die ärztlichen Fähigkeiten und hofft auf Linderung.

Auch diese Hoffnung des Patienten, durch die Hilfe des Arztes Linderung zu erfahren, spielt eine große Rolle für den

Behandlungserfolg. Benedetti fasst zusammen, dass Hoffnung und Hoffnungslosigkeit den Verlauf einer Krankheit und sogar die Sterblichkeit beeinflussen können, und schließt daraus, dass bei den Patienten stets ein hohes Maß an Hoffnung erzeugt werden sollte. Er schränkt ein, dass natürlich auch die Eigenschaften des Patienten seine Hoffnung beeinflussten, so etwa seine individuelle Serotoninfunktion: Je geringer die Aktivierung der Serotoninrezeptoren in seitlich gelegenen Teilen des präfrontalen Cortex, desto größer die Neigung zur Hoffnungslosigkeit (Benedetti 2011).

Menschen sind unterschiedlich. Ihre Gene, ihre Persönlichkeit, ihre Geschichte, ihre Bindungserfahrungen und ihre traumatischen Erfahrungen beeinflussen, wie die Stoffe in ihrem Gehirn funktionieren, wie sie mit ihren Erkrankungen umgehen, aber auch, wie häufig sie den Kontakt zum Mediziner suchen und welche Erwartungen sie an ihn haben.

Schauen wir auf die frühen Bindungserfahrungen. Je nachdem, ob Menschen in der frühen Kindheit sicher an ihre Eltern oder andere Personen gebunden waren oder ob sie sich nicht so sicher waren, dass Erwachsene tröstend und schützend an ihrer Seite stehen, entwickeln Menschen im späteren Leben unterschiedliche Bindungsmodelle (siehe Kapitel 4). Sie haben infolge ihrer frühen Erfahrungen eine spezifische Hirnchemie entwickelt und haben einen für sie charakteristischen Umgang mit gegenwärtigen Beziehungen – vielleicht bewegen sie sich mit großer Sicherheit in der sozialen Welt, vielleicht ist ihnen ihre Unabhängigkeit von anderen Menschen sehr wichtig, vielleicht sind sie auch verstrickt in ihren Beziehungen. Dieses Bindungsmodell beeinflusst US-Wissenschaftlern zufolge, wie Menschen auf ihre klinischen Symptome und auch auf die Beziehung mit dem Arzt reagieren.

Nehmen wir an, ein Patient hat Symptome, er hat chronische Kopfschmerzen, ein Hautproblem oder auch internistische Beschwerden. Er geht zum Arzt. Der Mensch mit einem sicheren inneren Modell von Bindung kann sich, seinen Körper und seine Symptome gut beurteilen und sucht Hilfe, wenn dies nötig ist. Er hat Vertrauen in die Kompetenz und Verlässlichkeit des Arztes und folgt meist seinen Ratschlägen. Er hat eine hohe Compliance.

Der Mensch mit einem unsicher distanzierten inneren Modell von Bindungen neigt dazu, klinische Symptome herunterzuspielen. Es sei doch alles normal, er habe nichts, vielleicht zu viel Stress, ansonsten sei alles gut. So wie er als Kind gelernt hat, mit seinen Sorgen allein klarzukommen, glaubt er auch als Erwachsener, keine Hilfe zu benötigen. Die Beziehung zum Arzt ist ihm nicht so wichtig, sein Vertrauen in den Mediziner ist auch nicht unbedingt hoch, er will Rezept und Krankschreibung und ist schnell raus.

Der verstrickte Mensch beschäftigt sich den Wissenschaftlern zufolge viel und häufig mit seinen Symptomen. Er sucht immer wieder den Arzt auf und übertreibt bisweilen seine Symptome, schließlich musste er auch als Kind immer besonders laut und deutlich Aufmerksamkeit für seine Belange einfordern, bis er gehört wurde. Oft fühlt er sich nicht richtig gesehen oder behandelt, hat den Eindruck, es lägen noch andere Ursachen seinen Symptomen zugrunde. Seinen frühen Erfahrungen mit den Eltern entsprechend ist er auch in der Arzt-Patienten-Beziehung nicht sicher, ob der Arzt verlässlich ist (Hooper et al. 2011).

Die frühen Bindungserfahrungen können Wissenschaftlern zufolge auch erklären, warum manche Patienten übermäßig mit ihrem Körper und möglichen Erkrankungssymptomen beschäftigt sind, beim Arztbesuch viel Zeit beanspruchen und für den Mediziner eine Herausforderung darstellen. Einige dieser Patienten blicken auf eine Geschichte früher Bindungstraumatisierung zurück, haben viele Zurückweisungen und Brüche erlebt, wurden nicht aufgefangen und getröstet, wenn sie belastet waren, haben nicht im Miteinander gelernt, ihre Gefühle zu benennen und zu regulieren. Für den Mediziner ist es wichtig, die innere Haltung des Patienten zu erfassen, um seine Erkrankung ganzheitlich beurteilen zu können und um außerdem zu entscheiden, ob es sinnvoll ist, mit ergänzender psychologischer Therapie die zugrunde liegende psychische Unsicherheit in den therapeutischen Fokus zu nehmen.

Nicht nur die Persönlichkeit des Patienten ist wichtig für die Arzt-Patienten-Beziehung und das therapeutische Ergebnis. Natürlich sind auch die Persönlichkeit und die Erfahrungen des Mediziners bedeutsam.

Ärztliche Eigenschaften wie Empathie, Respekt und Achtung können das Ergebnis der Behandlung entscheidend beeinflussen. Und auch für die Mediziner spielen die Erfahrungen, die sie in frühen Beziehungen gemacht haben, eine Rolle dafür, wie sie auf die Patienten eingehen, wie empathisch sie sind und wie sehr das Leid der Patienten sie selbst stresst.

AUS DER FORSCHUNG: Italienische Wissenschaftler hielten 360 Medizinstudenten in ihrem zweiten Studienjahr an, Fragebögen zur Untersuchung ihres Bindungsstils und ihrer Neigung zu empathischen Reaktionen zu beantworten. Studenten mit einem sicheren Bindungsstil neigen der Auswertung zufolge zu einer empathischen Anteilnahme, ohne dass es sie selbst übermäßig emotional belastet. Studenten, deren Antworten auf einen unsicher-distanzierten Bindungsstil schließen lassen, fallen eher durch eine geringere Empathie auf, während angehende Mediziner mit unsicher-verstrickter Haltung zwar empathisch reagieren, dabei jedoch selbst hoch belastet sind. Es zeigten sich zudem Geschlechtsunterschiede im Hinblick auf die unsichere

Haltung. Die Antworten der männlichen Studenten deuteten eher in die unsicher-distanzierte Richtung, während diejenigen der weiblichen eher einer verstrickten Haltung zugeordnet wurden (Ardenghi et al. 2020).

Auf Seiten des Mediziners spielt die Empathie eine große Rolle. Auch der oben zitierte italienische Mediziner Benedetti argumentiert, dass Ärzte mit einem empathischen und mitfühlenden Verhalten beim Patienten Vertrauen und Hoffnung wecken und hierüber positive therapeutische Ergebnisse begünstigen können – was auch, wie ich gleich erläutern werde, die Grundlage für Placebo-Effekte darstellt. Schon allein ein Gespräch zur Diagnosefindung kann dann positive Auswirkungen haben. Ein ungünstiges Miteinander kann hingegen den Heilungsprozess negativ beeinflussen, etwa dann, wenn beim Patienten Angst ausgelöst wird und die Symptome verstärkt werden. Wie auch bei der Psychotherapie können Vertrauen, Glaube, Hoffnung, Motivation und Erwartungen der Schlüssel zu erfolgreichen Ergebnissen sein.

Die therapeutische Wirkung ergibt sich hiernach nicht nur aus der spezifischen Wirkung einer bestimmten medizinischen Behandlung, sondern beinhaltet auch Eigenschaften des Miteinanders von Arzt und Patient und die sich daraus ergebenden Erwartungen und Überzeugungen des Patienten.

Wie sehr all dies eine Rolle für den therapeutischen Erfolg spielt, zeigen Ergebnisse aus der Placeboforschung (siehe auch Kapitel 9). Der Placeboeffekt beschreibt die nach Gabe eines Scheinmedikamentes ohne Wirkstoff oder einer entsprechenden Behandlung stattfindende Verbesserung von Symptomen aufgrund von Placebo-Mechanismen wie Erwartungen, Konditionierungen oder sozialem Lernen.[1] Dem auf die Placeboforschung spezialisierten Benedetti zufolge ist der Placeobeffekt heute kein Mysterium mehr. Wenn der Patient erwartet, dass die Therapie ihm nutzt, dann nimmt seine Angst ab und sein Belohnungssystem wird aktiviert – dies fördert den Therapieerfolg.

Um zu verstehen, wie Placebobehandlungen wirken, muss man sich deutlich machen, dass Gehirnmechanismen, die durch Medikamente aktiviert werden, auch durch soziales Miteinander stimuliert werden können. Mit den Gehirnmechanismen des sozialen Miteinanders haben wir uns oben ausführlich befasst, so wissen wir etwa, dass im Miteinander Stoffe wie Oxytocin, aber auch Dopamin und körpereigene Opioide ausgeschüttet werden. Und wir wissen auch, dass Opioide schmerzhemmend wirken und Oxytocin eine ganze Reihe gesundheitsfördernder Eigenschaften hat. Werden diese Stoffe im vertrauensvollen Miteinander der Arzt-Patienten-Beziehung ausgeschüttet, dann kann dies den Therapieerfolg begünstigen.

Wenngleich es auch konditionierte Placeboeffekte gibt, die auch dann wirksam sind, wenn der Patient nicht an sie glaubt, ist bei den meisten Placeboeffekten die Erwartung an den Therapeuten, dass die Therapie hilft, wichtig. Benedetti rät deshalb dazu, dass auch im Rahmen regulärer Behandlungen, also dann, wenn es nicht um die Verabreichung von Placebos geht, alle Anstrengungen unternommen werden, um den Patienten darüber aufzuklären, was vor sich geht, warum ein Verfahren durchgeführt wird und welche Art von Ergebnis zu erwarten ist – denn diese Erwartungen begünstigen das therapeutische Ergebnis. Das Ritual des therapeutischen Akts an sich hat eine tiefgreifende Wirkung auf das Gehirn des Patienten, und der Kliniker sollte dem italienischen Wissenschaftler zufolge sein Möglichstes tun, um diese Wirkung zu verstärken. Im Umkehrschluss sollte klar sein, dass eine Vernachlässigung dieser Vorgänge das Therapieergebnis schmälern kann (Benedetti 2011).

Das Miteinander zwischen Arzt und Patient ist hiernach von grundlegender Bedeutung für das therapeutische Ergebnis. Ein positives Miteinander fördert die Patientenzufriedenheit und den therapeutischen Erfolg.

Ein entsprechendes klinisches Engagement wurde lange als nicht greifbare »Kunst der Medizin« betrachtet, nun aber lassen wissenschaftliche Untersuchungen verschiedene zugrunde liegende Mechanismen erkennen. Neben den eben beschriebenen Abläufen wurde beispielsweise gezeigt, dass auch die Synchronität zwischen Patienten und Klinikern wichtig ist. Wenn die beiden im Hinblick auf ihre verbalen und nonverbalen Signale eine hohe Synchronität aufweisen, dann scheint dies nicht nur mit einer besseren Beziehungsqualität, sondern auch mit einer besseren therapeutischen Wirksamkeit einherzugehen (Ellingsen et al. 2020; siehe auch Kapitel 18). Es kommt auf die Verbundenheit an. Sie ist es, die unser soziales Gehirn motivieren kann, beim Heilungsprozess mitzuhelfen. Insbesondere zu Beginn eines Arzt-Patienten-Verhältnisses kann eine Investition in die therapeutische Beziehung deshalb helfen, die Gesundheit des Patienten langfristig zu verbessern.

So weit die Theorie.

Unsere Welt!

Das Arztsein in unserer gegenwärtigen Welt erlaubt oft keine ganzheitliche Betrachtung des Patienten. Häufig wird das Miteinander mit den Patienten durch Zeitnot und Sprachbarrieren eingeschränkt und erlaubt lediglich einen Blick auf das Vordergründige. Ärzte plagen sich mit einem hohen Bürokratieaufwand, verbringen viele Stunden mit Dokumentationen, haben einen hohen wirtschaftlichen Druck und sind oft mit einer noch fehleranfälligen digitalen Infrastruktur konfrontiert – die Zeit für ein entspanntes und ausführliches Gespräch mit ihren Patienten fehlt.[2]

Einer im Jahr 2017 erschienenen Veröffentlichung des renommierten British Medical Journals zufolge dauert ein Praxisbesuch in der Hausarztpraxis in Deutschland im Durchschnitt 7,6 Minuten. Ein internationaler Vergleich der Studie zeigt, dass die Behandlungsdauer in vielen anderen Ländern wesentlich länger ist, etwa in Schweden (22 Minuten), in den USA (15,6 Minuten), in Bulgarien (20 Minuten), in Norwegen (18 Minuten), in der Schweiz (17 Minuten) und in Frankreich (16 Minuten). Aber es gibt auch Länder mit einer noch kürzeren Behandlungsdauer, so kommen chinesische Praxen auf lediglich 2 Minuten (Irving et al. 2017). Zwar muss man anmerken, dass die Daten zu einigen dieser Länder bereits älter sind, aber sie gelten dennoch gegenwärtig als Grundlage für Beurteilungen der medizinischen Versorgung.

Auch ein in jüngerer Zeit veröffentlichter Bericht kommt im europäischen Vergleich von Behandlungszeiten in der Arztpraxis auf ähnliche Zahlen (Reif et al. 2023). Ihm zufolge sind die Kontaktzeiten in Deutschland und Großbritannien kurz, liegen in der Schweiz und in Frankreich im Mittelfeld, während die skandinavischen Länder, allen voran Schweden, die längsten Kontaktzeiten aufweisen. Interessant auch, wenngleich nicht überraschend: Je kürzer die Arztbesuche, desto häufiger sind sie. Die Autoren schreiben:

> »*Unter den genannten Ländern weist Deutschland mit 7,36 Minuten die kürzeste durchschnittliche Kontaktzeit, mit 9,8 Besuchen pro Jahr gleichzeitig aber die höchste Anzahl an jährlichen Arztkonsultationen auf. In Schweden als entgegengesetztes Extrem ist die durchschnittliche Kontaktzeit mit rund 21:20 Minuten fast dreimal so lang, die Anzahl der*

jährlichen Konsultationen beträgt mit 2,63 Besuchen pro Jahr hingegen nur fast ein Viertel des deutschen Wertes.« (S. 41)

Die Autoren fassen zusammen: *»Die häufigsten Kontakte pro Kopf werden in den Ländern gezählt, die einen sehr hohen Anteil an eher kurzen Besuchen in ihren Praxen haben. Dieses Bild ist auch über die Jahre konsistent.«* (S. 42)

Was tun?

Die Autoren des eben zitierten Berichts stellen infrage, ob die derzeit gegebenen Abläufe so gewünscht seien.

> *»Die Daten zeigen, dass Deutschland durch sehr kurze Kontaktzeiten bei besonders vielen Arztkontakten auffällt. Für die gesundheitspolitische Diskussion über die Weiterentwicklung der ambulanten Versorgung muss geklärt werden, ob diese Form der Leistungserbringung gesellschaftlich gewünscht und wirtschaftlich nachhaltig ist.«* (S. 59)

Mir selbst erscheint das wenig nachhaltig, und ich könnte mir gut vorstellen, dass es sinnhaft ist, aus politischer Perspektive über die entsprechenden Rahmenbedingungen nachzudenken.

Die Behandlungsdauer wiederum ist abhängig von den Pro-Kopf-Gesundheitsausgaben (Reif 2023). Der Hausärztinnen- und Hausärzteverband betont vehement, dass diese Ausgaben in Deutschland zu gering sind und weist zudem auf weitere Probleme hin, etwa den »Bürokratiewahnsinn« und den Fachkräftemangel. Der Verband fordert unter anderem eine bessere Struktur der ärztlichen Vergütung – die inzwischen auch in Planung ist.[3] Eine ganze Reihe weiterer Forderungen und Verbesserungsvorschläge von Hausärzten und Berufsverbänden könnten die Versorgung erkrankter Menschen verbessern – es würde allerdings den Rahmen des Buches sprengen, auf die meist politischen Aspekte näher einzugehen.[4]

An welchen politischen Stellschrauben auch immer man drehen kann: Wie so oft wäre eine langfristig orientierte Vorgehensweise sinnvoll. Der Psychiater Herbert M. Adler (2002) argumentiert, dass eine fürsorgliche Arzt-Patienten-Beziehung nicht nur aus humanitären Gründen, sondern auch aus ökonomischen Gründen gerechtfertigt sei. Wenn sich der Patient wohlfühlt, kann seine vollständige medizinische Geschichte erhoben werden. Dies wiederum verbessere die klinische Beurteilung der Symptome und Laborwerte, die Treffsicherheit im Hinblick auf die Diagnose und die Effizienz der Verschreibungen. Auf der Seite des Patienten fördere es zudem einen zufriedeneren und weniger gestressten Patienten, der informierter ist und sich deshalb auch besser an den Behandlungsplan hält. All dies fördere wiederum ein besseres Behandlungsergebnis. Und auch der Arzt dürfte eine höhere Zufriedenheit erleben, weniger gestresst sein, weniger zu einem Burnout neigen und weniger Krankheitstage haben, wenn er sich in dieser Weise um den Patienten kümmern kann. Der Psychiater fordert, dass mehr Zeit investiert wird, um die ökonomischen Kosten langfristig zu reduzieren.

18 Therapeutische Allianz – Miteinander in Therapie und Beratung

Stellen wir uns vor, wir fühlten uns nicht gut. Vielleicht fühlen wir uns depressiv, haben Schwierigkeiten mit übermäßigen Ängsten, erleben die Macht von Zwängen oder haben Probleme, Beziehungen aufzubauen, aufrechtzuerhalten, oder uns in ihnen zu entspannen. Vielleicht fühlen wir uns auch psychisch stabil, stehen aber vor vermeintlich unlösbaren Problemen, können die an uns gerichteten Anforderungen nicht bewältigen oder fühlen uns unfähig, bestimmte Entscheidungen zu treffen.

Vielleicht haben wir zunächst versucht, unsere Probleme allein zu lösen. Haben die Ursache in anderen Menschen oder in unseren Umständen gesucht. Bis wir gemerkt haben, dass wir uns selbst verändern müssen. Vielleicht haben wir auch das zunächst selbst versucht, Bücher gelesen, Podcasts gehört und festgestellt, dass die reine Informationsverarbeitung nicht ausreichend ist. Wir können uns vorstellen, dass wir die Probleme vielleicht bewältigen können, wenn uns ein professionell in diesem Bereich engagierter Mensch, ein Therapeut oder ein Coach, dabei hilft, die Ursachen zu erkunden, die Mechanismen aufzudecken und Lösungen zu finden. Schließlich kennen wir einige, denen dies gut geholfen hat.

Wir beginnen also mit einer Therapie. Oder einem Coaching. Finden es vielleicht zunächst etwas seltsam, uns einem fremden Menschen zu öffnen, ihm Dinge zu erzählen, die wir sonst niemandem berichten, aber doch merken wir, dass die Beziehung eine besondere ist. Und haben das Gefühl, dass es durchaus möglich ist, dass dieser Mensch uns tatsächlich helfen kann. Gemeinsam schaffen wir es.

Diese Zusammenarbeit in einer Allianz aus Patienten und Therapeut wird therapeutische Allianz genannt. Im Folgenden geht es um die Abläufe in einer Psychotherapie, denn diese sind recht gut erforscht. Sie sind jedoch auch auf die Klienten-Coach-Beziehung übertragbar.

Unabhängig davon, welcher Schule die Psychotherapie folgt, ob es etwa eine analytische Therapie ist, eine tiefenpsychologisch fundierte, eine systemische Therapie oder auch eine Verhaltenstherapie: Die therapeutische Allianz ist ein wesentlicher Faktor für den Erfolg einer Psychotherapie. Man hat herausgefunden: Ist die Allianz gut, dann ist die Chance, dass die Therapie wirksam ist, ebenfalls gut, im Falle einer weniger guten Passung fällt auch das Therapieergebnis im Mittel schlechter aus.

Was passiert aber im Miteinander der Allianz, warum ist dieses Miteinander so hilfreich? In einem ersten Schritt können in der therapeutischen Allianz neurochemische Bedingungen für eine Veränderung geschaffen werden. Die neurobiologische Forschung legt nahe: Ob ein Mensch in der Lage ist, seine Gefühle, seine Bewertungen und sein Verhalten langfristig zu ändern, hängt auch von dem neurochemischen Milieu in seinem Gehirn ab. Hohe Konzentrationen von Stresshormonen können starres und rigides Verhalten verstärken und einer Veränderung entgegenstehen, Oxytocin hingegen fördert Plastizität und Veränderung. Insbesondere im Kontext der Psychotherapie (mehr noch als beim Coaching) dürften viele Patienten bereits vor Beginn der Therapie eine erhöhte Cortisolfreisetzung aufweisen. Und eventuell auch eine verringerte Oxytocinfunktion. Diese Merkmale ihrer inneren Biochemie sind oft die Folgen einer stressreichen Kindheit (Strüber 2019), sie begünstigen einerseits ihre psychischen Symptome und können andererseits ihrer Fähigkeit zur Veränderung entgegenwirken. Wenn der Patient sich ändern möchte, dann sollte das neurochemische Milieu in seinem Gehirn so gestaltet sein, dass eine Veränderung gefördert wird: wenig Cortisol, viel Oxytocin.

Nun ist es sicherlich nicht immer umsetzbar, zu Beginn der Psychotherapie Yoga zu machen – von dem man weiß, dass es die Cortisolfreisetzung reduzieren kann. Und auch Oxytocin-Nasenspray als Mittel zur Erhöhung der Oxytocinkonzentration ist, wie in Kapitel 9 beschrieben, keine sinnvolle Lösung. Aber, wir haben ja das Miteinander! Der Therapeut ist geschult, eine Beziehung aufzubauen, es entsteht eine Synchronität, und Patient und Therapeut schwingen im Gleichklang. Studien zeigen, dass dabei Oxytocin ausgeschüttet wird.

AUS DER FORSCHUNG: Wenn Menschen vertrauensvoll Informationen austauschen, wird Oxytocin ausgeschüttet. In einer israelischen Untersuchung von 22 Patienten mit einer Depression zeigte sich, dass die Konzentration von Oxytocin auch innerhalb der Psychotherapiesitzung signifikant ansteigt (Zilcha-Mano et al. 2018).

In einer anderen wissenschaftlichen Studie wurde deutlich, dass sich ein positives Therapieergebnis mit größerer Wahrscheinlichkeit dann einstellt, wenn sich die Oxytocinkonzentration bei Patienten und Therapeut innerhalb der einzelnen Sitzungen im Gleichklang verändert, wenn also die Korrelation hoch ist. Eine hohe Oxytocinsynchronität zwischen Patienten und Therapeuten ist mit einer wirksamen Behandlung verbunden, die Symptome des Patienten verringern sich (Zilcha-Mano et al. 2021).

Das in den Therapiesitzungen immer wieder ausgeschüttete Oxytocin hemmt nicht nur das Stresssystem, sondern beeinflusst zahlreiche weitere Stoffsysteme und könnte hierüber ein neurochemisches Milieu herstellen, das wesentliche Voraussetzungen für die Veränderung von Einstellungen, Befindlichkeiten und Verhalten bietet.

Stellen wir uns nun vor, die beiden, Patient und Therapeut, haben eine Beziehung aufgebaut. Der Patient hat Probleme, berichtet von seinen Schwierigkeiten. Aber wo sitzt der Stachel genau? Was ist sein Konflikt? Patient und Therapeut müssen nun gemeinsam ermitteln, was überhaupt los ist und wo der Fokus liegt. Sie müssen sich aufeinander einlassen, der Patient muss sich öffnen, der Therapeut sich einfühlen, ihn verstehen. Dass hier ein Zustand des synchronisierten Miteinanders hilfreich sein dürfte, liegt nahe.

Forschungsergebnisse zeigen, dass die Synchronisation tatsächlich ein für die Psychotherapie bedeutsamer Mechanismus ist. Schon seit Jahrzehnten weiß man, dass das nonverbale Verhalten des Therapeuten eine entscheidende Rolle für den Aufbau und die Qualität der therapeutischen Allianz spielt. Inzwischen ist klar, dass es vor allem die Koordination des nonverbalen Verhaltens ist, die so bedeutsam ist. In einer Schweizer Studie wurde diese Synchronität untersucht. Es ergaben sich zwei zentrale Erkenntnisse:

(1) Je synchroner das nonverbale Verhalten von Patienten und Therapeuten, desto besser beurteilten die Patienten die Beziehung.
(2) Je synchroner das nonverbale Verhalten von Patienten und Therapeuten, desto besser wirkte die Psychotherapie.

AUS DER FORSCHUNG: In der Schweizer Studie wurden Patienten einer Klinik für ambulante Psychotherapie in Bern untersucht. 34 Prozent der Patienten hatten Angststörungen, 29 Prozent affektive Störungen, 37 Prozent andere Diagnosen (zum Beispiel Anpassungsstörungen oder Persönlichkeitsstörungen). Die Therapie fand einmal wöchentlich statt und umfasste im Mittel 38 Sitzungen, analysiert wurden Sitzungen in der ersten und dritten Phase der Therapie. Die Ergebnisse der Studie zeigten, dass die Synchronität der Bewegungen zwischen Therapeuten und Patienten positiv mit der Beurteilung der Qualität der therapeutischen Beziehung durch die Patienten korreliert war. Zudem wiesen Patienten mit einer hohen nonverbalen Synchronität in der Interaktion mit dem Therapeuten eine ausgeprägtere Verbesserung der Symptomatik zum Ende der Behandlung auf. Sie berichteten von weniger zwischenmenschlichen Problemen, einer höheren Selbstwirksamkeit und gaben Hinweise auf weniger unsichere Bindungsmuster. Es zeigte sich aber auch, dass nicht alle Bewegungen synchron verlaufen, im Mittel sind es circa 10 Prozent (Ramseyer und Tschacher 2011).

Ein hohes Ausmaß an nonverbaler Synchronität charakterisiert also eine positive Allianz und fördert ein gutes Behandlungsergebnis. Was läge da näher, als zu versuchen, mit willentlich erzeugter Synchronität das Therapieergebnis zu verbessern? Auch wenn man kaum glauben mag, dass dies funktioniert, schließlich heißt es, Therapeuten müssten authentisch sein, deuten Studien an, dass dies möglich sein könnte. In verschiedenen Experimenten, in denen simulierte Psychotherapiesitzungen untersucht wurden, wurde gezeigt, dass Therapeuten eine bessere Bewertung erhielten und als empathischer beurteilt wurden, wenn sie zuvor instruiert worden waren, ihre Bewegungen mehr mit denen der Patienten zu synchronisieren (zitiert in Koole und Tschacher 2016).

Therapeut und Patient neigen nicht nur dazu, ihre körperlichen Verhaltensweisen zu synchronisieren, sondern auch ihre Tonhöhe und ihre physiologischen Prozesse einschließlich ihrer Gehirnaktivität. Auch ein hohes Maß der Gehirnsynchronität von Therapeuten und Patienten ist mit der Bildung einer starken therapeutischen Allianz verbunden – und außerdem mit einer hohen Wirksamkeit der Behandlung (Sened et al. 2022).

Die wissenschaftlichen Ergebnisse legen nahe: Wenn alles gut läuft, befinden sich Patient und Therapeut in einem Gleichklang. Diese Kopplung könne, so argumentieren Forscher aus den Niederlanden und der Schweiz, dem Patienten und dem Therapeuten Zugang zu den inneren Zuständen des jeweils anderen liefern und zu einem gemeinsamen Verständnis der Situation führen (Koole und Tschacher 2016). Der Therapeut kann sich gut in den Patienten einfühlen, ihn verstehen und gemeinsam mit dem Patienten dessen Probleme herausarbeiten. Welche Schwierigkeiten es auch immer sind: Häufig ist sich der Patient der Ursachen seiner Probleme nicht bewusst. Viele Menschen mit psychischen Erkrankungen blicken auf eine schwierige Kindheit zurück, einige hatten traumatische Erfahrungen oder viele Jahre erheblichen Stress. Wenn Menschen traumatische Erfahrungen machen, dann neigen sie mitunter dazu, mit dem inneren Leiden umzugehen, indem sie sich mithilfe von Bewältigungsmechanismen von den schmerzhaften Emotionen ablösen, sie gar nicht in ihr Bewusstsein lassen. So kann es geschehen, dass der Patient Angst oder Trauer abwehrt und seine tiefsitzenden negativen Gefühle weglächelt (»Mir macht es nichts aus, keine engen Beziehungen zu haben, so kann ich tun und lassen, was ich will!«). Dies fördert aber langfristig dysfunktionale Eigenschaften, eben seine psychischen Probleme. Wenn der Therapeut nun im Zustand der Synchronität die tiefsitzenden Gefühle erkennt, wenn er diese deutet und spiegelt, wenn er mit dem Patienten in die negativen Gefühle hineingeht, wenn sie gemeinsam schauen, was da los ist – dann kann der Patient Zugang zu seinen Gefühlen erhalten und diese in der Therapie bearbeiten.

Der Zugang der Patienten zu ihren eigenen Gefühlen kann sehr unterschiedlich sein. Ebenso auch ihre Fähigkeit, die eigenen Gefühle zu regulieren. Für den einen Patienten ist es sinnvoll, die Gefühle hervorzuholen, der andere braucht Unterstützung darin, sie in einem Toleranzfenster zu halten. Hier spielt auch das innere Bindungsmodell des Patienten eine Rolle und erfordert einer wissenschaftlichen Übersichtsarbeit zufolge mitunter einen angepassten Umgang mit den Gefühlen des Patienten.

IM DETAIL: In Kapitel 4 hieß es, dass Personen mit einem unsicher-distanzierten inneren Modell von Bindungen dazu neigen, unangenehme Gefühle zu unterdrücken, während sie aber gleichzeitig durchaus angespannt sind. Sie vermeiden es, ihre eigenen emotionalen Reaktionen zu bemerken. Die unsicher-verstrickten Personen hingegen, regulieren ihre unangenehmen Gefühle oft hoch und zeigen diese deutlich.
In der Psychotherapie oder im Coaching könnte es sinnvoll sein, diesen Patienten mit einem unterschiedlichen Ansatz zu begegnen. Es wird empfohlen, dem Patienten mit einem unsicher-distanzierten Modell zu helfen, seinen Stressgefühlen achtsam zu begegnen. Im Gegensatz dazu wird den hochregulierenden unsicher-verstrickten Personen nahegelegt, während einer Gefühle auslösenden Intervention mit Emotionsregulationstechniken die Gefühle innerhalb eines

Toleranzfensters zu halten, sodass sie nicht zu intensiv werden. Eine effektive Technik zur Regulation der eigenen Emotionen ist beispielsweise die langsame Atmung (beispielsweise fünf Sekunden einatmen, gefolgt von fünf Sekunden ausatmen). Selbst eine kurze, etwa fünfminütige Sequenz mit verlangsamtem Atemtempo kann ein Gefühl der Entspannung verstärken, Leistungsangst vermindern oder auch die kognitive Leistung verbessern. Wenn der Therapeut oder der Coach merkt, dass der Klient während einer Intervention von seinen Emotionen überwältigt wird, kann er demnach dem Klienten schnell und einfach helfen, den emotionalen Stress zu regulieren, indem er eine geführte langsame Atmung einsetzt (Eilert und Buchheim 2023).

Über 75 Prozent der psychischen Erkrankungen sind durch Probleme mit der Emotionsregulation charakterisiert. Die Fähigkeit, die eigenen Emotionen regulieren zu können, ist für ein gesundes psychisches Funktionieren wichtig und die Verbesserung dieser Fähigkeit ein wichtiger Schwerpunkt der Psychotherapie. Verschiedene therapeutische Modelle aus verschiedenen theoretischen Richtungen haben Prinzipien und Techniken zur Arbeit mit dysregulierten Emotionen (Koole und Tschacher 2016).

Forscher gehen davon aus, dass Patienten im synchronisierten Miteinander mit dem Therapeuten lernen können, ihre Gefühle zu regulieren – so wie auch Kinder im synchronen Miteinander mit ihren Eltern lernen, ihre Gefühle zu regulieren. Dies wiederum führe zu einer Symptomverbesserung.

In Kapitel 6 habe ich beschrieben, wie das mit der Coregulation funktioniert. Bezogen auf die therapeutische Beziehung würde es bedeuten, dass sich im Miteinander von Patienten und Therapeuten ihre Atemmuster, Herzfrequenz und allgemein das Ausmaß der physiologischen Erregung synchronisieren. Hat der Patient Angst und eine hohe Herzfrequenz, dann dürfte auch der Therapeut im synchronisierten Miteinander ein schnell schlagendes Herz aufweisen. Diese physiologische Anpassung allein hilft aber noch nicht. Ebenso hilft es nicht, wenn ein Patient während der Psychotherapie traurig wird und der Therapeut dann ebenso niedergeschlagen ist. Schließlich wollen wir Veränderung. Es wird angenommen, dass der Therapeut sich in solchen Situationen aktiv selbst reguliert und diesen physiologischen Zustand im Zuge der Synchronisation an den Patienten überträgt, sodass auch dieser zu einem inneren Gleichgewicht zurückkehren kann.

> *»Wenn der physiologische Rhythmus einer Person dysreguliert wird – z. B. […] im Fall von chronischer Angst, kann der gut kalibrierte physiologische Zustand des Partners sie regulieren und in einen anpassungsfähigeren physiologischen Zustand zurückbringen.«* (Wood et al. 2021, S. 17)

Wenn der Therapeut gut in der Lage ist, sich selbst zu regulieren, dann kann das synchrone Miteinander einer therapeutischen Beziehung dem Patienten helfen, die eigenen Gefühle zu regulieren. Die Forscher argumentieren, dass der Patient, der im synchronisierten therapeutischen Miteinander immer wieder eine solche Coregulation erfährt, lernt, wie Emotionsregulation funktioniert. Seine unbewussten Systeme verinnerlichen die Coregulation. Er kann in darauffolgenden Situationen ähnliche affektive Zustände selbst regulieren, ohne groß darüber nachdenken zu müssen, die physiologische Erregung des Patienten wird um ein gesundes angemessenes Gleichgewicht stabilisiert (Koole und Tschacher 2016).

Nicht nur die Fähigkeit, die eigenen Gefühle zu regulieren, sondern auch das Vermögen, mit anderen Menschen zu synchronisieren könnte in einer Psychotherapie verbessert werden. Einer Gruppe israelischer Forscher zufolge unterscheiden sich Menschen in ihrer Fähigkeit, Synchronität herzustellen. Menschen, denen es gut gelingt, auf der Ebene des Gehirns mit anderen eine hohe Synchronität zu erreichen, haben eine hohe Fähigkeit zum Aufbau guter Beziehungen. Menschen, die hingegen Schwierigkeiten haben, mit anderen eine Synchronität aufzubauen, neigen häufig zu psychischen Erkrankungen. Aber, so argumentieren die israelischen Psychotherapie-Forscher: Man kann Synchronität lernen. Sie verweisen darauf, dass das Gehirn plastisch sei, dass es durch Übung lernen könne. Wenn sich in der Psychotherapiesitzung Patient und Therapeut synchronisieren, genauso wie in der psychologischen Beratung auch Klient und Berater dies tun, dann kann das wiederholte Erleben von Synchronität langfristig die Fähigkeit von Patienten verbessern, sich mit anderen Menschen zu synchronisieren (Sened et al. 2022).

Prinzipiell können auch andere Beziehungen als der therapeutische Kontext das Vermögen besitzen, die Fähigkeit zur Synchronisation zu steigern. Allerdings dürfte die Therapie ein paar wesentliche Vorteile aufweisen: Zum einen sind Therapeuten darin geschult, eine Synchronität aufzubauen. Zum anderen dürfte es in Abwesenheit einer therapeutischen Beziehung seltener regelmäßig zu längeren positiven und nicht unterbrochenen Interaktionen kommen, wie sie für eine Therapie typisch sind. Insbesondere Menschen mit Defiziten in der Synchronität haben häufig keine Beziehungen, in denen dies möglich ist. Ein therapeutisches Setting hingegen erlaubt ihnen, diese Art von Interaktion regelmäßig Woche über Woche zu haben.

Studien legen nahe, dass die Fähigkeit zur Synchronität auch durch weitere Maßnahmen verbessert werden kann. Optimistisch stimmende Erkenntnisse kommen hier aus der Autismus-Forschung.

IM DETAIL: Menschen mit Autismus-Spektrum-Störungen haben häufig eine eingeschränkte Fähigkeit, mit anderen eine Synchronität aufzubauen. Verschiedene Formen der Therapie können diese aber verbessern – so etwa eine Hundetherapie oder auch eine Musiktherapie (Sened et al. 2022). In einer Studie zur Musiktherapie für autistische Kinder verbesserte sich im Verlauf der Therapie die Synchronität zwischen den Kindern und dem Therapeuten signifikant. Den Kindern gelang es immer besser, ihre Emotionen und ihr Verhalten mit ihrem Therapeuten abzustimmen. Der Erfolg der Therapie wurde aber vor allem dadurch deutlich, dass die Kinder diese verbesserte Fähigkeit zur Synchronisation auch im Miteinander mit einem unbekannten Erwachsenen aufwiesen (Venuti et al., 2017).

Wir können also mit Musik Synchronität lernen. Wenn das nicht ein positiver Befund ist!

Ein weiteres gemeinsames Merkmal vieler psychischer Erkrankungen ist eine mangelnde Bindungssicherheit. Wie in Kapitel 4 beschrieben, ist sie häufig eine Folge früher Erfahrungen. Oft hat der Patient in seiner Kindheit kein Urvertrauen entwickeln können, keine tief verankerte Sicherheit darüber, dass jemand sich in ihn einfühlt, seine Bedürfnisse erkennt und erfüllt, ihn akzeptiert, wie er ist und für ihn da ist. Er hat nicht gelernt, dass er auch dann angenommen wird, wenn er wütend ist, wenn er große Angst hat, wenn er seine wahren Gefühle zeigt oder wenn er Fehler macht. Sein inneres Modell von Bindungsbeziehungen ist von Unsicherheit geprägt. Vielleicht wehrt er sein Bedürfnis nach innigen Bindungsbeziehungen ab, lächelt es weg. Er kommt gut klar, aber irgendwie ist da dennoch ein unerfülltes Bedürfnis. Ein anderer lässt sich auf Beziehungen ein, fühlt sich verbunden. Wenn es aber Konflikte gibt, dann überfällt ihn sein Gefühl der Unsicherheit. Er kann sich nicht entschuldigen, weil tief in ihm die Sorge sitzt, verlassen zu werden, wenn deutlich wird, dass er Fehler macht. Die Unsicherheit begleitet ihn.

Was braucht dieser Patient nun? Ist es ausreichend, wenn er nun im Rahmen der therapeutischen Allianz die Erfahrung macht, dass der Therapeut ihm zuhört, mit ihm synchronisiert, ihm trotz seiner Probleme positiv gesonnen und zugewandt ist, seine Schwierigkeiten als Folge seiner spezifischen Erfahrungen anerkennt? Fühlt er sich nun sicherer, in der Beziehung zum Therapeuten, aber auch in übrigen zwischenmenschlichen Beziehungen? Ist das »liebe Miteinander« von Therapeuten und Patienten ausreichend, um den Patienten mit einer Bindungssicherheit auszustatten? Nein, vermutlich nicht. Denn was ihn belastet, sitzt tief.

Die Psychotherapieforschung zeigt, dass im Verlaufe des therapeutischen Prozesses immer wieder Brüche auftreten, sogenannte »ruptures«. In der therapeutischen Allianz werden diese Brüche aufgearbeitet, repariert und aufgelöst. Dieser Prozess gilt als sehr wichtig für das Behandlungsergebnis (Eubanks-Carter et al. 2010). Unter Psychotherapeuten gelten diese Brüche als Anforderungen an die Psyche, sich weiterzuentwickeln. Man nimmt an, dass diese Brüche und vor allem die Erfahrung, dass diese repariert werden können, therapeutisch wirksamer sind als Zustände der Übereinstimmung.[1]

Für den Patienten könnte es hilfreich sein, wenn er in der therapeutischen Beziehung lernt, auch die Herausforderungen von Beziehungen zu meistern. Wenn er lernt, Konflikte und Momente der Unsicherheit in Beziehungen zu ertragen, wenn er es einübt, anders zu reagieren. Und wenn er erfährt, dass auch auf ihn selbst anders reagiert wird, als er dies gewohnt ist. Übt er dies in der Therapie und macht er zudem die Erfahrung, dass der Therapeut auch dann noch zugewandt bleibt, wenn er es schafft, sich Fehler einzugestehen oder es zu Konflikten im Miteinander kommt, dann kann er sicherer werden. Er beginnt, Bindungssicherheit zu entwickeln. Ein Vertrauen in sich und andere. Und dies dürfte mit einer Verbesserung seiner Befindlichkeit einhergehen.

Die Möglichkeiten für einen Menschen, im Miteinander von Beziehungen gewünschte Veränderungen seiner Gefühle oder seines Handelns zu erreichen, sind groß. Das gilt für oberflächliche Schwierigkeiten, die mithilfe des Coachings aufgelöst werden können und ebenso für tiefsitzende und häufig durch frühe Erfahrungen verankerte Probleme, die einer Psychotherapie bedürfen. Es wird intensiv darüber geforscht, über welche Mechanismen auf der Ebene des Gehirns nachhaltige Wirkungen erzielt werden. Eine Vielzahl von Erkenntnissen über Prozesse der Synchronität und der Reparatur von Brüchen warten ebenso auf eine populärwissenschaftlich zugängliche Aufarbeitung wie die Annahme, dass unser liebster Stoff, das Oxytocin, uns auch durch Konflikte leitet, in Situationen von Konflikten die Synchronität verstärkt und über einen Einfluss auf unsere Bindungssicherheit unsere psychische Gesundheit langfristig fördern kann.

Wir wissen nun einiges über die Möglichkeiten, sich im Miteinander von Coaching oder Psychotherapie zu verändern. Patienten können im Miteinander mit ihrem Therapeuten ein neurochemisches Milieu der Veränderbarkeit aufbauen, können ihre Probleme aufarbeiten, können lernen, sich zu regulieren, mit anderen zu synchronisieren und an ihrer Bindungssicherheit arbeiten.

All dies dürfte auch mit epigenetischen Veränderungen einhergehen. Wie bereits in Kapitel 4 angedeutet, scheint sich eine wirksame Therapie auch auf den epigenetischen Zustand der Gene niederzuschlagen.

AUS DER FORSCHUNG: In einer kürzlich erschienenen Studie wurden Menschen mit einer posttraumatischen Belastungsstörung vor einer Psychotherapie sowie vier und zehn Monate nach der Behandlung untersucht. Es zeigte sich nach sorgfältigen statistischen Prüfungen, dass das Ausmaß der epigenetischen Veränderungen am Gen für einen Cortisol-Rezeptor nach der Therapie anstieg und zudem mit dem Therapieergebnis zusammenhing. Bei den sogenannten »Respondern«, das heißt den Teilnehmern, deren klinische Symptome sich signifikant verbessert hatten, war ein hohes Ausmaß epigenetischer Veränderungen feststellbar. Bei den Non-Respondern konnten diese Veränderungen nicht gleichermaßen beobachtet werden (Wilker et al. 2023).

Wenn eine wirksame Psychotherapie sich auf den epigenetischen Zustand der Gene auswirkt, dann könnte dies ein Mechanismus sein, über den Psychotherapie dem prägenden Einfluss früher negativer Erfahrungen entgegenwirkt. Allerdings ist diese Aussage bei gegenwärtigem Stand der Forschung noch etwas spekulativ.

Unsere Welt!

Psychische Erkrankungen betreffen viele von uns. Nachdem Wissenschaftler Daten aus 29 Ländern analysiert haben, kamen sie zu dem Ergebnis, dass bis zum Alter von 75 Jahren etwa jeder Zweite mindestens einmal im Leben eine psychische Störung entwickelt (McGrath et al. 2023). Auch in Deutschland ist fast die Hälfte betroffen: Vier von zehn Menschen erkranken irgendwann im Laufe ihres Lebens. Wenn wir die Perspektive wechseln und nicht auf die Lebenszeit des Menschen, sondern auf die gegenwärtige Situation in Deutschland schauen, dann sind jährlich 27,8 Prozent aller Erwachsenen in Deutschland von psychischen Erkrankungen betroffen, dies entspricht einem absoluten Wert von 17,8 Millionen Betroffenen. Fast ein Drittel aller deutschen Erwachsenen also. Zu den häufigsten Erkrankungen zählen dabei Angststörungen und affektive Störungen (DPtV 2021, S. 11–12).[2]

Die psychischen Erkrankungen beeinträchtigen die Lebensqualität der betroffenen Menschen erheblich und wirken sich auf die gesamte Gesellschaft aus. Ein weiterer Blick in die Statistik: Psychische Erkrankungen gehören zu den häufigsten Ursachen für Arbeitsunfähigkeit und einen vorzeitigen Renteneintritt. Sie sind mit immensen Kosten verbunden, einerseits mit direkten Kosten, etwa für die klinische Versorgung, aber auch mit Kosten, die dadurch entstehen, dass die betroffenen Menschen weniger produktiv sind. Die Organisation für wirtschaftliche Zusammenarbeit und Entwicklung (OECD) hat ausgewertet, dass die psychischen Erkrankungen in Europa Kosten von jährlich 600 Milliarden Euro verursachen – was mehr als 4 Prozent des EU-Bruttoinlandsproduktes entspricht. In Deutschland summieren sich die Kosten sogar auf 5 Prozent.

Wir wissen also: Psychische Erkrankungen sind sehr verbreitet und verursachen hohe gesellschaftliche Kosten. Wir wissen auch: Psychotherapie hilft. Aber: Psychotherapie wird oft nicht ausreichend und vor allem nicht frühzeitig in Anspruch genommen.

Von den Patienten mit psychischen Erkrankungen ist ein Drittel chronisch erkrankt. Oft vergehen viele Jahre, bis die Betroffenen fachgerecht behandelt werden. Studien zeigen: Je später psychische Erkrankungen behandelt werden, desto eher nehmen sie einen ungünstigen Verlauf und desto eher werden sie chronisch. Wenn sie früh erkannt werden und die Behandlung schnell beginnt, kann dies viel Leid verhindern und Kosten sparen. Tatsächlich aber nehmen nur wenige Menschen psychotherapeutische Hilfe in Anspruch. Die meisten gehen mit ihren Beschwerden – wenn überhaupt – zum Hausarzt. Im zwar nicht mehr hochaktuellen, aber noch immer viel zitierten »Report Psychotherapie 2021« wird beschrieben, dass nur jeder Fünfte der Betroffenen mit einer psychischen Erkrankung irgendwann in seinem Leben eine ambulante Psychotherapie in Anspruch nimmt. Auch Kinder werden meist nur in der Kinderarztpraxis vorgestellt. Gründe dafür, dass die Betroffenen nicht zum Psychotherapeuten gehen, sind unterschiedlich. Einige wissen nicht, welche Behandlungsmöglichkeiten es gibt, andere haben Angst vor der Stigmatisierung, wieder andere bekommen keinen Behandlungsplatz oder müssen sehr lange auf einen Platz warten (DPtV 2021).

Zwar bekommt man inzwischen bereits nach durchschnittlich sechs Wochen ein Erstgespräch, von der Anfrage bis zum Beginn einer Akuttherapie dauert es aber durchschnittlich zweieinhalb Monate. Auf die richtige Therapie, auf eine sogenannte »Richtlinienpsychotherapie« muss man durchschnittlich viereinhalb Monate warten. Auch eine Reform im Jahr 2017 hat hier keine Verbesserung gebracht. Wie immer gibt es auch regionale Unterschiede, und klar, je geringer die regionale Versorgung, desto länger muss man warten. Eine längere Wartezeit wiederum schmälert den Therapieerfolg – das zeigte kürzlich eine Studie an Patienten mit einer depressiven Erkrankung (van Dijk et al. 2023).

Gelegentlich wird diskutiert, ob die Versorgung mit Psychotherapie dadurch verbessert werden kann, dass die Therapie auch im Onlineformat angeboten wird. Bereits vor der Pandemie wurde begonnen, Therapie auch in Videokonferenzen durchzuführen. Einige Studien haben diesen Therapiemodus untersucht und befunden, dass es im Vergleich mit der üblichen Präsenztherapie keine großen Unterschiede in der Wirksamkeit gibt und dass auch das Gefühl von Bindung in psychotherapeutischen Onlinesitzungen vergleichbar mit Face-to-face-Settings sei. Vor dem Hintergrund der in vorangegangenen Kapiteln dargestellten Befunde über die unbewusste Einschätzung der Vertrauenswürdigkeit des Gegenübers ist allerdings sicher sehr bedeutsam für den Erfolg solcher Sitzungen, ob sich Patient und Therapeut kennen. Wenn das Vertrauen bereits im realen Miteinander aufgebaut wurde, könnte es auch in einer Onlinesitzung gut möglich sein, mit der Therapie weiterzukommen. Psychotherapeuten beschreiben die Onlinebehandlungen jedoch oft als anstrengend. Sie empfinden das fehlende persönliche Miteinander als deutlichen Nachteil. Die nonverbale Interaktion und auch die Arbeit an der Beziehung ist den Therapeuten zufolge schwieriger als im realen Miteinander (DPtV 2021).

Überhaupt – die Pandemie! Auch sie hat die psychische Gesundheit der Menschen erheblich belastet. Sie stresste uns, wir sorgten uns vor Erkrankungen, hatten Existenzsorgen, waren durch Homeoffice und Homeschooling überfordert, litten unter den Schutzmaßnahmen, waren isoliert und einsam. Die Auswirkungen der Pandemie wurden intensiv untersucht. Laut WHO sind Depressionen und Angststörungen während der Pandemie international um 28 Prozent beziehungsweise 26 Prozent angestiegen. Daten der Krankenkassen in Deutschland zeigen ebenfalls, dass psychische Diagnosen und auch Krankschreibungen aufgrund psychischer Erkrankungen während der Pandemie zugenommen haben.

Nicht nur Erkrankungen wurden mehr diagnostiziert, auch die emotionale Erschöpfung ist stark angestiegen. Es waren die Einsamkeit, aber auch die Konflikte in der Vereinbarkeit von Arbeit und Familie, die hier ursächlich waren. Berufstätige Frauen und Frauen mit jüngeren Kindern waren besonders ausgelaugt. Viele Menschen waren einsam. Dies betraf vor allem sehr junge und sehr alte Menschen, Frauen mehr als Männer, Singles, aber auch Menschen, die eine individuell schlechtere Lebenssituation oder eine geringere psychische Gesundheit hatten.

Nicht überraschend litten auch Kinder und Jugendliche sehr unter der Pandemie – wie ich auch in meinem Buch »Coronakids« beschrieben habe (Strüber 2021). Sie litten unter dem Stress in der Familie, unter den mit der Pandemie verbundenen Sorgen. Ihnen fehlten die üblichen Routinen und haltgebenden Strukturen, ihnen fehlten soziale Kontakte, Sport, Gleichaltrige. Entsprechend nahmen psychische Erkrankungen auch bei Kindern und Jugendlichen zu. Dies zeigen sowohl nationale als auch internationale Daten. Bei ihnen hat sich einer internationalen Metaanalyse zufolge die Prävalenz von Depression und Angstsymptomen während der COVID-19 Pandemie im Vergleich zu den Schätzungen vor der Pandemie verdoppelt (DPtV 2023). Eine deutsche Studie, die sogenannte »Copsy-Studie« zeigt, dass sich die Zahlen langsam erholen, wenngleich sie bei der letzten Erhebung im Herbst 2022 noch immer höher waren als vor der Pandemie und die psychosomatischen Beschwerden weiter zunahmen (Ravens-Sieberer et al. 2023).

Wo wir gegenwärtig stehen, ist unklar. Zwischen einer Erhebung und der Veröffentlichung der analysierten Daten vergehen Monate bis Jahre. Ob wir uns inzwischen erholt haben? Wohl kaum. Schließlich sind mit Nachlassen der Pandemie weitere Stressereignisse aufgetreten. Schwerwiegende weltweite Krisen, die uns belastet haben: der Krieg in der Ukraine, stark steigende Preise für Energie und Lebensmittel sowie zunehmende Klimaveränderungen. Seit dem 7. Oktober 2023 auch der Krieg im Nahen Osten. Der Bedarf nach Psychotherapie ist infolge von Pandemie und übrigen Belastungen noch einmal deutlich angestiegen. Und er übersteigt die bestehenden Angebote. Die Problematik der Wartezeiten in der Psychotherapie hat sich ebenfalls verschärft.

Was tun?

Sind wir psychisch erkrankt, kann uns eine ambulante Psychotherapie gut helfen. Würden wir sie frühzeitig in Anspruch nehmen, könnte dadurch verhindert werden, dass unsere Erkrankung chronisch wird oder gar einen stationären Aufenthalt erfordert. Leider tun wir dies oft nicht, die meisten psychischen Erkrankungen werden zu spät erkannt und nur unzureichend behandelt. Auch die OECD kommt in ihrer Untersuchung der wirtschaftlichen Bedeutung psychischer Erkrankungen für die gesamte Gesellschaft zu dem Schluss, dass wir in Europa mehr in die frühzeitige Diagnostik und in die Behandlung psychisch erkrankter Menschen investieren müssen. Dadurch würde nicht nur den Betroffenen geholfen werden, sondern auch die Wirtschaftsleistung und die Beschäftigungsquote der Länder deutlich steigen (DPtV 2021). Vor dem Hintergrund unseres Fachkräftemangels wäre es vielleicht nicht so ungeschickt, auch daran zu denken. Gegenwärtig ist dies aber noch nicht gegeben. Psychotherapie wird zu wenig in Anspruch genommen, die Erkrankung wird oft chronisch und das individuelle Leid und die gesellschaftlichen Kosten sind hoch.

Betroffene nehmen die Psychotherapie, wie oben erwähnt, nicht rechtzeitig in Anspruch, weil sie Angst vor der Stigmatisierung haben, weil sie nicht wissen, welche Behandlungsmöglichkeiten es gibt, oder auch aufgrund der regional mangelhaften Versorgung und den langen Wartezeiten. Wenn wir uns also fragen, was zu tun ist, um das menschliche Leid zu reduzieren und die gesellschaftlichen Kosten zu senken, dann sind wohl dies die Stellschrauben, an denen wir drehen müssen.

Auch wenn die Stigmatisierung von Menschen mit psychischen Erkrankungen in den letzten Jahren etwas abgenommen hat, ist sie noch immer ein Problem für viele Betroffene.[3] Eine Aufklärung über die Ursachen psychischer Erkrankungen dürfte hier hilfreich sein. Eine Aufklärung darüber, dass bei diesen Erkrankungen Abläufe im Gehirn verändert sind und niemand etwas dafürkann, wenn er davon betroffen ist. Wie kommt es zum Stigma psychischer Erkrankungen? Meinen wir, der Betroffene könne sich doch zusammenreißen, er sei somit selbst schuld an seiner Erkrankung? Das geht nicht. Seine Hirnchemie erlaubt es ihm nicht. Und seine Hirnchemie wurde durch genetische Veranlagung, durch Erfahrungen, insbesondere Stresserfahrungen geprägt. Wir sollten psychische Erkrankungen genauso betrachten wie alle anderen Erkrankungen, wie Diabetes, wie eine Schilddrüsenerkrankung. Oder wie ein gebrochenes Bein. Der Mensch kann sich zwar erholen, dafür braucht er aber therapeutische Unterstützung – und er muss üben. Er muss seinen neu erlernten Umgang mit seinen Gefühlen, seine neuen Verhaltensmuster einüben, genauso wie Menschen nach einem komplizierten Bruch eine Reha in Anspruch nehmen müssen.

Ebenso wichtig wie die Entstigmatisierung ist auch die Entbagatellisierung. Psychische Erkrankungen bedeuten nicht nur erhebliches Leid für den Betroffenen und gefährden bisweilen die Entwicklung ihrer Kinder, sondern belasten aufgrund der mit ihnen verbundenen Kosten und des Arbeitnehmerausfalls die Gesellschaft erheblich.

Wenn wir die Verbreitung psychischer Erkrankungen reduzieren wollen, dann können wir zudem versuchen, die Wahrscheinlichkeit für deren Entstehung zu vermindern.

Hier ist großes Potenzial gegeben, viele Aspekte habe ich in den vergangenen Kapiteln zusammengefasst. Wenn wir wissen, dass bereits der Geburtsmodus das Risiko für psychische Erkrankungen beeinflusst, dass Kinder, die in Krippen mit einem schlechten Betreuungsschlüssel keine zugewandte und zuverlässige Betreuung erhalten, schlechtere Entwicklungsbedingungen haben, oder dass Kinder dann, wenn ihre Eltern psychisch erkrankt sind, aufgrund des elterlichen Verhaltens selbst ein erhöhtes Risiko für die Entwicklung psychischer Erkrankungen haben (siehe Strüber 2019), dann ergibt sich ein immenses Potenzial für Prävention: Bessere Aufklärung im Kreißsaal, bessere Betreuungsbedingungen in Krippe und Kita, Früherkennung und Therapie psychischer Erkrankungen bei Eltern.

Ein wesentlicher Risikofaktor für psychische Erkrankungen ist das Erleben von Stress. Dies sollten wir nicht vergessen, wenn wir uns im Hamsterrad eines überladenen Alltags bewegen. Meist sind die Stressauslöser im Alltag jedoch nicht so einfach aus der Tür zu schieben. Manchmal liegt die Ursache für eine chronisch erhöhte Stresshormonfreisetzung auch gar nicht so sehr in einer überdurchschnittlich belastenden Umwelt. Sondern in uns selbst. Dann, wenn wir aufgrund unserer eigenen Gene oder unserer frühen Erfahrungen sehr stressempfindlich sind und schneller als andere auf Anforderungen mit einer Freisetzung von Stresshormonen reagieren. Wie stressreich ein Ereignis ist, ist individuell unterschiedlich. Ob nun die Umwelt übermäßig belastende Ereignisse bereithält oder wir besonders stressempfindlich sind: Wenn wir die Ursachen nicht zu beseitigen vermögen, dann können wir unseren Umgang mit ihnen üben. Hier helfen nicht nur Yoga, Meditation und Atemübungen, sondern, wie dieses Buch immer wieder deutlich macht: mehr Miteinander. Berührungen, Umarmungen, Nähe, vertrauensvolle Gespräche mit anderen.

All dies kann helfen, unsere psychische Befindlichkeit zu verbessern und unsere Resilienz zu stärken.

Wenn Eltern chronischen Stress erleben, sind sie im Umgang mit ihren Kindern weniger feinfühlig. Auch dies sollten wir nicht vergessen, denn dies verursacht wiederum bei den Kindern Stress. Erleben Kinder bereits in der frühen Kindheit sehr viel Stress, dann prägt dies ihr Cortisol-Stresssystem, sodass sie im späteren Kindes- und Jugendalter und als Erwachsene unter Umständen schlechtere Voraussetzungen für den Umgang mit Stress haben (siehe Strüber 2019). Gestresste Eltern, gestresste Kinder – hier gilt es umso mehr, dass der Einsatz genannter Maßnahmen sinnvoll sein kann, um die körpereigene Stresshormonfreisetzung in Schach zu halten. Auch bei Kindern können Berührungen und Massagen helfen, ebenso Meditationstraining und viel freies Spiel mit Gleichaltrigen, am besten in der Natur. Auch Schulen könnten einen Beitrag leisten, wenn präventive Maßnahmen in die Lehrpläne integriert werden würden. In einem Projekt der Universität Würzburg »LessStress«[4] wurde ein Programm entwickelt, in dem Schüler für einen besseren Umgang mit Stress im Alltag und in der Schule sensibilisiert werden und dabei lernen sollen, sich selbst besser wahrzunehmen und ihre Strategien der Stressbewältigung zu verbessern.

Grundsätzlich könnte die Früherkennung psychischer Erkrankungen einen noch höheren Stellenwert haben. Vieles könnte getan werden, um die Früherkennung zu fördern und um dadurch zu verhindern, dass sich die Erkrankungen verfestigen, sich im Lebensalltag ausbreiten, Beziehungen auf die Probe stellen und sich vielleicht Teufelskreise entwickeln. Teufelskreise, in denen der Erkrankte aufgrund seines sozialen Rückzugs oder seines Verhaltens die Kontakte verliert, die er eigentlich benötigt, um seine Erkrankung zu besiegen. Die Früherkennung könnte auch schon Kinder und Jugendliche im Blick haben, hier könnten Familienberatungsstellen, die Sozialarbeit von Schulen und viele andere Institutionen eingebunden werden.

Wir sollten aber nicht nur über die Natur psychischer Erkrankungen aufklären, sondern auch über die Möglichkeiten, sich Hilfe zu verschaffen. Wenn sich ein Mensch gleich welchen Alters entschieden hat, eine Therapie zu machen, dann sollte der Zugang zur Psychotherapie niedrigschwellig möglich sein, am besten ohne lange Wartezeiten. Hier müsste wohl die Versorgung ausgebaut werden. Es gibt Analysen, die zeigen, dass das Argument »Zu teuer, kein Geld« zu kurz gedacht ist. Wenn man berücksichtigt, dass die jährlichen Kosten für eine ambulante Psychotherapie im Vergleich zu den jährlichen Kosten, die durch eine stationäre Behandlung bei zu spätem Beginn einer Therapie oder auch den Arbeitskraftausfall entstehen, verschwindend gering sind, dann ergibt sich ein hoher volkswirtschaftlicher Nutzen der Psychotherapie (siehe Nübling 2023).

Wichtig ist auch, dass man weiß, wie das geht, sich Hilfe zu holen. Woher bekomme ich einen Therapeuten mit freien Kapazitäten? Viele Betroffene wissen gar nicht, wo sie anfangen sollen, zu suchen. Sicher haben die »Terminservicestellen«, über die gesetzliche Versicherte psychotherapeutische Leistungen vermittelt bekommen, hier geholfen. Aber wissen alle davon? Von denjenigen in meinem weiteren Bekanntenkreis, die in den letzten Jahren aufgrund ihrer psychischen Befindlichkeit in Erwägung gezogen haben, eine Therapie zu machen, kannten sie genau null Prozent. Das ist statistisch selbstverständlich nicht repräsentativ, dennoch deutet es Potenzial an. Gerade dann, wenn Menschen in der Krise sind, haben viele von ihnen nur wenig Kraft, zielgerichtet einen Therapeuten zu suchen. Vielleicht könnten hier Marketingstrategien helfen, das Angebot bekannter zu machen. Ein weiterer wichtiger Punkt sind die Wartezeiten. Immer wieder betonen Experten die Notwendigkeit von Maßnahmen zur Verkürzung der Wartefrist auf einen Therapieplatz. Auch an dieser Stellschraube könnte gedreht werden.

Die meisten dieser Maßnahmen müssen durch die Politik und Institutionen, Verbände und Vereinigungen realisiert werden. Einiges können wir aber auch selbst tun. Wir können Menschen mit ihren psychischen Erkrankungen akzeptieren, wir können die biochemischen Ursachen ihrer Erkrankungen anerkennen und berücksichtigen, dass sie sich am allerbesten im Miteinander mit anderen Menschen von ihren Erkrankungen erholen können. Wir können uns daran erinnern, dass sie reden müssen, Zuhörer brauchen, Nähe benötigen, Synchronität, Oxytocin. Dass sie im Miteinander Heilung erfahren können.

Meine eigene Amygdala, die mich in meinem frühen Erwachsenenalter mit ihrer überzogenen Reaktivität etwas beschäftigte und beeinträchtigte, hat ihre übermäßige Empfindlichkeit übrigens eingestellt. Zwar habe ich damals keine Therapie gemacht, konnte sie jedoch in unzähligen langen Gesprächen mit Freunden bändigen. Sie hat sich beruhigt.

19 Glücklich bis zum Schluss – Miteinander in der Pflege und in der Prävention von Demenz

Ich gehe mit einer Freundin durch den Park, erzähle ihr von meinem Buch, berichte, dass nun bald ein Kapitel über das Miteinander in der Pflege ansteht. Sie hat gerade den Film »Ich bin dein Mensch« von Maria Schrader gesehen und stellt mir eine Frage, die ich zwar nicht beantworten kann, die mir aber seitdem nicht mehr aus dem Kopf geht: Wäre es – theoretisch – besser, wenn reale Menschen ganz kurz pflegen, zack, zack, oder wenn sich menschenähnliche Roboter mit viel Zeit und lieben Worten um Pflegebedürftige kümmern?

Dieser Frage liegen weitere zugrunde: Können wir eine Beziehung zu Robotern aufbauen? So wie Alma in dem Film? Und wenn dies prinzipiell möglich wäre, welche Fähigkeiten müssen Roboter haben, damit deren Nähe die Nähe echter Menschen ersetzen kann? Auf dieses Thema komme ich gleich zurück.

Stellen wir uns vor, wir sind erkrankt oder auch altersbedingt kraftlos und nicht mehr ausreichend mobil. Wir benötigen Hilfe. Hilfe von anderen Menschen, die uns in alltäglichen Tätigkeiten unterstützen, die uns anziehen oder waschen. Häufig sind dies die einzigen Menschen, die wir über den Tag zu Gesicht bekommen. Wir freuen uns, wenn sie ein paar liebe Worte für uns haben, uns berühren, uns vielleicht mit einem kleinen Scherz zum Lächeln bringen, uns anregen. Sind sie dann weg, freuen wir uns auf die nächste Begegnung. Es ist nicht der Umstand, dass wir nach der Begegnung angezogen oder gewaschen sind, der uns so froh macht, es ist der kurze Moment des Miteinanders, ein Lächeln, eine Berührung an der Schulter oder an der Wange.

Im ersten Teil des Buches ging es um die Kraft der Berührungen. Verschiedene Studien bestätigen deren positive Auswirkungen auch im Hinblick auf pflegebedürftige Menschen oder Patienten. Hiernach können Berührungen durch Pflegekräfte das Essverhalten von Pflegebedürftigen fördern, ihnen Schmerzlinderung verschaffen, aber auch ihre Entspannung, ihr Wohlgefühl und ihren Antrieb stärken.

AUS DER FORSCHUNG: Als Pflegekräfte in einer Studie schwer erkrankte ältere Menschen nicht nur verbal ermutigten, ihr Essen zu sich zu nehmen, sondern dies regelmäßig mit Berührungen kombinierten, begannen die Pflegebedürftigen nach einer Woche damit, mehr Kalorien und mehr Eiweiß zu sich zu nehmen. Es zeigte sich überraschenderweise auch, dass die positiven Auswirkungen auf das Essverhalten noch mehrere Tage lang anhielten (für eine Übersicht siehe Gallace und Spence 2010).
In einer Studie der Berliner Charité erhielten chronische Schmerzpatienten eines Seniorenpflegeheims sogenannte »intentionale Berührungen«, leichte körperliche Berührungen, deren Ziel es ist, Schmerzen zu vermindern und das Wohlbefinden zu verbessern. Zu Beginn der Intervention und vier Wochen später wurden Interviews durchgeführt, um die Auswirkungen dieser Berührungen zu beurteilen. Die zu einem großen Teil weiblichen Patienten verspürten während der Behandlung Entspannung, Wohlsein, Wärme und Schmerzfreiheit, für einen Teil der Patienten hielt die

> Schmerzlinderung auch nach der Behandlung noch an. Auch die Entspannung: »Alle Teilnehmer waren sich einig, dass der entspannte Zustand für den Rest des Tages nach der Sitzung und manchmal bis in den folgenden Tag anhielt. Fand die Sitzung am Abend statt, berichteten die Patienten von einer guten Nachtruhe.« Aber nicht nur ihre Entspannung, auch ihr Antrieb verbesserte sich: »Die Patienten berichteten, dass sie nach dem Ausruhen mehr Energie, Freude, Antrieb und Selbstvertrauen verspürten. Dinge, die sie sich vorher nicht zugetraut und aufgeschoben hatten, konnten nun leicht in Angriff genommen werden, z. B. das Schreiben eines Briefes«. (Stöckigt et al. 2018, S. 199, übersetzt von der Autorin)

Wenn wir von anderen Menschen berührt werden und daraufhin Oxytocin ausschütten und wenn wir uns im Miteinander mit anderen synchronisieren, dann fühlen wir uns in der Gemeinsamkeit mit den anderen Menschen wohl und wir sind weniger einsam. Das gilt auch für Pflegebedürftige und es ist nicht überraschend, dass bei ihnen auch die Verabreichung von Oxytocin positive Gefühle stärken kann.

> AUS DER FORSCHUNG: In einer US-amerikanischen Studie erhielten ältere Menschen in einem Seniorenpflegeheim an zehn aufeinanderfolgenden Tagen per Nasenspray Oxytocin oder ein Placebo. Das Oxytocin machte sie wacher, ihr Gesundheitszustand nahm in den zehn Tagen nicht wie bei den Placeboempfängern ab. Sie berichteten von einer Haltung der »Dankbarkeit« (Barraza et al. 2013). In einer anderen Studie verringerte sich bei älteren Frauen, die angewiesen worden waren, sich selbst vier Wochen lang Oxytocin per Nasenspray zu verabreichen, die Neigung, Bindungsbeziehungen zu vermeiden. Sie

wurden offener. Bei den in dieser Studie ebenfalls untersuchten älteren Männern zeigte sich dieser Effekt allerdings nicht (Wright et al. 2023).

Ein sehr bedeutsames Gefühl für ältere und pflegebedürftige Menschen ist die Einsamkeit. Bereits im ersten Teil des Buches habe ich angedeutet, dass dieses schmerzhafte Empfinden des Alleinseins in Studien dadurch verringert werden konnte, dass Oxytocin per Nasenspray verabreicht wurde oder auch, indem das Oxytocinsystem experimentell stimuliert wurde. Insbesondere letztgenannte Erkenntnisse sind vielversprechend: Wir können mit synchronen Bewegungen Einsamkeit vermindern.

AUS DER FORSCHUNG: In einer von deutschen Wissenschaftlern angeleiteten Studie zeigte sich, dass Oxytocin das momentane Gefühl von Einsamkeit verringern kann, wenn es im Rahmen einer Gruppensitzung per Nasenspray verabreicht wird. Zudem verbessert es die positive Bindung zur gesamten Gruppe. Einen langfristigen Effekt hatte die Verabreichung in dieser Studie jedoch nicht – im Gegensatz zum Miteinander der Gruppenpsychotherapie: Die Therapie verringerte das Gefühl von Einsamkeit ebenfalls, und dieser Effekt hielt über Monate an (Berger et al. 2023) In einer anderen Studie wurden 63 Menschen eines durchschnittlichen Alters von 79 Jahren angehalten, ein »Spiegelspiel« zu spielen. Aufgabe des Spiels war es, gemeinsam synchrone Bewegungen durchzuführen und sich dabei intensiv auf das Gegenüber einzulassen, um ohne Worte immer wieder spontan abwechseln zu können, wer von beiden die Bewegungen vorgibt. Vor und nach dieser Maßnahme füllten die älteren Menschen Fragebögen aus, mit denen das Ausmaß ihres Erlebens von Einsamkeit erhoben wurde.

Das Spiegelspiel ist bekannt dafür, Gefühle von Verbundenheit und Nähe zu fördern. Dies geschah auch in dieser Studie. Und damit einhergehend nahm die Einsamkeit ab. Interessant war, dass es während des Spiegelns der Bewegungen anderer zu einer Oxytocinfreisetzung kam, und es galt: Je stärker der Anstieg in der Oxytocinfreisetzung war, desto stärker verringerte sich das Gefühl der sozialen Einsamkeit. Die Forscher argumentieren, dass diese Erkenntnisse genutzt werden können, um gezielte Interventionen zur Behandlung der Einsamkeit im Alter zu entwickeln (Elheja et al. 2021).

Botschaft an uns: Synchronität hilft. Wir können unsere Bewegungen in Synchronität mit denen der Pflegebedürftigen bringen, können mit ihnen – wenn es möglich ist – Spiegelspiele spielen, können sie miteinander spielen lassen. Wir können synchronen Tanz, alte Abzählreime oder Klatschspiele aus ihrer Kindheit einsetzen, um sie in die Synchronität zu bringen. Um bei ihnen eine Oxytocinfreisetzung auszulösen – und hiermit der Einsamkeit zu begegnen und ihre psychische und körperliche Gesundheit zu fördern.

Eine weitere Studie, in der das Spiegelspiel eingesetzt wurde, zeigt, dass hiermit auch kognitive Verbesserungen erzielt werden können: Es macht ältere Menschen aufmerksamer, ansprechbarer und verbessert ihre Fähigkeit, Gesprochenes zu verstehen.

AUS DER FORSCHUNG: In dieser Studie wurden ältere Menschen eines durchschnittlichen Alters von 84 Jahren in einer Tagespflegeeinrichtung untersucht. Die Teilnehmer nahmen an zwei 9-minütigen Bewegungsaktivitäten teil: An einem Spiegelspiel und an einem Sportkurs, der als Kontrollbedingung diente. Es zeigte sich, dass die Teilnehmer nach dem Spiegelspiel aufmerksamer und ansprechbarer waren als zuvor. Sie meisterten eine für ältere Menschen schwierige Aufgabe besser, nämlich die Wahrnehmung von gesprochenen Wörtern in einer lauten Umgebung, und berichteten zudem von positiven Erfahrungen. Der Sportkurs hatte all diese Auswirkungen nicht. Die Wissenschaftler machen deutlich, dass sich dieses Spiel mit all seinen Vorteilen leicht in die tägliche Routineversorgung älterer Menschen integrieren lässt (Keisari et al. 2020).

Wir können versuchen, uns diese Wirkung zu erklären: Die Wirkung des Spiegelspiels auf das bessere Verständnis der gesprochenen Worte wird vermutlich durch Oxytocin vermittelt. Aus Tiermodellen weiß man, dass Oxytocin die Verarbeitung akustischer sozialer Reize erleichtert, indem es die damit verbundene neuronale Aktivität in der Hörrinde gegenüber dem durch andere akustische Reize verursachten Hintergrundrauschen hervorhebt: Das Signal zu Rausch-Verhältnis wird erhöht (Marlin et al. 2015). Man kann besser soziale Signale fokussieren.

Berühren und synchronisieren. Dies tut den Pflegebedürftigen gut und hilft ihnen, gesund zu werden und zu bleiben.

Die Angelegenheit ist nicht besonders kompliziert: Einsamkeit ist schlimm. Einsamkeit macht krank. Miteinander fühlt sich gut an. Miteinander führt zu einer Oxytocinfreisetzung. Oxytocin macht und hält gesund. Wenn wir an die Pflege erkrankter oder altersbedingt hilfsbedürftiger Menschen denken, dann geht es deshalb nicht nur darum, dass sie Unterstützung in der Bewältigung ihres Alltags erhalten und dass ein »Mehr« an herzlichem Miteinander eine menschliche Geste ist, die sich für die Pflegebedürftigen ganz nett anfühlt, sondern darum, dass das herzliche Miteinander sie gesund macht und gesund hält.

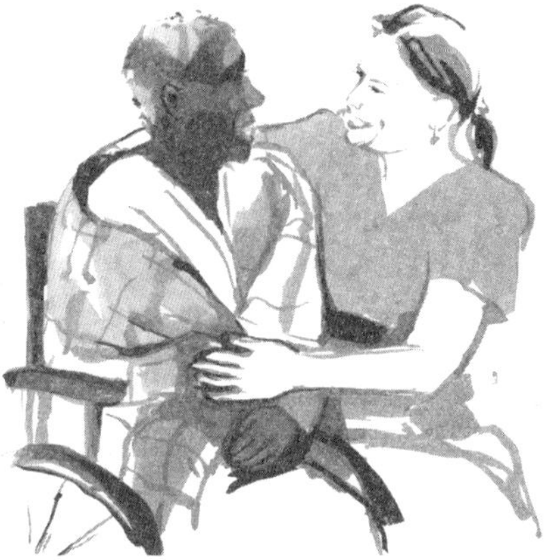

Auch für die Pflegenden ist das Miteinander gut und wichtig, auch ihnen helfen die Berührungen und die Synchronität. Das herzliche Miteinander unterstützt sie zum einen in ihrer Rolle als empathische Pflegende und schützt sie zum anderen vor einem Burnout. Aber der Reihe nach.

In Kapitel 5 hatte ich eine Studie vorgestellt, in der der Partner einer an Schmerzen leidenden Frau, dann, wenn er ihre Hand halten durfte, stärker mit ihr synchronisiert war und in der Folge besser das Ausmaß der Schmerzen seiner Partnerin einschätzen und ihr Schmerzlinderung verschaffen konnte als ohne diesen Kontakt. Das Halten der Hände war hier der Schlüssel, um das Leid des anderen zu begreifen und um ihm empathisch beizustehen und sein Leid zu lindern. Auch in der professionellen Pflege können es diese kurzen Momente der Verbindung sein, die den Unterschied machen.

Darüber hinaus kann das berührende und synchrone Miteinander mit anderen den Pflegenden helfen, selbst keinen Burnout in der Pflege zu entwickeln. Damit wir ein solches Burnout vermeiden, ist es wichtig, das warme Mitgefühl aufrechtzuerhalten und dem empathischen Stress keinen Raum zu geben. Zur Erinnerung: In Kapitel 5 ging es darum, dass die Konfrontation mit der Not und dem Leid anderer Menschen zu empathischem Stress führen kann, zu negativen Gefühlen, verbunden mit dem Rückzug vom Helfen und einem hohen Risiko für ein Burnout des Helfenden. Ich hatte die Empathie-Forscherin Tania Singer zitiert, der zufolge es wichtig ist, die empathische Stressreaktion in ein Mitgefühl zu transformieren, damit wir geschützt vor empathischem Stress sind. Mitfühlendes Verhalten, so hieß es, werde wiederum von positiven Gefühlen begleitet, verbunden mit einer hohen Motivation, anderen zu helfen. Und wichtig: Das Mitgefühl kann trainiert werden und Menschen, die in helfenden Berufen arbeiten, darin unterstützen, psychisch und körperlich gesund zu bleiben.

US-amerikanische Wissenschaftler konnten schon vor vielen Jahren zeigen, dass therapeutische Berührungen dazu beitragen können, Mitgefühl zu kultivieren. Sie hatten Medizinstudenten therapeutische Berührungen als Wahlfach angeboten und festgestellt, dass sich deren Praxis des Mitgefühls durch die Einführung in die therapeutischen Berührungen signifikant verbessert hatte (Kemper et al. 2006). Auch die oben zitierte Studie der Berliner Charité fand Auswirkungen von Berührungen auf das Pflegepersonal:

AUS DER FORSCHUNG: In der oben zitierten Studie, in der in einem Seniorenpflegeheim wohnende chronische Schmerzpatienten »intentionale Berührungen« erhielten, zeigten sich auch Auswirkungen auf das Pflegepersonal. Die Pflegekräfte beschrieben ebenso wie die Patienten Empfindungen von Entspannung, Wohlsein und Wärme, fühlten sich durch die Berührungen gestärkt und berichteten von Gefühlen der Motivation und Freude. Die Pflegekräfte gaben jedoch auch an, dass sie diese zielgerichtet eingesetzten Berührungen nur schwer in ihren Arbeitsalltag integrieren konnten (Stöckigt et al. 2018).

Blicken wir zurück auf die Pflegebedürftigen. Einige der in Krankenhäusern, Seniorenheimen oder auch Tagespflegeeinrichtungen untergebrachten älteren Menschen leiden bekanntlich an Demenz. Und es werden immer mehr. Die von Demenz betroffenen Menschen können sich zunehmend weniger an Vergangenes erinnern und Neues erlernen, haben immer mehr Schwierigkeiten, sich in ihrem Alltag zu orientieren, leiden unter Sprachstörungen und verlieren mehr und mehr ihr Interesse an ihrer Umwelt.

Häufig leiden sie sehr. Wenngleich ihr Erkrankungsbewusstsein zunehmend schwindet, sind doch oft starke Gefühle im Spiel, etwa Ängste und Aggressionen. Mir selbst gehen die Bilder der Demenzstation eines Seniorenpflegeheims, das ich eine Zeitlang mehrmals die Woche besuchte, nicht aus dem Kopf. Rastlos und verloren zogen einige der Betroffenen über die Flure, hin und zurück, immer wieder. Für Angehörige, Pflegekräfte und Mediziner sind Menschen mit Demenz eine große Herausforderung. Sie können sich häufig nicht mitteilen, es ist schwer, herauszufinden, was sie belastet, ob sie Schmerzen haben, Ängste, Sorgen. Die pharmakologische Behandlung der mit Demenz einhergehenden Erkrankungen ist meist nur bedingt möglich, zu gering ist die Wirksamkeit der Medikamente, zu groß sind ihre Nebenwirkungen, etwa im Hinblick auf die Sturzgefahr.

Auch den von Demenz betroffenen Menschen kann ein »Mehr« an Miteinander helfen. Etwa in Form manueller Massagen. Diese haben einen positiven Einfluss auf das Verhalten und auf die psychologischen Symptome von Demenzerkrankten.

AUS DER FORSCHUNG: Wissenschaftler aus Tübingen und Essen analysierten eine Reihe von Studien, in denen die Wirkung von Massagen auf Menschen mit einer Demenz untersucht wurde. Sie achteten dabei sehr auf die Qualität der Studien, so etwa darauf, dass geeignete Kontrollgruppen eingesetzt worden waren. Eingeschlossen in die Analyse wurden ganz unterschiedliche Massagen, etwa Hand-, Fuß-, Rücken- oder Nackenmassagen. Die Analyse machte deutlich, dass manuelle Massagen signifikante Auswirkungen im Hinblick auf das Verhalten der Betroffenen und auf ihre psychologischen Symptome der Demenz hatten, so reduzierten die Massagen beispielsweise das Auftreten von Agitationen, Aggressionen und depressiven Symptomen. Die Forscher argumentieren, dass Massagen als nichtpharmakologische und nebenwirkungsfreie Strategie zur Verbesserung der Verhaltenssymptome und auch der psychologischen Belastungen bei Menschen mit Demenz dienen können und dass medizinische Fachkräfte und Familienangehörige dahingehend ermutigt werden sollten, ihre Patienten und Angehörigen zu massieren (Margenfeld et al. 2019).

Nicht nur Massagen, auch die direkte Verabreichung von Oxytocin kann den Symptomen der Demenz entgegenwirken, wie eine weitere Studie zeigte. In dieser Untersuchung erhielten Menschen mit einer Alzheimer-Demenz eine Woche lang Oxytocin per Nasenspray. Auch sie berichteten von einem gestiegenen Wohlbefinden, ihre Pflegepersonen beschrieben eine bessere zwischenmenschliche Bindung und Intimität. Leider war jedoch die Stichprobengröße in dieser Studie sehr gering, sodass das Ergebnis nur begrenzt aussagekräftig ist (Michaelian et al. 2023). Wenn wir dies gerne selbst umsetzen wollten, müssten wir allerdings daran denken, dass der regelmäßige Einsatz eines Oxytocin-Nasensprays nicht unproblematisch ist (siehe Kapitel 9). Deshalb gilt: Lieber berühren, massieren und synchronisieren!

Das Auftreten von Demenzerkrankungen nimmt stark zu, Prognosen sind pessimistisch und werfen ein bedrohliches Licht auf die Zukunft. Die pharmakologische Behandlung ist – wie angedeutet – noch nicht hinreichend möglich, und wir alle sollten alles tun, um präventiv unser eigenes Risiko für diese Erkrankung zu senken und andere dabei zu unterstützen.

Eine Reihe von Risikofaktoren sind identifiziert, und entsprechend werden Maßnahmen zur Prävention empfohlen: eine gesunde Ernährung, regelmäßige Bewegung, anspruchsvolle kognitive Aufgaben und natürlich soziale Kontakte.

Das Fehlen sozialer Kontakte, das Fehlen eines sozialen Miteinanders mit Freunden und Verwandten ist ein entscheidender Risikofaktor für Demenz – das haben auch Metaanalysen bestätigt. Die soziale Isolation scheint dazu beizutragen, dass Hirnsubstanz abgebaut wird und sich damit verbundene kognitive Leistungen vermindern.

AUS DER FORSCHUNG: Wissenschaftler aus Leipzig untersuchten diesen Einfluss sozialer Isolation auf das Demenzrisiko. Sie zitieren eine andere Studie, der zufolge statistische Berechnungen ergeben haben, dass fast ebenso viele Demenzfälle auf soziale Isolation wie auf Fettleibigkeit, Bluthochdruck und Diabetes zusammen zurückzuführen sind. Die Wissenschaftler argumentieren, dass die für Demenz typischen strukturellen Veränderungen im Gehirn bereits mehrere Jahre vor dem Auftreten der Symptome bei kognitiv gesunden Personen nachgewiesen werden können. In ihrer eigenen Studie untersuchten sie das Demenzrisiko von fast zweitausend gesunden Teilnehmern im Alter von

50 bis 82 Jahren. Sie konnten zeigen, dass eine größere soziale Isolation mit einer geringeren Größe des für die Organisation des Langzeitgedächtnisses wichtigen Hippocampus sowie schlechteren Funktionen im Hinblick auf Gedächtnis, Verarbeitungsgeschwindigkeit und die Erzeugung von Sprache verbunden waren. Sie argumentieren, dass sie mit dieser Studie nachgewiesen haben, dass soziale Isolation zum Abbau von Hirnsubstanz und der damit verbundenen kognitiven Leistungen beiträgt und verweisen darauf, dass es notwendig ist, durch eine Förderung sozialer Kontakte das Demenzrisiko zu senken (Lammer et al. 2023).

Das regelmäßige Erleben eines sozialen Miteinanders ist hiernach überaus wichtig, um das Gehirn gesund zu halten. Der Präventionsfaktor »soziale Kontakte« sollte nicht vernachlässigt werden!

Ein weiterer Präventionsfaktor fehlt in vielen Präventionslisten,[1] und zwar die Vermeidung von Stress. Die persönliche Stressbelastung und auch der individuelle Umgang mit Stressbelastungen sind wesentliche Faktoren für das Demenzrisiko eines Menschen. US-Wissenschaftler fassten zahlreiche Studien zusammen, die in den vergangenen Jahrzehnten den Zusammenhang von Stress und Demenz untersuchten, und stellten fest, dass das Erleben einer schwierigen Kindheit, aber auch in der Lebensmitte auftretender chronischer psychologischer Stress und ebenso extreme Stressreaktionen wie etwa eine posttraumatische Belastungsstörung (PTSD) ein erhöhtes Demenzrisiko bergen. Auch die molekularen Zusammenhänge beginnt man zu verstehen.

IM DETAIL: Die Wissenschaftler suchten wissenschaftliche Datenbanken systematisch nach relevanten Forschungsveröffentlichungen ab. Sie fanden 40 Studien, die zwischen

1985 und 2020 veröffentlicht worden waren und ihre Einschlusskriterien erfüllten. Ihrer Analyse zufolge gibt es eine deutliche Korrelation von Stress und Demenz: »Erstens berichteten in Fall-Kontroll-Studien Befragte mit Demenz häufiger über belastende Kindheitserfahrungen als Befragte ohne Demenz. Zweitens war die Exposition gegenüber einer größeren Anzahl von Stressoren und die anhaltende Exposition mit einer höheren Prävalenz und Inzidenz von Demenz verbunden. Drittens: Konstanter oder anhaltender psychischer Stress, der typischerweise in der Mitte des Lebens auftritt und auch *PTSD* korrelierten mit dem Demenzrisiko.« (Luo et al. 2023, S. 943–944, übersetzt von der Autorin).

Auch weitere Studien und Übersichtsarbeiten kommen zu dem Schluss, dass das Erleben von Stress oder auch eine Neigung zu einem erhöhten Cortisolspiegel das Risiko für Demenz erhöht. Entsprechend haben Menschen mit Demenz und leichten kognitiven Beeinträchtigungen aufgrund von Alzheimer tendenziell auch höhere Cortisolwerte im Hirnliquor. Der hohe Cortisolspiegel kann seinerseits neurotoxische Wirkungen auf den Hippocampus ausüben (siehe unten), oxidativen Stress verstärken und auch die Toxizität von Amyloid-β-Peptiden fördern (Ouanes und Popp 2019). Als typische Veränderungen im Gehirn der von Demenz Betroffenen werden unter anderem Plaques aus Aggregaten des Amyloid-β-Proteins gefunden. Studien an Tiermodellen deuten inzwischen darauf hin, dass das Stresshormon Cortisol an den für diese Plaquebildung relevanten Prozessen beteiligt oder sogar ursächlich ist: Es scheint eine Anhäufung von Amyloid-β-Proteinen und kognitive Beeinträchtigungen hervorrufen zu können. In komplizierten Regelkreisen des Gehirns kommt es daraufhin zu sich-selbst-aufrechterhaltenden Rückkopplungsschleifen, das heißt zu molekularen Teufelskreisen, die ihrerseits den Stress verstärken und das Krankheitsbild verschlimmern (Canet et al. 2019; für eine Übersicht siehe dos Santos et al. 2024). Wem das zu kompliziert ist: Stress fördert Demenz.

Stress erhöht das Demenzrisiko. Entsprechend sollte die Verringerung von Stress für uns alle eine hohe Priorität haben. Das allerdings ist nicht immer leicht. Oft suchen wir uns unseren Stress nicht aus. Er sucht uns. Manchmal können wir Prioritätenlisten neu sortieren, das Streichen des Gartenzauns auf später verschieben, aber mitunter kommt die Aufforderung, unseren Stress zu reduzieren, einer Provokation gleich. Etwa dann, wenn wir mehrere kleine Kinder haben, zusätzlich berufstätig sind, alleinerziehend sind, wenn wir finanzielle Sorgen haben, wenn wir im Beruf immerzu Stress erleben oder wenn wir andere Menschen pflegen und uns um sie sorgen.

Und dann ist da auch noch der Umstand, dass wir uns, wie in Kapitel 18 beschrieben, darin unterscheiden, wie stressempfindlich wir sind. Einige von uns haben zwar keinen überdurchschnittlich stressreichen Alltag, reagieren jedoch bereits schnell mit einer Stresshormonfreisetzung auf Anforderungen der Umwelt. Auch sie haben häufig Stress.

Wenn wir den Stress in unserer Umwelt nicht verhindern können, dann können wir versuchen, ihn in uns selbst zu verringern, können versuchen, unsere Stresshormonfreisetzung zu reduzieren. Yoga, Meditation, Atemtechniken, all diese Strategien können hier helfen. Eine besonders wirksame Methode ist jedoch das Miteinander. Wie in diesem Buch immer wieder erwähnt, hemmt Oxytocin die Stresshormonfreisetzung. Wir beruhigen uns. Die Risikofaktoren »soziale Isolation« und »Stress« dürften deshalb zusammenhängen: Wenn das im Miteinander ausgeschüttete Oxytocin die Stresshormonfreisetzung eindämmt, schützt uns dies vor Demenz. Wenn ein Mensch sozial isoliert ist, bleibt dieser Schutz aus.

Der Befund, dass das Erleben von Stress das Demenzrisiko erhöht, kann mit weiteren Puzzleteilen der Forschung zusammengefügt werden, um ein grobes Bild davon zu bekommen, wie die kognitiven Defizite in der Erkrankung entstehen. Dieses Bild verdeutlicht umso mehr, warum Miteinander helfen kann, die Symptome von Demenz zu vermindern und diesen entgegenzuwirken.

AUS DER FORSCHUNG: Achtung, es wird kompliziert!
Wenn wir an die eben zitierte Studie denken, in der gezeigt wurde, dass soziale Isolation mit einer geringeren Größe des für das Gedächtnis wichtigen Hippocampus einhergeht, dann können wir noch weitere Puzzleteile hinzufügen, um das Bild der Abläufe im Gehirn dementer Menschen zu ergänzen: etwa Erkenntnisse aus Studien, in denen gezeigt wurde, dass Stress die Nervenzellen im Hippocampus schädigt. Stresshormone schädigen die dortigen Zellen und verhindern zudem die Neubildung von Nervenzellen im Hippocampus, die sogenannte adulte Neurogenese. Entsprechend haben Menschen, die erheblichem chronischem Stress ausgesetzt waren, häufig ein verringertes Hippocampusvolumen. Dies kann sich unter Umständen sogar bereits im Jugendalter zeigen (Woon et al. 2010). Man weiß aus Tiermodellen, dass die »adulte Neurogenese« wichtig ist, um ein hohes Volumen des Hippocampus aufrechtzuerhalten. Dies scheint unter Bedingungen chronischen Stresses nicht immer möglich zu sein (Schoenfeld et al. 2017).
Der Stoff Oxytocin kann hingegen – wie ebenfalls im Tiermodell gezeigt wurde – sowohl die Zellteilung als auch die adulte Neurogenese im Hippocampus stimulieren. Und

zwar selbst dann, wenn die Tiere gestresst sind. Diese Wirkung tritt auch auf, wenn Oxytocin so verabreicht wird, dass es direkt im Hippocampus wirkt. Dies zeigt, dass die Wirkung des Oxytocins nicht darauf beschränkt ist, dass es die Cortisolfreisetzung hemmt – es stimuliert eigenständig die Zellteilung. Es scheint so zu sein, dass Oxytocin den Hippocampus vor den schädlichen Auswirkungen erhöhter Stresshormone schützt, indem es das neuronale Wachstum fördert (Leuner et al. 2012).

Stress erhöht das Demenzrisiko. Unser Miteinander senkt es. Oxytocin scheint der eben zitierten Studie zufolge nicht nur die Stresshormonfreisetzung senken zu können, sondern auch darüber hinaus das Gehirn vor den Folgen von Stress schützen zu können.

Folglich müssten alle Maßnahmen, die zu einer Oxytocinfreisetzung führen, auch unser Demenzrisiko senken. Berührungen, vertrauensvolle Gespräche, synchrone Bewegungen, Massagen und sogar Sex. Das ist doch zumindest für die Prävention gar nicht so schlecht, oder?

Unsere Welt!

Wenn wir nun wieder auf diejenigen blicken, für die Prävention ein Begriff aus der Vergangenheit ist, auf diejenigen, die pflegebedürftig sind, dann könnten Berührungen, Massagen, synchrones Miteinander und Oxytocin helfen, ihre Symptome zu vermindern. Problem: Wer hat Zeit dafür? Wer hat Zeit, den Pflegebedürftigen wichtige und heilsame Minuten des Miteinanders zu schenken?

In diesem vorletzten Kapitel dieses Buches treffen wir wohl auf den Bereich, bei dem die Schere zwischen dem, was hilfreich wäre und dem, was uns die Realität bereithält, am größten ist.

In der ambulanten Pflege wird im Minutentakt abgerechnet. Immer wieder berichten Medien über ausgelaugte Pflegekräfte, die an einem Vormittag oder Abend unter erheblichem Zeitdruck und bei schlechter Bezahlung einen Patienten nach dem anderen versorgen. Eine der Redaktionen begleitete eine Pflegekraft und schreibt über ihren Einsatz:

> *»Ein Abend, an dem klar wird, wie in der Pflege menschliche Bedürfnisse, Zeitvorgaben und Kalkulationen aufeinandertreffen. Jede Fahrt, jeder Besuch müssen minutengenau erfasst werden, denn die Krankenkasse zahlt Pauschalen. Dauert die Versorgung länger als vorgesehen, geht die Rechnung für den Pflegedienst nicht auf.«*

Drei Minuten sind es etwa für das Anziehen von Kompressionsstrümpfen.[2] Abgerechnet werden können definierte Beträge: Kämmen 1,35 Euro, Rasieren 3,37 Euro, Wechseln der Bettwäsche 5,39 Euro.[3] Berührungen? Nicht im Angebot.

Und in der stationären Pflege? Da sehen wir einen »Pflegenotstand« – ein seit 20 Jahren fest im Duden verankertes Wort.[4] Der Evangelische Verband für Altenpflege hatte Anfang 2023 insgesamt 578 Anbieter befragt und kam zu dem Ergebnis, dass in den sechs Monaten vor der Umfrage 71 Prozent der Pflegeheime ihre Leistungen aus personellen Gründen einschränken mussten, viele Träger ihre freien Betten nicht mehr belegen konnten und 80 Prozent der ambulanten Dienste keine Neukunden mehr annahmen. Hauptgrund für die Misere: fehlendes Pflegepersonal. Der Bedarf steigt, das Angebot sinkt, pflegebedürftige Menschen bleiben unversorgt.[5] Die Hans-Böckler-Stiftung schreibt:

»Gesundheitssystemforscher Prof. Dr. Michael Simon […] geht davon aus, dass in deutschen Allgemeinkrankenhäusern auch aktuell gut 100 000 Vollzeitstellen für Pflegerinnen und Pfleger fehlen. Würde man die Personalbesetzung im Pflegedienst deutscher Krankenhäuser auf das Niveau anheben, das die Schweiz oder Dänemark pro 1000 Einwohner schon haben, müssten sogar zwischen 160 000 und 260 000 Vollzeitkräfte zusätzlich eingestellt werden.«[6]

Für ein Herumstöbern in den politischen Ursachen, etwa in Regelungen der Krankenhausfinanzierung,[7] bietet dieses Buch nicht ausreichend Platz, aber es ist viel zu tun (siehe auch Klie 2024; Böhmer 2020; Pé 2020).

Dem Bericht der Stiftung und verschiedener weiterer Analysen zufolge ist der Personalmangel auch für die Beschäftigten ein großes Problem.

»Pflegekräfte wollen gute Arbeit machen und können das nicht, wenn die Personalbemessung nicht stimmt. Derzeit führe die Kombination aus Personalmangel und unzureichender Entlohnung dazu, dass zu viele Pflegekräfte wegen der Arbeitsbedingungen aussteigen. […] Mindestens 300 000 Vollzeit-Pflegekräfte stünden in Deutschland durch Rückkehr in den Beruf oder Aufstockung der Arbeitszeit zusätzlich zur Verfügung – sofern sich die Arbeitsbedingungen in der Pflege deutlich verbessern.«[8]

Wir haben also einen Teufelskreis: Schlechte Arbeitsbedingungen aufgrund des Personalmangels treiben das Personal in die Flucht und der Personalmangel wird größer. Die Autoren des Berichts machen deutlich, wie wichtig es ist, zur Stundenerhöhung und zur Rückkehr in den Beruf zu motivieren. Dies erfordere allerdings, dass die Arbeitsbedingungen in den sozialen Berufen deutlich verbessert werden, und zwar beim Entgelt, der Personalbemessung, der Arbeitszeit und der beruflichen Entwicklung.[9]

Zusammengefasst: Keiner da zum Pflegen, und wenn einer da ist, hat er keine Zeit. Und ist selbst bestürzt darüber. In der Zukunft dürfte sich die Situation noch zuspitzen, denn der Anteil älterer Menschen und Pflegebedürftiger wird steigen.

Was tun?

Wir brauchen eine bessere Pflege. Eine Pflege, die es erlaubt, Berührungen und Synchronität in den Alltag zu integrieren. Damit es den Pflegebedürftigen besser geht, damit sie weniger einsam sind, aber auch, um ganzheitlich ihre Gesundheit zu fördern und im Hinblick auf Demenz vorzubeugen.

Wenn der pflegerische Alltag mehr Zeit für Berührungen und Synchronität bereithalten würde, dann könnte dies nicht nur den Pflegebedürftigen guttun, sondern auch den Pflegekräften, die sich mit ihrem aufopferungsvollen Einsatz in der Pflege oft am Rande eines Burnouts befinden.

Wir benötigen deshalb mehr Pflegekräfte, um einen besseren Personalschlüssel zu gewährleisten. Aber woher nehmen wir sie? Was müssen wir tun, um Menschen für die Pflege zu gewinnen? Vielleicht könnten wir mit einer besseren Bezahlung und einer Verbesserung der Arbeitsbedingungen beginnen.

Oder müssen wir tatsächlich, wie einleitend angedeutet, über eine Auslagerung der Pflege in die Hände von Robotern nachdenken? Mancherorts helfen sie schon jetzt,[10] aber wir können auch die Zukunft im Blick haben. An humanoide Roboter denken, die den Menschen zum Verwechseln ähnlich sind. So wie Tom im oben vorgestellten Film »Ich bin dein Mensch«. Wäre es hilfreich, wenn wir solch menschenähnliche Roboter einsetzen würden, um andere Menschen zu pflegen? Um sie zu berühren, mit ihnen zu singen, zu tanzen, um sie zu massieren?

Lassen wir uns für eine umfassende und differenzierte Betrachtung der Problematik doch einmal auf dieses Gedankenspiel ein. Können wir eine Beziehung zu menschenähnlichen Robotern aufbauen? Und wenn ja, welche Fähigkeiten müssten sie haben, damit ihre Nähe das Miteinander mit echten Menschen ersetzen kann? Was müssen sie können? Was müssen Roboter können, damit wir in ihrer Anwesenheit Oxytocin ausschütten und dies unsere Stresshormonfreisetzung senkt, damit wir uns wohlfühlen, weniger einsam sind, damit wir gesund werden oder bleiben?

Ist es ausreichend, wenn die Roboter in der Lage sind, mit der von den C-taktilen Afferenzen präferierten Geschwindigkeit von drei Zentimetern pro Sekunde über unsere Haut zu streicheln? Oder müssen sie nicht nur erkennen können, was wir gerade brauchen, sondern auch, was wir fühlen? Müssen sie erkennen können, was unsere Mimik bedeutet, unsere Haltung, wann wir das Streicheln gerade brauchen und wünschen? Müssen sie darüber hinaus in der Lage sein, uns in den Arm zu nehmen, beruhigende Worte zu äußern?

All das wissen wir nicht, erste Hinweise aus der Wissenschaft deuten jedoch an, dass wir einfacher gestrickt sind, als wir glauben. Denn tatsächlich kann uns ein kleiner, ziemlich altmodisch und nur wenig menschlich aussehender Roboter beruhigen, wenn er uns während des Schauens eines Thrillers berührt.

AUS DER FORSCHUNG: Wissenschaftler aus den Niederlanden ließen einige Studienteilnehmer eine Beziehung zu einem Roboter aufbauen. Die Versuchsperson und der Roboter vergnügten sich mit Smalltalk, spielten Memory und tauschten persönliche Geschichten aus. Andere Teilnehmer durften sich nicht mit dem Roboter verbinden, sie unternahmen die Aktivitäten mit dem Versuchsleiter. Anschließend schauten die Teilnehmer einen Thriller, das heißt einen Film, der üblicherweise zu einer Stressreaktion führt. Einige der Teilnehmer wurden während des Schauens vom Roboter berührt, andere nicht. Tatsächlich schwächten die Roboterberührungen die physiologische Stressreaktionen wie etwa eine erhöhte Herzfrequenz ab. Gleichzeitig erhöhten sie die wahrgenommene Intimität der Mensch-Roboter-Bindung (Willemse und van Erp 2019).

Roboter können also tatsächlich Menschen beruhigen. Sicherlich ist diese Studie überraschend. Ich selbst finde sie aber auch beunruhigend. Es geht noch weiter. Eine andere Studie zeigt, dass wir das Lächeln eines Roboters automatisch mit einem Lächeln beantworten, ihn also spiegeln (Krämer et al. 2013). Wieder andere Studien finden, dass die Interaktion mit Robotern Angst und Schmerzen vermindern und unsere Cortisolfreisetzung senken kann (Yim et al. 2022) und auch, dass Besitzerinnen von Robotertierchen eine wesentlich höhere Ruhe-Oxytocinfreisetzung haben als Nicht-Besitzerinnen – wobei in letzterer Studie nicht geprüft wurde, ob es nicht die höhere Oxytocinfreisetzung war, die zum Kauf der Roboter verleitet hatte (Imamura et al. 2023).

Angenommen, unser Oxytocinsystem würde auch durch die Gegenwart von Robotern in Schwung kommen, uns beruhigen, unsere Einsamkeit reduzieren, unsere psychische und körperliche Gesundheit fördern. Was würde das für die Gesellschaft bedeuten?

Würden wir Roboter nur ergänzend einsetzen, dann wenn

ein Pflegenotstand dies zwingend erfordert? Oder würden wir die Pflege ausschließlich in die Hände der künstlichen Menschen übergeben? Um unsere Zeit dann anders zu nutzen? Würden pflegebedürftige Menschen in eine Welt mit künstlichen Menschen ausgelagert werden? Für mich selbst ein Horrorfilm, den ich nicht schauen möchte.

Wir können weiterdenken. Wenn das für pflegebedürftige Menschen funktioniert, warum dann nicht auch für Kinder? Neben dem Pflegenotstand sind die Personalschlüssel in der Betreuung der Kleinsten ein weiterer großer Problemfall unseres gesellschaftlichen Lebens. Kämen wir vielleicht auf die Idee, auch unsere Kinder von Robotern betreuen zu lassen? Von künstlichen Menschen, die darauf programmiert sind, die kindlichen Bedürfnisse zu erkennen, zu spiegeln, Konflikte zu lösen und zu trösten? Die all dies vielleicht irgendwann perfekter umsetzen können als der Mensch selbst, der manchmal gestresst oder psychisch belastet ist, der sich aufregt, impulsiv ist, der einfach unperfekt ist. Und was machte dies mit unseren Kindern? Würden sie selbst zu perfekten Robotern? Spätestens jetzt halte ich mir beim Schauen des Horrorfilms die Hand vor die Augen. Ich möchte nichts mehr sehen.

20 Gesellschaft im Miteinander – wo stehen wir?

Wo stehen wir? Ist unsere Welt eine Welt des Miteinanders? In einer Zeit, in der wir nach dem Aufwachen von Schlagzeilen über den Fortschritt der verschiedenen Kriege informiert werden, erscheint diese Frage nahezu provokant. Selbstverständlich aber kann ein neurowissenschaftliches Sachbuch nicht die internationale Politik sortieren. Schauen wir deshalb einmal auf unseren Alltag, vielleicht mit einem flüchtigen Blick auf das gesellschaftliche Geschehen.

Blicken wir auf die Familien, dann sehen wir oft effizient durchstrukturierte Tage, mitunter organisiert von Küchenkalendern, in denen jedem Familienmitglied eine eigene Spalte vorbehalten ist. In der Spalte des Dreijährigen: musikalische Früherziehung im Anschluss an die Kita. Die Eltern koordinieren ihre Aktivitäten, damit immer einer da ist, wenn das Kind gerade nicht betreut wird. Miteinander? Hmm. Für das ruhige und entspannte synchrone Miteinander von Eltern und Kind ist oft ebenso wenig Zeit wie für die Paarbeziehung.

In unserer Freizeit optimieren wir uns und unseren Körper und schauen zwischendurch auf unser Smartphone, um zu sehen, wie das geht, das mit der Selbstoptimierung. Und überhaupt, wie alles geht und was die anderen gerade machen. Ich spreche nicht mit erhobenem Zeigefinger, denn ich bin nicht besser, und wenn ich gleich meinen Zeigefinger von der Tastatur löse, dann nur, um schnell eine WhatsApp zu beantworten, einen aufpoppenden Nachrichtenbeitrag zu überfliegen oder die Börsenkurse zu überprüfen.

Entspannte Telefonate mit der Freundin, dem Kollegen oder der Tante? Dafür ist selten Zeit, und wenn, dann oft nur beim Autofahren. Wenn man auf dem Parkplatz vor dem Supermarkt steht, ist klar, dass das Gespräch nun beendet werden muss. Wie praktisch ist es da doch, dass wir die Freundschaften in die digitale Welt auslagern können. Dann gibt es eben eine Voicemail statt Anruf.

Die professionelle Begleitung von Menschen, ob nun in Kreißsaal, Kita, Schule, Jugendhilfe, Medizin, Therapie oder Pflege steht unter dem Schirm der Effizienz, die kurzfristigen Kosten vordergründig im Blick, begleitet von einem immensen Fachkräftemangel. So erhalten Familien im Kreißsaal keinen angemessenen Start, die Kinder in der Kita keine bedürfnisgerechte Betreuung und in der Schule einen sie nicht erreichenden Frontalunterricht. Patienten erhalten eine Behandlung, die im Minutentakt abgerechnet wird und die – auch bei allergrößter Geneigtheit der behandelnden Ärzte und Therapeuten – nicht den Menschen im Blick hat, sondern allenfalls ein vordergründiges Symptom, das abgemildert werden kann oder muss. Wie mir vor Kurzem jemand erzählte, heißt es bei seinem Arzt: »Bitte nur eine Beschwerde zurzeit, nicht alles auf einmal!«. Auf dem Weg in eine ganz und gar nicht ganzheitliche Medizin. Status quo: Wir leben nicht im Miteinander, sondern effizient und gestresst nebeneinanderher.

Aber halt! Mag der eine oder andere rufen. Unser Miteinander war noch nie so groß! Viel weniger als früher neigen wir zu Diskriminierung und Ausgrenzung. Wir wissen, dass Menschen alle gleich wichtig sind. Wir sind uns der Bedeutung des wertschätzenden gesellschaftlichen Miteinanders sehr bewusst!

Das ist vielleicht nicht ganz falsch. Viele von uns versuchen, niemanden auszugrenzen und erst recht nicht zu diskriminieren. Sicher haben wir uns diesbezüglich zu unserem Vorteil verändert – früher wurde diskriminiert, bis sich die Balken bogen. Frauen, Migranten, People of Color, nicht heterosexuell orientierte Menschen, Menschen mit Behinderungen, Sommersprossen, schiefen Zähnen, Brillenträger, rote Haare, graue Haare, keine Haare usw. Wir sind heute schon weiter, wir wissen darum, dass weder Geschlecht noch Hautfarbe, Herkunft, sexuelle Orientierung oder das Aussehen irgendetwas mit fehlender Intelligenz, Würde oder Liebenswürdigkeit zu tun haben. Wir wissen, dass Vorurteile eben nur Vorurteile sind und in den Schubladen nicht immer das drin ist, was wir glauben.

Wir wollen, dass kein Mensch Benachteiligungen erfährt, wollen unsere Sprache so gestalten, dass sich nach Möglichkeit jeder angesprochen fühlt. Wir möchten, dass Menschen so leben und gesehen werden, wie es sich für sie richtig anfühlt. Doch hier kommen wir an Grenzen, denn die Umsetzbarkeit ist nie zu 100 Prozent möglich.

Das Leben und die Eigenschaften von Menschen sind vielfältig. Nicht alle erleben die für sie passenden Lebensbedingungen. Es ist für uns als Gesellschaft kaum möglich, uns auf alle Eventualitäten einzustellen. Zumal die sich aus den jeweiligen Bedürfnissen ergebenden Anpassungen mitunter auch kollidieren können. Folglich setzen wir Anpassungen vor allem dann um, wenn die betreffenden Menschen eine Lobby haben, die für sie kämpft.

Was können wir tun, wenn wir mit einer Wertschätzung der Vielfalt menschlichen Seins all diese Anpassungen umsetzen wollen, es aber nicht können? Wenn wir alle Menschen mit all ihren Bedürfnissen sehen und von ganzem Herzen akzeptieren, aber es dennoch nicht leisten können, die für sie passenden Lebensbedingungen umzusetzen? Unser soziales Gehirn rollt mit den Augen und flüstert: Miteinander!

Unser Miteinander leidet. Je stärker unser Fokus auf die individuellen Eigenschaften und Bedürfnisse des Einzelnen ausgerichtet ist, desto mehr neigen wir zur Vereinzelung. Unser Miteinander verabschiedet sich. Statt Hand in Hand im Miteinander geht jeder Einzelne seinen eigenen Weg. Und wir versuchen sicherzustellen, dass er dies auch kann.

Unser soziales Gehirn murmelt, dass dies nicht der Weg sei, den es im Verlauf der Evolution eingeschlagen habe. Es wird lauter: Reden! Abwägen! Helfen! Haltung zeigen!

Wenn wir es nicht schaffen können, allen Menschen passende Lebensbedingungen einzuräumen, wäre es dann nicht menschlich und dem sozialen Gehirn entsprechend, wenn wir unseren Fokus ändern würden? Wenn wir uns nicht mit viel mentaler Energie auf Grabenkämpfe um potenzielle Anpassungen einlassen würden, sondern den Protagonisten, deren Bedürfnisse diese Anpassungen erfordern, wertschätzend deutlich machen, dass wir sie sehen und ihre Bedürfnisse verstehen und akzeptieren? Ist es dann nicht vielleicht aushaltbarer, dass die Umsetzung nicht immer mit optimalem Ergebnis möglich ist? Und wenn wir zudem einen vordergründigen Fokus darauflegen würden, Hilfsbereitschaft zu verinnerlichen, um zu sehen und zu bemerken, wenn Menschen im Alltag Hilfe und Akzeptanz benötigen, um den Alltag zu bewältigen oder Ausgrenzung zu vermeiden?

Unser soziales Gehirn flüstert, jemand habe mit resignierter Stimme gesagt, das sei realitätsfremd. Vielleicht. Vielleicht könnte aber auch ein intensiveres Miteinander in unserer eigenen kleinen Alltagswelt uns über Synchronität und Oxytocinfreisetzung dahin bringen, dass wir auch über unsere private Welt hinaus wieder mehr Hilfsbereitschaft und Miteinander leben können.

Unser soziales Gehirn hatte auch das Reden und das Abwägen erwähnt. Wenn der Ansatz, allen Menschen die für sie passenden Lebensbedingungen einzuräumen, nicht umsetzbar ist, dann müssten wir wohl das tun, was Menschen eigentlich besonders gut können: reden und diskutieren, Prioritäten abwägen und so weiter. Voraussetzung: Wir reden auch.

Ist es so, dass wir uns gegenwärtig dadurch auszeichnen, dass wir zuhören, andere Meinungen tolerieren und sachlich die Bedürfnisse unterschiedlicher Menschen gegenüberstellen? Haben wir das Gefühl, dass in den letzten Jahren und Jahrzehnten im Zuge der abnehmenden Neigung zu offener Diskriminierung die Toleranz für die Meinungen und Haltungen der anderen gestiegen ist? Oder eher nicht? Falls nicht: Gehört es nicht zu einem Miteinander dazu, dass wir unterschiedliche Meinungen aushalten, diese zum Anlass nehmen, unser eigenes Denken und Handeln zu begründen, zu reflektieren und Kompromisse zu finden?

Unser Miteinander ist die Basis. Wir synchronisieren, wir kooperieren und wir helfen uns. Wenn wir eine sichere Basis des Miteinanders haben, wenn Menschen, Kinder wie Erwachsene, sich in ihrem sozialen Gefüge sicher fühlen, dann können sie auch Probleme aussprechen, dem anderen zuhören, andere Meinungen aushalten, diese zum Anlass nehmen, das eigenes Denken und Handeln zu begründen, zu reflektieren und gegebenenfalls zu ändern. Und nur wenn Probleme ausgesprochen werden, wenn darüber diskutiert wird, können sie gelöst werden.

Wenn wir es schaffen würden, in unserem Alltag mehr Miteinander zu leben, dann könnte uns dies über einen Einfluss auf unser Oxytocinsystem mit Eigenschaften ausstatten, die uns mit unserem sozialen Gehirn auch im gesellschaftlichen Miteinander sicherer werden lassen. Miteinander fördert Miteinander.

Wenn wir aber alle effizient nebeneinander herlaufen, nicht im Gleichschritt, sondern möglichst schnell, nicht mit Oxytocin versorgt, sondern vom Cortisol angespitzt, wenn wir einander nicht zuhören, wenn wir unseren Beziehungen keine Konflikte zumuten und der Gesellschaft keinen Diskurs erlauben, wenn wir, statt einander zu helfen, individuelle Bedürfnisse in Regelwerken verankern, dann müssen wir uns nicht wundern, wenn uns die Essenz des Menschseins verloren geht: unsere Verbundenheit.

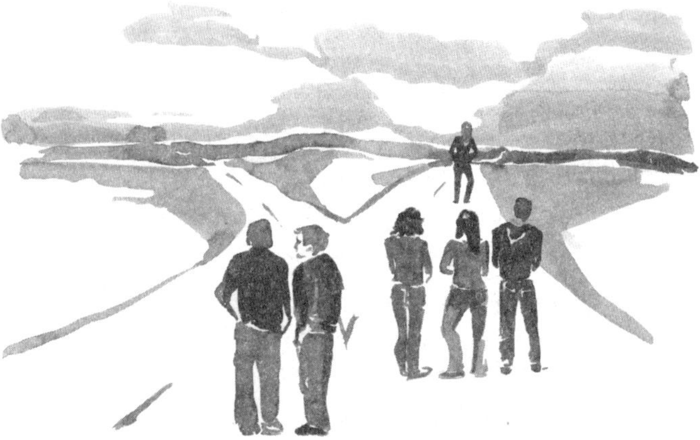

Dank

Ich möchte all denen danken, die mich begleiten, die mir Halt geben, mich inspirieren und die vielen schönen und mitunter auch nicht so schönen Momente des Lebens mit mir teilen! Auch wenn ihr nun namentlich unerwähnt bleibt, um mir die Verlegenheit der Reihenfolge zu ersparen: Euch allen vielen, vielen Dank für alles, für eure Unterstützung, euer Verständnis und für euer Miteinander! Ihr macht mich glücklich!

Namentlich erwähnen möchte ich diejenigen, die dieses Buch oder einzelne Kapitel als Korrekturleser begleitet haben und mich vor vielen Fehlern, einigen Fettnäpfchen und mitunter einem allzu verzwirbelten roten Faden bewahrt haben: Benjamin von Schilcher, Dr. Esther von Schilcher, Prof. Dr. Cord Benecke, Tanja Hausen, Marita Niklasch und Anne Günter – Vielen Dank dafür, ihr seid toll!

Gleiches gilt meiner Lektorin Dr. Marion Preuß! Ihr und allen weiteren netten, herzlichen und engagierten Menschen im Verlag: Vielen lieben Dank für die effiziente und harmonische Zusammenarbeit!

Anmerkungen

Alle Links wurden zuletzt am 10. Juli 2024 abgerufen.

1 Miteinander – so wichtig!

1 https://www.nzz.ch/folio/dieser-versuch-macht-sprachlos-ld.1621730, https://de.wikipedia.org/wiki/Kaspar_Hauser.

5 Empathie im Miteinander – Mitgefühl, Stress, Burnout

1 https://www.zeit.de/gesundheit/2023-10/tania-singer-neurowissenschaftlerin-krisen-kriege-empathie.
2 https://www.zeit.de/gesundheit/2023-10/tania-singer-neurowissenschaftlerin-krisen-kriege-empathie.
3 https://books.apple.com/us/book/mitgef%C3*%BChl-in-alltag-und-forschung/id827683429.*

8 Die Gruppe im Miteinander – vorbereitet auf Abgrenzung?

1 https://www.zeit.de/gesundheit/2023-10/tania-singer-neurowissenschaftlerin-krisen-kriege-empathie.
2 https://www.spektrum.de/lexikon/psychologie/ *vorurteile/16528.*

10 Von Anfang an auf gutem Kurs – Miteinander rund um die Geburt

1 https://www.emotionelle-erste-hilfe.org/, abgerufen am 07.05.24
2 https://www.dhz-online.de/no_cache/archiv/archiv-inhalt-heft/archiv-detail-abo/artikel/freiraeume-schaffen/, abgerufen am 03.02.2024

11 Geborgen aufwachsen – Miteinander in der Familie

1 *Für die Verwendung eines ähnlichen Ausdrucks s.* https://www.nivea.de/ueber-uns/human-touch-fuer-mehr-miteinander/wissen/global-report-2020.

2 *Aber auch Elterninitiativen können helfen – wenn sich Eltern zusammentun und sich gemeinsam auf einen reflektierten Umgang mit den digitalen Medien einigen. Eine solcher Zusammenschluss ist etwa die Initiative »Smarter Start ab 14«* https://www.smarterstartab14.de/.

12 Krippe, Kita, Schule, Jugendhilfe – Miteinander außer Haus

1 https://www.zeit.de/gesellschaft/familie/2022-12/kita-notstand-fruehkindliche-bildung-personalmangel.

2 *22_10_05_KG__Hallstattfeld_SK.pdf (awo-muenchen.de).*

3 *Kinderschutzkonzept_GBS_Schela.pdf (eva-kita.de).*

4 *Anmerkung der Autorin: Ich gebe den Inhalt paraphrasierend wieder. Es geht mir hier darum, die oft unzureichenden Informationen klarzustellen, nicht darum, das Magazin anzuprangern.*

5 https://www.diw.de/de/diw_01.c.861221.de/publikationen/diskussionspapiere/2022_2028/age-specific_effects_of_early_daycare_on_children_s_health.html.

6 https://ifstudies.org/blog/measuring-the-long-term-effects-of-early-extensive-day-care.

7 https://www.ncbi.nlm.nih.gov/pmc/articles/PMC2938040/.

8 https://fruehe-bindung.de/sie-haben-fragen/.

13 Zusammen glücklich – Miteinander in der Partnerschaft

1 https://www.zeit.de/online/2008/32/schmidbauer-interview/komplettansicht.

2 https://www.zeit.de/online/2008/32/schmidbauer-interview/komplettansicht.

14 Geborgen unter Freunden – Miteinander in freundschaftlichen Beziehungen

1 https://www.simonandschuster.com/books/The-Good-Life/Robert-Waldinger/9781982166694.

2 https://www.nivea.de/ueber-uns/human-touch-fuer-mehr-miteinander/wissen/global-report-2020. *Dieser globale Bericht wurde im Auftrag von NIVEA erstellt und basiert auf weltweiter quantitativer Forschung, Fokusgruppen in 11 Ländern sowie einem wissenschaftlichen Überblick über die verfügbaren Ergebnisse zu menschlicher Berührung.*

3 https://www.nivea.de/ueber-uns/human-touch-fuer-mehr-miteinander/wissen/global-report-2020.

4 https://www.nivea.de/ueber-uns/human-touch-fuer-mehr-miteinander/wissen/global-report-2020.

5 Vgl. beispielsweise https://podcasts.apple.com/de/podcast/das-ganze-land-muss-den-schalter-umlegen-%C3%BCber-die-neue/id1501725808?i=1000641385256
Und auch https://www.swr.de/swrkultur/wissen/generation-corona-wie-kinder-und-jugendliche-durch-die-pandemie-kommen-swr2-wissen-2021-12-04-100.html

6 https://www.demokratie-leben.de/magazin/magazin-details/studie-extrem-einsam-166.

7 https://www.nivea.de/ueber-uns/human-touch-fuer-mehr-miteinander/wissen/global-report-2020.

8 https://www.nivea.de/ueber-uns/human-touch-fuer-mehr-miteinander/wissen/global-report-2020..

15 Zusammenarbeit zahlt sich aus – Miteinander im Business

1 https://www.zeit.de/news/2023-04/13/generation-z-anspruchsvoll-und-weniger-loyal-zu-firmen.

2 https://www.rnd.de/wissen/generation-z-arbeitsfauler-als-andere-unterschiede-gibt-es-nicht-JNSMRMG5ZBANFPKMPBX3ZAL26I.html.

3 https://www.zeit.de/2023/28/generation-z-arbeit-einstellung-ansprueche/komplettansicht, *abgerufen am 18.03.2024*

4 https://www2.deloitte.com/de/de/pages/innovation/contents/millennial-survey.html.

5 https://owllabs.de/state-of-hybrid-work/2023.

16 Verschiedene Wege führen zum Ziel – Miteinander der Kulturen

1 https://www.nifbe.de/infoservice/aktuelles/1481-hohe-auszeichnung-fuer-heidi-keller.

2 https://www.nifbe.de/home/news/186-interview-mit-prof-dr-heidi-keller-zur-integration.

3 https://www.focus.de/panorama/erzieherin-packt-aus-du-mir-nix-sagen-du-deutsch-zoff-mit-migranten-jungs-im-kindergarten_id_190115478.html.

17 Menschlichkeit heilt – Miteinander in der Arzt-Patienten-Beziehung

1 https://dorsch.hogrefe.com/stichwort/placebo-effekt.

2 Siehe beispielsweise https://www.tagesschau.de/inland/gesellschaft/arzt-zeitmangel-100.html.

3 *//aus:* https://www.hausarzt.digital/politik/protest-hat-viele-gesichter-137640.html.

4 Siehe beispielsweise https://www.tagesschau.de/inland/gesellschaft/arzt-zeitmangel-100.html.

18 Therapeutische Allianz – Miteinander in Therapie und Beratung

1 Cord Benecke 2023, persönlicher Austausch.

2 *DPtV, Report Psychotherapie 2021, 2. Auflage Mai 2021 / Stand: März 2021, S. 12.*

3 https://www.dgppn.de/schwerpunkte/stigma.html.

4 https://www.med.uni-wuerzburg.de/dzpp/studien/lessstress-wie-kann-ich-stress-in-der-schule-reduzieren/.

19 Glücklich bis zum Schluss – Miteinander in der Pflege und in der Prävention von Demenz

1 *Siehe beispielsweise* https://www.wegweiser-demenz.de/wwd/medizinisches/praevention.

2 https://www.kreiszeitung.de/lokales/niedersachsen/pflege-auf-tour-drei-minuten-fuer-omas-struempfe-92793036.html.

3 *by_pflege_ambulant_pv_gebuehren_wohlfahrt_ohne_caritas_anlage1_leistungskomplexe_ab_01.01.2023.pdf (aok.de).*

4 https://www.duden.de/rechtschreibung/Pflegenotstand.

5 https://www.devap.de/news/devap-pressemitteilung-devap-umfrage-bestaetigt-vier-von-fuenf-traegern-der-langzeitpflege-muessen-angebote-weiterhin-einschraenken/.

6 https://www.boeckler.de/de/auf-einen-blick-17945-zahlen-und-studien-zum-pflegenotstand-und-wege-hinaus-17962.html.

7 https://www.boeckler.de/de/boeckler-impuls-untergrenzen-reichen-nicht-aus-4289.html.

8 https://www.boeckler.de/de/auf-einen-blick-17945-zahlen-und-studien-zum-pflegenotstand-und-wege-hinaus-17962.html.

9 https://www.boeckler.de/de/auf-einen-blick-17945-zahlen-und-studien-zum-pflegenotstand-und-wege-hinaus-17962.html.

10 https://www.ndr.de/nachrichten/schleswig-holstein/Mit-Roboter-Greta-gegen-Fachkraeftemangel-in-der-Pflege,roboter784.html.

Literatur

Adler, H. M. (2002). The sociophysiology of caring in the doctor-patient relationship. Journal of general internal medicine, 17(11), 883–890.
Alley, J. C., & Diamond, L. M. (2020). Oxytocin and human sexuality: Recent developments. Current Sexual Health Reports, 12, 182–185.
Ardenghi, S., Rampoldi, G., Bani, M., & Strepparava, M. G. (2020). Attachment styles as predictors of self-reported empathy in medical students during pre-clinical years. Patient education and counseling, 103(5), 965–970.
Arnold, M. M., Müller-Oerlinghausen, B., Hemrich, N., & Bönsch, D. (2020). Effects of psychoactive massage in outpatients with depressive disorders: a randomized controlled mixed-methods study. Brain Sciences, 10(10), 676.
Ashar, Y. K., Andrews-Hanna, J. R., Dimidjian, S., & Wager, T. D. (2017). Empathic care and distress: predictive brain markers and dissociable brain systems. Neuron, 94(6), 1263–1273.
Atherton, G., & Cross, L. (2020). Walking in my shoes: Imagined synchrony improves attitudes towards out-groups. Psychological Studies, 65(4), 351–359.
Atherton, G., Sebanz, N., & Cross, L. (2019). Imagine All The Synchrony: The effects of actual and imagined synchronous walking on attitudes towards marginalised groups. PloS one, 14(5), e0 216 585.
Azhari, A., Leck, W. Q., Gabrieli, G., Bizzego, A., Rigo, P., Setoh, P., … & Esposito, G. (2019). Parenting stress undermines mother-child brain-to-brain synchrony: A hyperscanning study. Scientific reports, 9(1), 11 407.
Barraza, J. A., Grewal, N. S., Ropacki, S., Perez, P., Gonzalez, A., & Zak, P. J. (2013). Effects of a 10-day oxytocin trial in older adults on health and well-being. Experimental and clinical psychopharmacology, 21(2), 85.
Bell, M. A. (2020). Mother-child behavioral and physiological synchrony. Advances in child development and behavior, 58, 163–188.

Benecke, C. (2023), persönliche Kommunikation

Benedetti, F. (2011). The patient's brain: the neuroscience behind the doctor-patient relationship. Oxford University Press.

Berger, R., Hurlemann, R., Shamay-Tsoory, S. G., Kantermann, A., Brauser, M., Gorni, J., … & Scheele, D. (2023). Oxytocin-augmented modular-based group intervention for loneliness: A proof-of-concept randomized-controlled trial. medRxiv, 2023–10.

Bevilacqua, D., Davidesco, I., Wan, L., Chaloner, K., Rowland, J., Ding, M., … & Dikker, S. (2018). Brain-to-brain synchrony and learning outcomes vary by student–teacher dynamics: Evidence from a real-world classroom electroencephalography study. Journal of cognitive neuroscience, 31(3), 401–411.

Bilek, E. (2020). Auf einer Wellenlänge. Gehirn & Geist, 46 (09).

Bock-Famulla, K., Berg, E., Girndt, A., Vetter, T., & Kriechel, B. (2023). Fachkräfte-Radar für KiTa und Grundschule 2023. Bertelsmann Stiftung.

Boehme, R., & Olausson, H. (2022). Differentiating self-touch from social touch. Current Opinion in Behavioral Sciences, 43, 27–33.

Böhmer, N. (2020). Euren Applaus könnt ihr euch sonst wohin stecken: Pflegenotstand, Materialmangel, Zeitnot – was alles in unserem Gesundheitssystem schiefläuft. Hamburg: HarperCollins.

Borke, J. & Keller, H. (2012). Kultursensitive Beratung. In: M. Cierpka (Hrsg.): Frühe Kindheit 0–3 Jahre – Beratung und Psychotherapie für Eltern mit Säuglingen und Kleinkindern (S. 345–352). Heidelberg: Springer.

Brauer, J., Xiao, Y., Poulain, T., Friederici, A. D., & Schirmer, A. (2016). Frequency of maternal touch predicts resting activity and connectivity of the developing social brain. Cerebral Cortex, 26(8), 3544–3552.

Burke, C. S., Sims, D. E., Lazzara, E. H., & Salas, E. (2007). Trust in leadership: A multi-level review and integration. The leadership quarterly, 18(6), 606–632.

Bytomski, A., Ritschel, G., Bierling, A., Bendas, J., Weidner, K., & Croy, I. (2020). Maternal stroking is a fine-tuned mechanism relating to C-tactile afferent activation: An exploratory study. Psychology & neuroscience, 13(2), 149.

Bzdok, D., & Dunbar, R. I. (2020). The neurobiology of social distance. Trends in cognitive sciences, 24(9), 717–733.

Canet, G., Pineau, F., Zussy, C., Hernandez, C., Hunt, H., Chevallier, N., … & Givalois, L. (2019). Glucocorticoid receptors signaling impairment potentiates amyloid-β oligomers-induced pathology in an acute model of Alzheimer's disease. FASEB Journal.

Carter, C. S. (2017). The role of oxytocin and vasopressin in attachment. Psychodynamic Psychiatry, 45(4), 499–517.
Carter, C. S., Kenkel, W. M., MacLean, E. L., Wilson, S. R., Perkeybile, A. M., Yee, J. R., … & Kingsbury, M. A. (2020). Is oxytocin »nature's medicine«? Pharmacological reviews, 72(4), 829–861.
Casler, L. (1965). The effects of supplimentary verbal stimulation on a group of institutionalized infants. Journal of Child Psychology & Psychiatry.
Chartrand, T. L., & Bargh, J. A. (1999). The chameleon effect: The perception–behavior link and social interaction. Journal of personality and social psychology, 76(6), 893.
Christov-Moore, L., Simpson, E. A., Coudé, G., Grigaityte, K., Iacoboni, M., & Ferrari, P. F. (2014). Empathy: Gender effects in brain and behavior. Neuroscience & biobehavioral reviews, 46, 604–627.
Cirelli, L. K., Wan, S. J., Spinelli, C., & Trainor, L. J. (2017). Effects of interpersonal movement synchrony on infant helping behaviors: Is music necessary? Music Perception: An Interdisciplinary Journal, 34(3), 319–326.
Cohen, E. E., Ejsmond-Frey, R., Knight, N., & Dunbar, R. I. (2010). Rowers' high: behavioural synchrony is correlated with elevated pain thresholds. Biology letters, 6(1), 106–108.
Croy, I., Fairhurst, M. T., & McGlone, F. (2022). The role of C-tactile nerve fibers in human social development. Current Opinion in Behavioral Sciences, 43, 20–26.
Cruwys, T., Dingle, G. A., Haslam, C., Haslam, S. A., Jetten, J., & Morton, T. A. (2013). Social group memberships protect against future depression, alleviate depression symptoms and prevent depression relapse. Social science & medicine, 98, 179–186.
Dagan, O., Facompré, C. R., Nivison, M. D., Roisman, G. I., & Bernard, K. (2020). Preoccupied and dismissing attachment representations are differentially associated with anxiety in adolescence and adulthood: A meta-analysis. Clinical Psychological Science, 8(4), 614–640.
Davidesco, I., Laurent, E., Valk, H., West, T., Dikker, S., Milne, C., & Poeppel, D. (2019). Brain-to-brain synchrony between students and teachers predicts learning outcomes. bioRxiv, 644 047.
De Dreu, C. K. (2012). Oxytocin modulates cooperation within and competition between groups: an integrative review and research agenda. Hormones and behavior, 61(3), 419–428.
De Dreu, C. K., & Kret, M. E. (2016). Oxytocin conditions intergroup relations through upregulated in-group empathy, cooperation, conformity, and defense. Biological psychiatry, 79(3), 165–173.

De Dreu, C. K., Gross, J., & Reddmann, L. (2022). Environmental stress increases out-group aggression and intergroup conflict in humans. Philosophical Transactions of the Royal Society B, 377(1851), 20 210 147.
Deming, D. J. (2017). The growing importance of social skills in the labor market. The Quarterly Journal of Economics, 132(4), 1593–1640.
Deng, X., Chen, K., Chen, X., Zhang, L., Lin, M., Li, X., & Gao, Q. (2024). Parental involvement affects parent-adolescents brain-to-brain synchrony when experiencing different emotions together: an EEG-based hyperscanning study. Behavioural Brain Research, 458, 114 734.
DeSteno, D., Breazeal, C., Frank, R. H., Pizarro, D., Baumann, J., Dickens, L., & Lee, J. J. (2012). Detecting the trustworthiness of novel partners in economic exchange. Psychological science, 23(12), 1549–1556.
Ditzen, B., Neumann, I. D., Bodenmann, G., Von Dawans, B., Turner, R. A., Ehlert, U., & Heinrichs, M. (2007). Effects of different kinds of couple interaction on cortisol and heart rate responses to stress in women. Psychoneuroendocrinology, 32(5), 565–574.
D'Onofrio, P., Norman, L. J., Sudre, G., White, T., & Shaw, P. (2022). The anatomy of friendship: Neuroanatomic homophily of the social brain among classroom friends. Cerebral Cortex, 32(14), 3031–3041.
Dos Santos, H. M., Bertollo, A. G., Mingoti, M. E. D., Grolli, R. E., Kreuz, K. M., & Ignácio, Z. M. (2024). Dementia and depression: Biological connections with amyloid β protein. Basic & Clinical Pharmacology & Toxicology.
DPtV, Deutsche PsychotherapeutenVereinigung e. V. (2021). Report Psychotherapie 2021
DPtV, Deutsche PsychotherapeutenVereinigung e. V. (2023). Report Psychotherapie 2023
Eckstein-Madry, T., Piskernik, B., & Ahnert, L. (2020). Attachment and stress regulation in socioeconomically disadvantaged children: Can public childcare compensate? Infant Mental Health Journal, 42(6), 839–850.
Egger, J. W. (2008). Grundlagen der »Psychosomatik«. Psychol Medizin, 2, 12–22.
Eilert, D. W., & Buchheim, A. (2023). Attachment-Related Differences in Emotion Regulation in Adults: A Systematic Review on Attachment Representations. Brain Sciences, 13(6), 884.
Elheja, R. A., Palgi, Y., Feldman, R., Zagoory-Sharon, O., Keisari, S., & Shamay-Tsoory, S. G. (2021). The role of oxytocin in regulating loneliness in old age. Psychoneuroendocrinology, 133, 105 413.
Ellingsen, D. M., Isenburg, K., Jung, C., Lee, J., Gerber, J., Mawla, I., … & Napadow, V. (2020). Dynamic brain-to-brain concordance and behavio-

ral mirroring as a mechanism of the patient-clinician interaction. Science advances, 6(43), eabc1304.
Ellis, B. J., Horn, A. J., Carter, C. S., van IJzendoorn, M. H., & Bakermans-Kranenburg, M. J. (2021). Developmental programming of oxytocin through variation in early-life stress: Four meta-analyses and a theoretical reinterpretation. Clinical Psychology Review, 86, 101 985.
Endevelt-Shapira, Y., & Feldman, R. (2023). Mother–infant brain-to-brain synchrony patterns reflect caregiving profiles. Biology, 12(2), 284.
Engert, V., Hoehne, K., & Singer, T. (2023). Specific reduction in the cortisol awakening response after socio-affective mental training. Mindfulness, 14(3), 681–694.
Ernst, M., Niederer, D., Werner, A. M., Czaja, S. J., Mikton, C., Ong, A. D., … & Beutel, M. E. (2022). Loneliness before and during the COVID-19 pandemic: A systematic review with meta-analysis. American Psychologist, 77(5), 660.
Eubanks-Carter, C., Muran, J. C., & Safran, J. D. (2010). Alliance ruptures and resolution.
Evenepoel, M., Moerkerke, M., Daniels, N., Chubar, V., Claes, S., Turner, J., … & Alaerts, K. (2023). Endogenous oxytocin levels in children with autism: Associations with cortisol levels and oxytocin receptor gene methylation. Translational Psychiatry, 13(1), 235.
Feldman, R., Magori-Cohen, R., Galili, G., Singer, M., & Louzoun, Y. (2011). Mother and infant coordinate heart rhythms through episodes of interaction synchrony. Infant Behavior and Development, 34(4), 569–577.
Feldman, R. (2017). The neurobiology of human attachments. Trends in cognitive sciences, 21(2), 80–99.
Ferreira, A. C., & de Lima Osório, F. (2022). Peripheral oxytocin concentrations in psychiatric disorders – A systematic review and methanalysis: Further evidence. Progress in Neuro-Psychopharmacology and Biological Psychiatry 117, 110 561.
Field, T. (2010). Touch for socioemotional and physical well-being: A review. Developmental review, 30(4), 367–383.
Fonagy, P., & Luyten, P. (2009). A developmental, mentalization-based approach to the understanding and treatment of borderline personality disorder. Development and psychopathology, 21(4), 1355–1381.
Gallace, A., & Spence, C. (2010). The science of interpersonal touch: an overview. Neuroscience & Biobehavioral Reviews, 34(2), 246–259.
Goldstein, P., Weissman-Fogel, I., Dumas, G., & Shamay-Tsoory, S. G. (2018). Brain-to-brain coupling during handholding is associated with

pain reduction. Proceedings of the national academy of sciences, 115(11), E2528-E2537.
Good, A., Choma, B., & Russo, F. A. (2017). Movement synchrony influences intergroup relations in a minimal groups paradigm. Basic and Applied Social Psychology, 39(4), 231–238.
Grossmann, K., & Grossmann, K. E. (2012). Bindungen – das Gefüge psychischer Sicherheit. Klett-Cotta.
Grossman-Giron, A., Maoz, H., Nitzan, U., Kivity, Y., Zilcha-Mano, S., Bloch, Y., … & Tzur Bitan, D. (2023). Intranasal oxytocin as add-on treatment for inpatients with severe mental illness: a randomized clinical trial. Neuropsychobiology, 82(1), 14–23.
Haas, B. W., Filkowski, M. M., Cochran, R. N., Denison, L., Ishak, A., Nishitani, S., & Smith, A. K. (2016). Epigenetic modification of OXT and human sociability. Proceedings of the National Academy of Sciences, 113(27), E3816-E3823.
Heckman, J. J. (2008). Schools, skills, and synapses. Economic inquiry, 46(3), 289–324.
Heim, C., Young, L. J., Newport, D. J., Mletzko, T., Miller, A. H., & Nemeroff, C. B. (2009). Lower CSF oxytocin concentrations in women with a history of childhood abuse. Molecular psychiatry, 14(10), 954–958.
Heinrichs, M., Baumgartner, T., Kirschbaum, C., & Ehlert, U. (2003). Social support and oxytocin interact to suppress cortisol and subjective responses to psychosocial stress. Biological psychiatry, 54(12), 1389–1398.
Holt-Lunstad, J., Smith, T. B., & Layton, J. B. (2010). Social relationships and mortality risk: a meta-analytic review. PLoS medicine, 7(7), e1 000 316.
Hooper, L. M., Tomek, S., & Newman, C. R. (2011). Using attachment theory in medical settings: Implications for primary care physicians. Journal of Mental Health, 21(1), 23–37.
Horowitz-Kraus, T., Heyd-Metzuyanim, E., & Zivan, M. (2023). Face-to-face classroom learning produced greater brain synchronisation in children than a zoom-based online session. Acta Paediatrica, 112(6), 1266–1268.
Hostinar, C. E., Johnson, A. E., & Gunnar, M. R. (2015). Parent support is less effective in buffering cortisol stress reactivity for adolescents compared to children. Developmental science, 18(2), 281–297.
Hu, L., Du, X., Jiang, Z., Song, C., & Liu, D. (2023). Oxytocin treatment for core symptoms in children with autism spectrum disorder: A systematic review and meta-analysis. European Journal of Clinical Pharmacology, 79(10), 1357–1363.

Huber, D., Veinante, P., & Stoop, R. (2005). Vasopressin and oxytocin excite distinct neuronal populations in the central amygdala. Science, 308(5719), 245–248.

Hyon, R., Youm, Y., Kim, J., Chey, J., Kwak, S., & Parkinson, C. (2020). Similarity in functional brain connectivity at rest predicts interpersonal closeness in the social network of an entire village. Proceedings of the National Academy of Sciences, 117(52), 33 149–33 160.

Imamura, S., Gozu, Y., Tsutsumi, M., Hayashi, K., Mori, C., Ishikawa, M., … & Kajiya, K. (2023). Higher oxytocin concentrations occur in subjects who build affiliative relationships with companion robots. Iscience, 26(12).

Inagaki, T. K., Haltom, K. E. B., Suzuki, S., Jevtic, I., Hornstein, E., Bower, J. E., & Eisenberger, N. I. (2016). The neurobiology of giving versus receiving support: The role of stress-related and social reward-related neural activity. Psychosomatic medicine, 78(4), 443–453.

Irving, G., Neves, A. L., Dambha-Miller, H., Oishi, A., Tagashira, H., Verho, A., & Holden, J. (2017). International variations in primary care physician consultation time: a systematic review of 67 countries. BMJ open, 7(10), e017 902.

Itskovich, E., Bowling, D. L., Garner, J. P., & Parker, K. J. (2022). Oxytocin and the social facilitation of placebo effects. Molecular psychiatry, 27(6), 2640–2649.

Jeung-Maarse, H., Schmitgen, M. M., Schmitt, R., Bertsch, K., & Herpertz, S. C. (2023). Oxytocin effects on amygdala reactivity to angry faces in males and females with antisocial personality disorder. Neuropsychopharmacology, 48(6), 946–953.

Jiang, J., Chen, C., Dai, B., Shi, G., Ding, G., Liu, L., & Lu, C. (2015). Leader emergence through interpersonal neural synchronization. Proceedings of the National Academy of Sciences, 112(14), 4274–4279.

Josef, L., Goldstein, P., Mayseless, N., Ayalon, L., & Shamay-Tsoory, S. G. (2019). The oxytocinergic system mediates synchronized interpersonal movement during dance. Scientific Reports, 9(1), 1894.

Karelina, K., & DeVries, A. C. (2011). Modeling social influences on human health. Psychosomatic medicine, 73(1), 67–74.

Kayed, Theresia; Wieschke, Johannes; Kuger, Susanne: Der Betreuungsbedarf bei U3- und U6-Kindern. DJI-Kinderbetreuungsreport 2022. Studie 1 von 6. München : Deutsches Jugendinstitut 2023

Keisari, S., Feniger-Schaal, R., Palgi, Y., Golland, Y., Gesser-Edelsburg, A., & Ben-David, B. (2020). Synchrony in old age: Playing the mirror game improves cognitive performance. Clinical Gerontologist, 45(2), 312–326.

Keller, H. (2016). Psychological autonomy and hierarchical relatedness as organizers of developmental pathways. Philosophical Transactions of the Royal Society B: Biological Sciences, 371(1686), 20 150 070.

Keller, H. (2018). Kindheit, Entwicklung und Migration. Handbuch Migration und Erfolg: Psychologische und sozialwissenschaftliche Aspekte, 153–168.

Keller, H., Borke, J., Staufenbiel, T., Yovsi, R. D., Abels, M., Papaligoura, Z., … & Su, Y. (2009). Distal and proximal parenting as alternative parenting strategies during infants' early months of life: A cross-cultural study. International Journal of Behavioral Development, 33(5), 412–420.

Kemper, K. J., Larrimore, D., Dozier, J., & Woods, C. (2006). Impact of a medical school elective in cultivating compassion through touch therapies. Complementary health practice review, 11(1), 47–56.

Kim, P., Tribble, R., Olsavsky, A. K., Dufford, A. J., Erhart, A., Hansen, M., … & Gonzalez, D. M. (2020). Associations between stress exposure and new mothers' brain responses to infant cry sounds. NeuroImage, 223, 117 360.

Kinreich, S., Djalovski, A., Kraus, L., Louzoun, Y., & Feldman, R. (2017). Brain-to-brain synchrony during naturalistic social interactions. Scientific reports, 7(1), 17 060.

Kleineidam, N. J., & Fischbach, A. (2023). Emotional labour job characteristics in compassion work–differentiating exposure, empathy, compassion, and distancing. Work & Stress, 37(4), 531–551.

Klie, T. (2024). Pflegenotstand? Leipzig: Hirzel.

Klimecki, O. M., Leiberg, S., Ricard, M., & Singer, T. (2014). Differential pattern of functional brain plasticity after compassion and empathy training. Social cognitive and affective neuroscience, 9(6), 873–879.

Koch, S. B., van Zuiden, M., Nawijn, L., Frijling, J. L., Veltman, D. J., & Olff, M. (2016). Intranasal oxytocin normalizes amygdala functional connectivity in posttraumatic stress disorder. Neuropsychopharmacology, 41(8), 2041–2051.

Koole, S. L., & Tschacher, W. (2016). Synchrony in psychotherapy: A review and an integrative framework for the therapeutic alliance. Frontiers in psychology, 7, 191 242.

Koppensteiner, M., Stephan, P., & Jäschke, J. P. M. (2016). Moving speeches: Dominance, trustworthiness and competence in body motion. Personality and Individual Differences, 94, 101–106.

Krämer, N., Kopp, S., Becker-Asano, C., & Sommer, N. (2013). Smile and the world will smile with you—The effects of a virtual agent's smile on users' evaluation and behavior. International Journal of Human-Computer Studies, 71(3), 335–349.

Krol, K. M., Moulder, R. G., Lillard, T. S., Grossmann, T., & Connelly, J. J. (2019). Epigenetic dynamics in infancy and the impact of maternal engagement. Science Advances, 5(10), eaay0680.

Lammer, L., Beyer, F., Luppa, M., Sanders, C., Baber, R., Engel, C., … & Witte, A. V. (2023). Impact of social isolation on grey matter structure and cognitive functions: A population-based longitudinal neuroimaging study. Elife, 12, e83 660.

Lanthier, S. N., Zhu, M. J., Byun, C. S., Jarick, M., & Kingstone, A. (2021). The costs and benefits to memory when observing and experiencing live eye contact. Visual Cognition, 30(1–2), 70–84.

Leclère, C., Viaux, S., Avril, M., Achard, C., Chetouani, M., Missonnier, S., & Cohen, D. (2014). Why synchrony matters during mother-child interactions: a systematic review. PloS one, 9(12), e113 571.

Legato, M. J. (2020). Homosexuality: the biological basis of differences in sexual orientation. In The Plasticity of Sex (pp. 55–62). Academic Press.

Legood, A., van der Werff, L., Lee, A., & Den Hartog, D. (2021). A meta-analysis of the role of trust in the leadership-performance relationship. European Journal of Work and Organizational Psychology, 30(1), 1–22.

Leknes, S., Wessberg, J., Ellingsen, D. M., Chelnokova, O., Olausson, H., & Laeng, B. (2013). Oxytocin enhances pupil dilation and sensitivity to ›hidden‹ emotional expressions. Social cognitive and affective neuroscience, 8(7), 741–749.

Leong, V., Byrne, E., Clackson, K., Georgieva, S., Lam, S., & Wass, S. (2017). Speaker gaze increases information coupling between infant and adult brains. Proceedings of the National Academy of Sciences, 114(50), 13 290–13 295.

Leppanen, J., Ng, K. W., Tchanturia, K., & Treasure, J. (2017). Meta-analysis of the effects of intranasal oxytocin on interpretation and expression of emotions. Neuroscience & Biobehavioral Reviews, 78, 125–144.

Leuner, B., Caponiti, J. M., & Gould, E. (2012). Oxytocin stimulates adult neurogenesis even under conditions of stress and elevated glucocorticoids. Hippocampus, 22(4), 861–868.

Levy, J., Goldstein, A., Influs, M., Masalha, S., Zagoory-Sharon, O., & Feldman, R. (2016). Adolescents growing up amidst intractable conflict attenuate brain response to pain of outgroup. Proceedings of the National Academy of Sciences, 113(48), 13 696–13 701.

Lewis, M. B. (2018). The interactions between botulinum-toxin-based facial treatments and embodied emotions. Scientific Reports, 8(1), 14 720.

Li, Q., Becker, B., Wernicke, J., Chen, Y., Zhang, Y., Li, R., … & Kendrick, K. M. (2019). Foot massage evokes oxytocin release and activation of

orbitofrontal cortex and superior temporal sulcus. Psychoneuroendocrinology, 101, 193–203.
Li, Q., Zhao, W., & Kendrick, K. M. (2022). Affective touch in the context of development, oxytocin signaling, and autism. Frontiers in Psychology, 13, 967791.
Liu, Q., Zhu, S., Zhou, X., Liu, F., Becker, B., Kendrick, K. M., & Zhao, W. (2024). Mothers and fathers show different neural synchrony with their children during shared experiences. NeuroImage, 288, 120529.
Lucas-Thompson, R. G., Goldberg, W. A., & Prause, J. (2010). Maternal work early in the lives of children and its distal associations with achievement and behavior problems: a meta-analysis. Psychological bulletin, 136(6), 915.
Lumineau, F. (2014). How contracts influence trust and distrust. Journal of management, 43(5), 1553–1577.
Lumsden, J., Miles, L. K., Richardson, M. J., Smith, C. A., & Macrae, C. N. (2012). Who syncs? Social motives and interpersonal coordination. Journal of Experimental Social Psychology, 48(3), 746–751.
Lundqvist, L. O. (2015). Hyper-responsiveness to touch mediates social dysfunction in adults with autism spectrum disorders. Research in Autism Spectrum Disorders, 9, 13–20.
Luo, J., Beam, C. R., & Gatz, M. (2023). Is stress an overlooked risk factor for dementia? A systematic review from a lifespan developmental perspective. Prevention Science, 24(5), 936–949.
Maoz, H., Grossman-Giron, A., Sedoff, O., Nitzan, U., Kashua, H., Yarmishin, M., … & Bitan, D. T. (2024). Intranasal oxytocin as an adjunct treatment among patients with severe major depression with and without comorbid borderline personality disorder. Journal of Affective Disorders, 347, 39–44.
Margenfeld, F., Klocke, C., & Joos, S. (2019). Manual massage for persons living with dementia: A systematic review and meta-analysis. International journal of nursing studies, 96, 132–142.
Marlin, B. J., Mitre, M., D'amour, J. A., Chao, M. V., & Froemke, R. C. (2015). Oxytocin enables maternal behaviour by balancing cortical inhibition. Nature, 520(7548), 499–504.
Marttila, E., Koivula, A., & Räsänen, P. (2021). Does excessive social media use decrease subjective well-being? A longitudinal analysis of the relationship between problematic use, loneliness and life satisfaction. Telematics and Informatics, 59, 101556.
Maud, C., Ryan, J., McIntosh, J. E., & Olsson, C. A. (2018). The role of oxytocin receptor gene (OXTR) DNA methylation (DNAm) in human social

and emotional functioning: a systematic narrative review. BMC psychiatry, 18, 1–13.
Mayo, O., & Gordon, I. (2020). In and out of synchrony—Behavioral and physiological dynamics of dyadic interpersonal coordination. Psychophysiology, 57(6), e13574.
Mazza, A., Cariola, M., Capiotto, F., Diano, M., Schintu, S., Pia, L., & Dal Monte, O. (2023). Hedonic and autonomic responses in promoting affective touch. Scientific Reports, 13(1), 11201.
McDaniel, B. T. (2019). Parent distraction with phones, reasons for use, and impacts on parenting and child outcomes: A review of the emerging research. Human Behavior and Emerging Technologies, 1(2), 72–80.
McDaniel, B. T., & Coyne, S. M. (2016). »Technoference«: The interference of technology in couple relationships and implications for women's personal and relational well-being. Psychology of popular media culture, 5(1), 85.
McGrath, J. J., Al-Hamzawi, A., Alonso, J., Altwaijri, Y., Andrade, L. H., Bromet, E. J., … & Zaslavsky, A. M. (2023). Age of onset and cumulative risk of mental disorders: a cross-national analysis of population surveys from 29 countries. The Lancet Psychiatry, 10(9), 668–681.
Michaelian, J. C., McCade, D., Hoyos, C. M., Brodaty, H., Harrison, F., Henry, J. D., … & Naismith, S. L. (2023). Pilot randomized, double-blind, placebo-controlled crossover trial evaluating the feasibility of an intranasal oxytocin in improving social cognition in individuals living with Alzheimer's disease. Journal of Alzheimer's Disease Reports, (Preprint), 1–15.
Miles, L. K., Griffiths, J. L., Richardson, M. J., & Macrae, C. N. (2010). Too late to coordinate: Contextual influences on behavioral synchrony. European Journal of Social Psychology, 40(1), 52–60.
Mogan, R., Fischer, R., & Bulbulia, J. A. (2017). To be in synchrony or not? A meta-analysis of synchrony's effects on behavior, perception, cognition and affect. Journal of Experimental Social Psychology, 72, 13–20.
Morhenn, V., Beavin, L. E., & Zak, P. J. (2012). Massage increases oxytocin and reduces adrenocorticotropin hormone in humans. Alternative therapies in health and medicine, 18(6), 11.
Mu, Y., Guo, C., & Han, S. (2016). Oxytocin enhances inter-brain synchrony during social coordination in male adults. Social cognitive and affective neuroscience, 11(12), 1882–1893.
Müller-Oerlinghausen, B., Eggart, M., Norholt, H., Gerlach, M., Kiebgis, G. M., Arnold, M. M., & Moberg, K. U. (2022). Berührungsmedizin – ein komplementärer therapeutischer Ansatz unter besonderer Berück-

sichtigung der Depressionsbehandlung. DMW-Deutsche Medizinische Wochenschrift, 147(04), e32-e40.
Nguyen, M., Chang, A., Micciche, E., Meshulam, M., Nastase, S. A., & Hasson, U. (2022). Teacher–student neural coupling during teaching and learning. Social cognitive and affective neuroscience, 17(4), 367–376.
Nübling, R. (2023). Psychotherapeutische Versorgungsforschung–Status Quo und Perspektiven. Vortrag bei BIOS – Behandlungsinitiative Opferschutz Karlsruhe im April 2023.
O'Day, E. B., & Heimberg, R. G. (2021). Social media use, social anxiety, and loneliness: A systematic review. Computers in Human Behavior Reports, 3, 100 070.
Ouanes, S., & Popp, J. (2019). High cortisol and the risk of dementia and Alzheimer's disease: a review of the literature. Frontiers in aging neuroscience, 11, 43.
Parkinson, C., Kleinbaum, A. M., & Wheatley, T. (2018). Similar neural responses predict friendship. Nature communications, 9(1), 332.
Pawling, R., Trotter, P. D., McGlone, F. P., & Walker, S. C. (2017). A positive touch: C-tactile afferent targeted skin stimulation carries an appetitive motivational value. Biological Psychology, 129, 186–194.
Pé, S. (2020). Wir dürfen alte Menschen nicht allein lassen! Wie wir den Pflegenotstand beenden. Hamburg: Rowohlt.
Pérez, A., Carreiras, M., & Duñabeitia, J. A. (2017). Brain-to-brain entrainment: EEG interbrain synchronization while speaking and listening. Scientific reports, 7(1), 4190.
Pierrehumbert, B., Torrisi, R., Laufer, D., Halfon, O., Ansermet, F., & Popovic, M. B. (2010). Oxytocin response to an experimental psychosocial challenge in adults exposed to traumatic experiences during childhood or adolescence. Neuroscience, 166(1), 168–177.
Preckel, K., Kanske, P., & Singer, T. (2018). On the interaction of social affect and cognition: empathy, compassion and theory of mind. Current Opinion in Behavioral Sciences, 19, 1–6.
Prochazkova, E., Sjak-Shie, E., Behrens, F., Lindh, D., & Kret, M. E. (2021). Physiological synchrony is associated with attraction in a blind date setting. Nature Human Behaviour, 6(2), 269–278.
Ramseyer, F. (2008). Synchronisation nonverbaler Interaktion in der Psychotherapie (doctoral dissertation).
Ramseyer, F., & Tschacher, W. (2011). Nonverbal synchrony in psychotherapy: coordinated body movement reflects relationship quality and outcome. Journal of consulting and clinical psychology, 79(3), 284.
Ravens-Sieberer, U., Devine, J., Napp, A. K., Kaman, A., Saftig, L., Gilbert,

M., … & Erhart, M. (2023). Three years into the pandemic: results of the longitudinal German COPSY study on youth mental health and health-related quality of life. Frontiers in public health, 11, 1129 073.

Reddan, M. C., Young, H., Falkner, J., López-Solà, M., & Wager, T. D. (2020). Touch and social support influence interpersonal synchrony and pain. Social cognitive and affective neuroscience, 15(10), 1064–1075.

Reif, S., Schubert, S., & Köhler, J. (2023). Behandlungsgespräche in der Arztpraxis: Ein europäischer Vergleich für die Strube Stiftung gGmbH. ZEW-Gutachten und Forschungsberichte.

Reindl, V., Gerloff, C., Scharke, W., & Konrad, K. (2018). Brain-to-brain synchrony in parent-child dyads and the relationship with emotion regulation revealed by fNIRS-based hyperscanning. NeuroImage, 178, 493–502.

Réveillé, C., Vergotte, G., Perrey, S., & Bosselut, G. (2024). Using interbrain synchrony to study teamwork: a systematic review and meta-analysis. Neuroscience & Biobehavioral Reviews, 105 593.

Roth, G. & Strüber, N. (2014). Wie das Gehirn die Seele macht. Stuttgart, Klett-Cotta.

Rydahl, E., Juhl, M., Declercq, E., & Maimburg, R. D. (2021). Disruption of physiological labour;–A population register-based study among nulliparous women at term. Sexual & reproductive healthcare, 27, 100 571.

Samuel, S., Hayton, B., Gold, I., Feeley, N., Carter, C. S., & Zelkowitz, P. (2015). Attachment security and recent stressful life events predict oxytocin levels: a pilot study of pregnant women with high levels of cumulative psychosocial adversity. Attachment & human development, 17(3), 272–287.

Scatcliffe, N., Casavant, S., Vittner, D., & Cong, X. (2019). Oxytocin and early parent-infant interactions: A systematic review. International journal of nursing sciences, 6(4), 445–453.

Scheele, D., Striepens, N., Güntürkün, O., Deutschländer, S., Maier, W., Kendrick, K. M., & Hurlemann, R. (2012). Oxytocin modulates social distance between males and females. Journal of Neuroscience, 32(46), 16 074–16 079.

Schiffrin, H. H., Erchull, M. J., Sendrick, E., Yost, J. C., Power, V., & Saldanha, E. R. (2019). The effects of maternal and paternal helicopter parenting on the self-determination and well-being of emerging adults. Journal of Child and Family Studies, 28, 3346–3359.

Schneider, E., Hopf, D., Aguilar-Raab, C., Scheele, D., Neubauer, A. B., Sailer, U., … & Ditzen, B. (2023). Affectionate touch and diurnal oxytocin levels: An ecological momentary assessment study. Elife, 12, e81 241.

Schneider, I., Boll, S., Volman, I., Roelofs, K., Spohn, A., Herpertz, S. C., & Bertsch, K. (2020). Oxytocin normalizes approach–avoidance behavior in women with borderline personality disorder. Frontiers in Psychiatry, 11, 120.

Schneiderman, I., Zagoory-Sharon, O., Leckman, J. F., & Feldman, R. (2012). Oxytocin during the initial stages of romantic attachment: relations to couples' interactive reciprocity. Psychoneuroendocrinology, 37(8), 1277–1285.

Schoenfeld, T. J., McCausland, H. C., Morris, H. D., Padmanaban, V., & Cameron, H. A. (2017). Stress and loss of adult neurogenesis differentially reduce hippocampal volume. Biological psychiatry, 82(12), 914–923.

Schrey-Petersen, S., & Härtel, C. (2024). Vaginale Geburt –Vor-und Nachteile für Mutter und Kind. Die Gynäkologie, 1–9.

Schwenck, C., Mergenthaler, J., Keller, K., Zech, J., Salehi, S., Taurines, R., … & Freitag, C. M. (2012). Empathy in children with autism and conduct disorder: Group-specific profiles and developmental aspects. Journal of Child Psychology and Psychiatry, 53(6), 651–659.

Seltzer, L. J., Ziegler, T. E., & Pollak, S. D. (2010). Social vocalizations can release oxytocin in humans. Proceedings of the Royal Society B: Biological Sciences, 277(1694), 2661–2666.

Seltzer, L. J., Ziegler, T., Connolly, M. J., Prososki, A. R., & Pollak, S. D. (2014). Stress-induced elevation of oxytocin in maltreated children: Evolution, neurodevelopment, and social behavior. Child development, 85(2), 501–512.

Sened, H., Zilcha-Mano, S., & Shamay-Tsoory, S. (2022). Inter-brain plasticity as a biological mechanism of change in psychotherapy: A review and integrative model. Frontiers in Human Neuroscience, 16, 955 238.

Shamay-Tsoory, S. G., & Abu-Akel, A. (2016). The social salience hypothesis of oxytocin. Biological psychiatry, 79(3), 194–202.

Shapiro, D. L., Sheppard, B. H., & Cheraskin, L. (1992). Business on a handshake. Negot. J., 8, 365.

Sievers, B., Welker, C., Hasson, U., Kleinbaum, A. M., & Wheatley, T. (2023) Consensus-building conversation leads to neural alignment. Nature Communications.

Singer, T., & Klimecki, O. M. (2014). Empathy and compassion. Current biology, 24(18), R875-R878.

Smith, M. (2009). Rethinking residential child care: Positive perspectives. Bristol: Bristol University Press.

Spengler, F. B., Scheele, D., Marsh, N., Kofferath, C., Flach, A., Schwarz, S., … & Hurlemann, R. (2017). Oxytocin facilitates reciprocity in social communication. Social cognitive and affective neuroscience, 12(8), 1325–1333.

Stöckigt, B., Suhr, R., Sulmann, D., Teut, M., & Brinkhaus, B. (2018). Implementation of intentional touch for geriatric patients with chronic pain: A qualitative pilot study. Complementary medicine research, 26(3), 195–205.

Strathearn, L., Fonagy, P., Amico, J., & Montague, P. R. (2009). Adult attachment predicts maternal brain and oxytocin response to infant cues. Neuropsychopharmacology, 34(13), 2655–2666.

Strüber, N. (2019). Risiko Kindheit. Die Entwicklung des Gehirns verstehen und Resilienz fördern. Stuttgart, Klett-Cotta.

Strüber, N. (2021). Coronakids. Was wir jetzt tun müssen, um unsere Kinder vor den seelischen Folgen der Pandemie zu schützen. Weinheim, Beltz.

Strüber, N. (2024). Die erste Bindung. Wie Eltern die Entwicklung des kindlichen Gehirns prägen. Stuttgart, Klett-Cotta.

Suvilehto, J. T., Cekaite, A., & Morrison, I. (2023). The why, who and how of social touch. Nature Reviews Psychology, 2(10), 606–621.

Swaab, D. F., Wolff, S. E., & Bao, A. M. (2021). Sexual differentiation of the human hypothalamus: Relationship to gender identity and sexual orientation. Handbook of clinical neurology, 181, 427–443.

Tarr, B., Launay, J., & Dunbar, R. I. (2016). Silent disco: dancing in synchrony leads to elevated pain thresholds and social closeness. Evolution and Human Behavior, 37(5), 343–349.

Tarr, B., Slater, M., & Cohen, E. (2018). Synchrony and social connection in immersive virtual reality. Scientific reports, 8(1), 3693.

Tomasello, M. (2020). The adaptive origins of uniquely human sociality. Philosophical Transactions of the Royal Society B, 375(1803), 20 190 493.

Thienel, M., Heinrichs, M., Fischer, S., Ott, V., Born, J., & Hallschmid, M. (2014). Oxytocin's impact on social face processing is stronger in homosexual than heterosexual men. Psychoneuroendocrinology, 39, 194–203.

Tobena, A., Marks, I., & Dar, R. (1999). Advantages of bias and prejudice: An exploration of their neurocognitive templates. Neuroscience & Biobehavioral Reviews, 23(7), 1047–1058.

Tunçgenç, B., & Cohen, E. (2018). Interpersonal movement synchrony facilitates pro-social behavior in children's peer-play. Developmental science, 21(1), e12 505.

Twenge, J. M., Haidt, J., Blake, A. B., McAllister, C., Lemon, H., & Le Roy, A. (2021). Worldwide increases in adolescent loneliness. Journal of adolescence, 93, 257–269.

Unternaehrer, E., Meyer, A. H., Burkhardt, S. C., Dempster, E., Staehli, S., Theill, N., … & Meinlschmidt, G. (2015). Childhood maternal care is associated with DNA methylation of the genes for brain-derived neurotrophic factor (BDNF) and oxytocin receptor (OXTR) in peripheral blood cells in adult men and women. Stress, 18(4), 451–461.

Uvnäs-Moberg, K. U., & Petersson, M. (2022). Physiological effects induced by stimulation of cutaneous sensory nerves, with a focus on oxytocin. Current Opinion in Behavioral Sciences, 43, 159–166.

van Dijk, D. A., Meijer, R. M., van den Boogaard, T. M., Spijker, J., Ruhé, H. G., & Peeters, F. P. M. L. (2023). Worse off by waiting for treatment? The impact of waiting time on clinical course and treatment outcome for depression in routine care. Journal of affective disorders, 322, 205–211.

Venuti, P., Bentenuto, A., Cainelli, S., Landi, I., Suvini, F., Tancredi, R., … & Muratori, F. (2017). A joint behavioral and emotive analysis of synchrony in music therapy of children with autism spectrum disorders. Health Psychology Report, 5(2), 162–172.

Wang, Y., Wu, H., & Sun, Z. S. (2019). The biological basis of sexual orientation: How hormonal, genetic, and environmental factors influence to whom we are sexually attracted. Frontiers in Neuroendocrinology, 55, 100 798.

Wigley, I. L. C. M., Mascheroni, E., Bonichini, S., & Montirosso, R. (2022). Epigenetic protection: maternal touch and DNA-methylation in early life. Current Opinion in Behavioral Sciences, 43, 111–117.

Wilker, S., Vukojevic, V., Schneider, A. et al. Epigenetics of traumatic stress: The association of NR3C1 methylation and posttraumatic stress disorder symptom changes in response to narrative exposure therapy. Transl Psychiatry 13, 14 (2023).

Willemse, C. J., & Van Erp, J. B. (2019). Social touch in human–robot interaction: Robot-initiated touches can induce positive responses without extensive prior bonding. International journal of social robotics, 11(2), 285–304.

Wiltermuth, S. S., & Heath, C. (2009). Synchrony and cooperation. Psychological science, 20(1), 1–5.

Wohltjen, S., & Wheatley, T. (2021). Eye contact marks the rise and fall of shared attention in conversation. Proceedings of the National Academy of Sciences, 118(37), e2 106 645 118.

Woltering, S., Lishak, V., Elliott, B., Ferraro, L., & Granic, I. (2015). Dyadic attunement and physiological synchrony during mother-child interactions: An exploratory study in children with and without externalizing behavior problems. Journal of Psychopathology and Behavioral Assessment, 37, 624–633.

Wood, A., Lipson, J., Zhao, O., & Niedenthal, P. (2021). Forms and functions of affective synchrony. Handbook of embodied psychology: Thinking, feeling, and acting, 381–402.

Woon, F. L., Sood, S., & Hedges, D. W. (2010). Hippocampal volume deficits associated with exposure to psychological trauma and posttraumatic stress disorder in adults: a meta-analysis. Progress in Neuro-Psychopharmacology and Biological Psychiatry, 34(7), 1181–1188.

Wright, K. A., Polk, R., Lin, T., Feifel, D., & Ebner, N. C. (2023). Four-week intranasal oxytocin administration reduces attachment avoidance in older women. Hormones and Behavior, 155, 105 413.

Yim, Y., Noguchi, Y., & Tanaka, F. (2022). A wearable soft robot that can alleviate the pain and fear of the wearer. Scientific reports, 12(1), 17 003.

Zhang, T., Sidorchuk, A., Sevilla-Cermeño, L., Vilaplana-Pérez, A., Chang, Z., Larsson, H., … & de la Cruz, L. F. (2019). Association of cesarean delivery with risk of neurodevelopmental and psychiatric disorders in the offspring: a systematic review and meta-analysis. JAMA network open, 2(8), e1 910 236-e1 910 236.

Zhang, M., Jia, H., Zheng, M., & Liu, T. (2021). Group decision-making behavior in social dilemmas: inter-brain synchrony and the predictive role of personality traits. Personality and Individual Differences, 168, 110 315.

Zheng, L., Liu, W., Long, Y., Zhai, Y., Zhao, H., Bai, X., … & Lu, C. (2020). Affiliative bonding between teachers and students through interpersonal synchronisation in brain activity. Social Cognitive and Affective Neuroscience, 15(1), 97–109.

Zheng, X., Xu, X., Xu, L., Kou, J., Luo, L., Ma, X., & Kendrick, K. M. (2021). Intranasal oxytocin may help maintain romantic bonds by decreasing jealousy evoked by either imagined or real partner infidelity. Journal of Psychopharmacology, 35(6), 668–680.

Zhou, Y., & Han, S. (2021). Neural dynamics of pain expression processing: alpha-band synchronization to same-race pain but desynchronization to other-race pain. NeuroImage, 224, 117 400.

Zilcha-Mano, S., Porat, Y., Dolev, T., & Shamay-Tsoory, S. (2018). Oxytocin as a neurobiological marker of ruptures in the working alliance. Psychotherapy and Psychosomatics, 87(2), 126–127.

Zilcha-Mano, S., Goldstein, P., Dolev-Amit, T., & Shamay-Tsoory, S. (2021). Oxytocin synchrony between patients and therapists as a mechanism underlying effective psychotherapy for depression. Journal of Consulting and Clinical Psychology, 89(1), 49.

Register